U0260930

生物传感器技术检测
和诊断病原微生物

万　逸　孙　云　刘春胜　戚　鹏/著

科学出版社

北京

内 容 简 介

本书详细论述了生物传感器技术快速检测微生物的原理、设计方法及其应用，综述了微生物快速检测技术的发展趋势，内容涵盖微生物检测的生物传感器技术的绝大部分领域。

本书可供分析化学、材料化学、生物、医学、临床诊断、工业分析、环境监测和农业分析等领域的研究人员参考使用。

图书在版编目（CIP）数据

生物传感器技术检测和诊断病原微生物/万逸等著. —北京：科学出版社，2020.7

ISBN 978-7-03-054831-3

Ⅰ. ①生… Ⅱ. ①万… Ⅲ. ①生物传感器－应用－病原微生物－医学检验 Ⅳ. ①R37

中国版本图书馆 CIP 数据核字(2017)第 253883 号

责任编辑：郭勇斌　邓新平／责任校对：王晓茜
责任印制：张　伟／封面设计：众轩企划

科 学 出 版 社 出版
北京东黄城根北街 16 号
邮政编码：100717
http://www.sciencep.com

北京凌奇印刷有限责任公司印刷
科学出版社发行　各地新华书店经销
*

2020 年 7 月第 一 版　　开本：720×1000　1/16
2020 年 7 月第一次印刷　　印张：18 1/4
字数：358 000
POD定价：109.00元
（如有印装质量问题，我社负责调换）

前　言

　　生物传感器技术是一项生物活性材料与物理化学换能器有机结合的交叉技术，是一种发展生物技术必不可少的先进的检测与监控方法，也是一种物质分子水平的快速、微量分析方法。经过 50 年的发展，通过与生命科学、物理学、分析化学、纳米科学、信息科学和其他相关技术的结合，生物传感器技术不但能够对被分析的物质进行快速定量分析和原位跟踪，还能对所监控的物质进行单分子的检测和空间定位。因此，它将是介于信息技术和生物技术之间的新的技术增长点，在临床诊断、工业控制、食品和药物分析、环境保护及生物技术、生物芯片等领域中有着广泛的应用前景。

　　微生物主要是指肉眼看不清楚的、需借助显微镜进行观察的微小生物体（0.2～150 μm），包括病毒、细菌、真菌、微型藻类和原生动物。病原微生物是对能够引起疾病的微生物的统称。多年来，对其致病性和毒力的确切定义一直有着较大的争议。致病性和毒力经常被人们交替使用，致病性是指一个病原体引发疾病的能力；毒力是指病原体引发疾病的程度或强度，它由病原体的侵袭力、浸染力和致病潜力所决定。微生物检测是食品质量管理中必不可少的部分，它贯彻"预防为主"的方针，可以有效地防止或减少人畜共患病的发生，保障人们的身体健康并预防养殖业病害的发生。微生物检测也是衡量食品卫生质量、环境安全的重要手段之一，通过微生物检测，可以判断食品加工过程中的环境安全等情况，能够对食品和环境被细菌污染的程度做出正确的评价，为各项卫生管理工作提供科学依据。

　　微生物与人类的生产生活紧密联系：一方面它们积极参与生命系统活动，调整与促进生态系统动态平衡，保持环境生命力和生产力；另一方面某些微生物严重威胁着人类的生产生活，迫使人类必须对其保持警惕。如果能够采取有效的预防措施，由微生物引起的损失能够减少 1/3。因此，开展微生物检测和鉴定方法的研究对国民经济建设有重大意义。目前，我国在微生物检测仪器的研究方面与国外先进水平还存在差距，特别是微生物快速高灵敏度检测还相对薄弱，难以适应环境保护、食品安全和医疗卫生等领域日益增长的需求。微生物检测仪器的商业化和实验室中微生物的检测方法存在技术转化壁垒。正是基于上述的需求和问题，我们通力合作撰写了此书，希望能够为相关领域的研究者提供借鉴。

　　本书的撰写与出版，得到了海南大学南海海洋资源利用国家重点实验室和海南大学热带生物资源教育部重点实验室的资助，在此特表感谢。

　　本书是作者致力于利用生物传感器技术快速检测微生物多年工作的积累，收集了利用生物传感器技术快速检测微生物的最新资料和相关研究成果。因作者水平有限，书中难免有疏漏之处，敬请读者批评指正。

作　者
2020 年 3 月

目　　录

第1章 病原微生物概述

1.1 病原微生物

病原微生物是对能够引起疾病的微生物的统称。多年来，对其致病性和毒力的确切定义一直有着较大的争议。致病性和毒力经常被人们交替使用，致病性是指病原体引发疾病的能力；毒力是指病原体引发疾病的程度或强度，它由病原体的侵袭力、浸染力和致病潜力所决定[1]。病原微生物毒力高度复杂且依赖于宿主与微生物之间的相互作用[2]。与毒力密切相关的一个概念是毒力因子。当前毒力因子的定义主要有两种：①毒力因子是一种病原体的成分，当被特定去除后，会损伤病原微生物的毒力，但不损伤其生存能力[3]；②毒力因子是一种"允许病原体造成疾病的微生物"[4]。这些定义不适用于由共生或随机致病菌所造成的感染，因为在这种情况下传统的毒力因子通常不存在。此外，上述定义不能解释由宿主特定免疫反应的感应所造成的宿主的组织损伤，如细胞因子的合成[5]。理解毒力因子的概念很重要，因为它经常被用于对病原微生物的特定检测。毒力因子在许多感染阶段中起作用，以细菌性疾病为例，其感染步骤包括以下几步：

（1）开始传输至宿主；

（2）黏附、定居于宿主；

（3）在宿主表面、体内或细胞内增殖生长；

（4）躲过宿主免疫系统的检测；

（5）损伤宿主；

（6）离开原宿主并进入新的宿主。

6种典型病原微生物的感染-响应曲线如图1-1所示。

大量研究报道证实毒力因子在病原微生物入侵宿主过程中是必不可少的，这一过程是病原微生物和非病原微生物基因表达产物差异的结果，疾病的严重程度与病原微生物基因表达量相关。此外，病原微生物造成宿主疾病的能力和严重程度也与宿主免疫力的强弱有关。我们知道有益因子不满足毒力因子的定义，不能通过有益因子来区分病原微生物和非病原微生物，因为在大部分微生物中这些有益因子是不能被找到的，但事实上有益因子的表达仍在病原微生物破坏宿主细胞的过程中起作用。因此，Casadevall 和 Pirofski 建议将毒力因子定义为"具有调控宿主损伤属性的所有相关因子"[6]。病原微生物通常有许多毒力因子，它们在建立感染和引发疾病的过程中起重要作用。毒力因子包括毒素，以及参与附着、入侵宿主、逃避宿主免疫应答和阻碍铁元素等获得的相关因子。

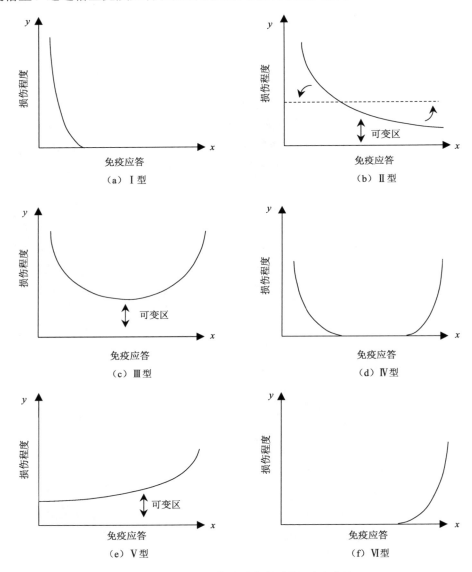

图 1-1　6 种典型病原微生物的感染-响应曲线

x 轴代表宿主免疫响应的程度，y 轴代表宿主-病原微生物相互作用时病原微生物对宿主的损伤程度[1]

1.1.1　毒素

一些微生物（如炭疽杆菌）产生的毒素是造成病人临床症状的主要因素。毒素是细菌不可缺少的组成部分，主要包括内毒素（脂多糖）和外毒素（可溶性热不稳定蛋白）（表 1-1）。此外，毒素也经常执行其他功能，如黏附素的生成[7]等。致病的革兰氏阴性菌细胞壁中的脂多糖（Lipopolysaccharide，LPS）通常在细菌死亡或损伤（由于自我分解或宿主的免疫反应）时被释放出来，也有一些脂多糖在细菌增殖过程中被释放。外毒素通常是细菌在生长时释放于周围环境中的可溶性热不稳定蛋白，通过从感染部位移动到身体其他组织或靶细胞来发挥作用。

表 1-1　细菌毒素类型及其作用方式[8-13]

毒素类型	作用方式	代表性细菌
AB 毒素（III 型毒素）	由 A、B 两个亚基组成，其中 A 亚基具有介导毒力的酶活性，B 亚基能够与宿主细胞结合，并呈递 A 亚基	霍乱弧菌 Vibrio cholerae 百日咳鲍特菌 Bordetella pertussis 白喉棒状杆菌 Corynebacterium diphtheriae
蛋白水解类毒素（II 型毒素）	蛋白酶可水解宿主细胞分子	破伤风梭菌 Clostridium tetani 肉毒梭状芽孢杆菌 Clostridium botulinum
穿孔素（II 型毒素）	通过在宿主细胞质膜上形成穿孔导致细胞裂解	大肠杆菌 E. coli 百日咳鲍特菌 Bordetella pertussis
干扰宿主细胞功能类毒素	通过修饰 Rho 家族（小 GTP 结合蛋白）影响宿主细胞骨架构建，导致肌动蛋白聚合紊乱	大肠杆菌 E. coli 艰难梭状芽孢杆菌 Clostridium difficile
IgA 蛋白酶	这种毒素损伤宿主机制尚未阐明	脑膜炎奈瑟菌 Neisseria meningitidis 流感嗜血杆菌 Haemophilus influenzae
热稳定肠毒素	与其受体结合后，刺激鸟苷酸环化酶活性，诱导细胞内鸟苷一磷酸（Guanosine Monophosphate，GMP）增加，并引起细胞内剧烈的离子流交换	产肠毒素大肠杆菌 Enterotoxingenic E. coli 小肠结肠炎耶尔森菌 Yersinia enterocolitica 霍乱弧菌 Vibrio cholerae
超抗原（I 型毒素）	免疫刺激毒素结合主要组织相容性复合体 II（Major Histocompatibility Complex II，MHC II），刺激 T 细胞产生并释放和炎症相关的细胞因子。这些免疫反应导致发热、休克及红斑皮疹	金黄色葡萄球菌 Staphylococcus aureus 酿脓链球菌 Streptococcus pyogenes

革兰氏阴性菌细胞壁外膜中 LPS 在微生物裂解后释放，对特定的宿主具有毒力。LPS 有毒成分主要是其脂质部分，称为脂质 A，它是一个脂质残基的复合物。LPS 的毒力作用是间接的，需要宿主的分子和系统介导。最近有证据表明 LPS 可通过与特定的血浆蛋白（称为脂多糖结合蛋白）结合，影响巨噬细胞和单核细胞。脂多糖结合蛋白复合物附着于巨噬细胞、单核细胞和其他细胞表面受体，引发包括白细胞介素（Interleukin，如 IL-1、IL-6）和肿瘤坏死因子等的产生，这些因子促进了补体激活、凝集素及前列腺素的形成。

外毒素是一些革兰氏阴性菌和革兰氏阳性菌产生的蛋白质，对宿主细胞具有毒力。外毒素有较强的免疫原性，由细胞分泌至细胞外，也可以结合在细菌细胞表面。根据结构和生理活性可将外毒素分为4类：①典型的AB毒素，其中B毒素部分与宿主细胞受体结合，A毒素部分具酶活性，能够引起毒力作用；②也是一种AB毒素，其可侵袭宿主特定部位，如肠（肠毒素）、神经组织（神经毒素）和普通组织（细胞毒素），并能在宿主细胞内外起作用；③这类毒素没有可分离的AB毒素部分，它通过改变宿主细胞的膜结构来起作用，包括杀白细胞素、溶血素和磷脂酶；④超抗原，它刺激T细胞释放细胞因子。细菌外毒素的形成主要有3种方式：①摄入形成的外毒素，如葡萄球菌食物中毒；②细菌在黏膜表面定居后再产生外毒素，如霍乱弧菌黏附于肠黏膜后，可分泌霍乱毒素，该毒素促进水和氯离子的过量排出造成患者大量失水；③细菌在创伤或脓肿部位定居后产生局部外毒素，如气性坏疽病。

1.1.2　附着

病原体被传送至宿主适当的部位后，必须能够黏附和定居于宿主细胞或组织。病原微生物和非病原微生物附着于特定组织具有高度的专一性，被称为黏附素的黏附因子是产生该专一性的重要原因之一。细菌表面特化的可与宿主细胞表面互补受体位点结合的生物大分子通常称为黏附素。蛋白质类的黏附素分为两种：非菌毛黏附素和菌毛黏附素。然而，不是所有黏附素对微生物的毒力都是必不可少的。

革兰氏阴性菌表面的菌毛黏附素（表1-2）可以在电子显微镜下被观察到，呈丝状结构（几乎所有革兰氏阳性菌都没有菌毛）。许多革兰氏阴性菌使用菌毛进行附着，如霍乱弧菌和淋病奈瑟球菌。研究者认为菌毛是由许多重复的菌毛蛋白单位组成的聚合物，最近发现许多菌毛（如Type I）是通过复合聚集形成的。进一步实验表明位于菌毛顶端或尾部的蛋白质亚基对菌毛的某些特定功能很重要，例如，位于菌毛顶端的小蛋白亚基参与细菌与宿主细胞受体结合的过程[14]。菌毛有附着到不同受体上的能力，其黏附素基因变异可导致细菌与宿主细胞受体亲和力出现不同，继而产生组织特异性差异。细菌的DNA可以编码多个菌毛操纵子的表达，比如，沙门氏菌可编码4种菌毛操纵子（*fim*、*lpf*、*pef*和*agf*）。删除个别菌毛操纵子仅造成毒力的轻微减小，而野生型菌株一个四倍体的突变体表现出显著的毒力衰减[15]。这表明，在某些微生物中删除单个组件，毒力可被补偿。卷曲菌毛是菌毛黏附素的另一种形式，在大肠杆菌和沙门氏菌中被发现。它们具有高度稳定、小且表面不规则结构，能促进细菌与宿主蛋白质（如血纤维蛋白溶酶原和纤连蛋白）的结合。所有菌毛组装以一种高度有序的方式进行，尽管一些装配机制可能不同，但也常观察到它们具有一些共同特征[16]。

表 1-2 革兰氏阴性菌菌毛黏附素[17]

黏附素	菌株	宿主受体
PapG	肺炎克雷伯菌 *Klebsiella pneumoniae*	Galα(1-4)Gal
FimH	埃希菌 *Escherichia*	寡聚甘露糖
MrkD	大肠杆菌 *Escherichia coli*	Type V 胶原
HifE	流感嗜血杆菌 *Haemophilus influenzae*	Sialylyganglioside-GM1

　　细菌也能产生参与附着宿主细胞的其他因子，如紧密黏附素等，这些分子使病原体之间联系紧密，导致细胞骨架重排，阻碍宿主细胞间的信号传递，在细菌内化中起作用。如在致病大肠杆菌中发现的一种新的宿主细胞附着机制[18]，它是一种病原体分泌型受体，该受体被宿主细胞吞噬后，以磷酸化的形式在宿主细胞表面呈递出来，成为细菌细胞附着受体。

　　其他表面结构也可参与特定或非特定的对宿主细胞的附着，如黏液层、荚膜、脂多糖、磷壁酸和脂磷壁酸等。分枝杆菌中的荚膜和甘露糖，附着到宿主细胞的补体受体 3 和甘露糖受体上[19]。葡萄球菌和链球菌属中的磷壁酸也有黏附素的功能[9]。黏液层和荚膜通常由多糖组成，也可以由多肽组成。若这些多糖或多肽物质是无序且疏松黏附于细胞壁上，则称为黏液层，反之称为荚膜。两者都可以调节特定或非特定的黏附，但不一定有致病性和毒力。很多黏附素在逃避宿主的免疫系统监测中显示出重要的作用（如荚膜、脂多糖、磷壁酸和脂磷壁酸）。

　　革兰氏阳性菌和革兰氏阴性菌往往可以表达和利用多种黏附素（表 1-2 和表 1-3），可黏结并介导蛋白质与宿主蛋白质或蛋白质与碳水化合物之间的相互作用，大量的宿主分子都可作为黏附的目标（表 1-3）。例如，免疫球蛋白、糖蛋白、糖脂和细胞外基质蛋白（如纤连蛋白、胶原或层粘连蛋白）均显示与黏附素有相互作用[20]。

表 1-3 革兰氏阴性菌和革兰氏阳性菌中的非菌毛黏附素[21]

黏附素	菌株	宿主细胞或受体
Pertactin	百日咳鲍特菌 *Bordetella pertussis*	整合蛋白质
HMW1/HMW2	流感嗜血杆菌 *Haemophilus influenzae*	人上皮网状细胞
Envelope antigen F1	鼠疫耶尔森菌 *Yersinia pestis*	未知
Le binding adhesion	幽门螺杆菌 *Helicobacter pylori*	糖基化 Le 主要组织相容性复合体 血型抗原
CpbA/SpsA/PbsA/PspC	肺炎链球菌 *Streptococcus pneumoniae*	细胞因子激活的上皮和内皮细胞
P1，Pac	变异链球菌 *Streptococcus mutans*	唾液酸糖蛋白
FnbA，FnbB	金黄色葡萄球菌 *Staphylococcus aureus*	纤连蛋白

1.1.3　入侵

紧密黏附素通常调节病原微生物与宿主细胞的紧密联系程度，可使病原微生物发挥作用，促进病原微生物进入宿主细胞的一类黏附素称为侵袭素，它是细菌性病原体进入吞噬或非吞噬细胞最常见的形式[20]。在吞噬细胞中，信号介导细胞骨架重排，造成肌动蛋白的聚合反应和解聚反应。细菌性病原体被细胞内化不同于吞噬细胞，它由细菌侵袭素活化的肌动蛋白重排构成，这与吞噬细胞有同样的效果，均导致病原体被吞噬[22,23]。此外，一些病原体也可利用宿主的微管（聚合的微管蛋白）进入非致病细胞，其与致病性不相关，研究者没有将这种机制作为细菌的重要毒力因子。

某些病原体的靶细胞是吞噬细胞，吞噬细胞可以主动完成内吞。最初被内吞的病原体位于膜泡内，病原体既不能长期在膜泡内停留也不能从中逸出。很多停留在膜泡内的病原体不断进化以逃避宿主的免疫反应，如荚膜和脂多糖可以充当内化病原体的保护屏障。其他因子，如分泌消除氧自由基的酶和能降解宿主细胞溶菌酶的蛋白水解酶，对病原体在细胞内的生存至关重要。

1.1.4　逃避宿主的免疫应答

由于病原微生物在宿主死亡时不能存活，其采用的生存策略是保护自己免受宿主防御的攻击，而不是彻底摧毁宿主的防御系统。目前病原微生物逃避宿主防御系统的机制主要是：逃避补体系统、抵抗吞噬作用、在吞噬细胞内存活和逃避特异性免疫应答。

（1）逃避补体系统：为逃避补体系统的活性，一些细菌具有抑制补体活性的荚膜。荚膜是由多聚糖、蛋白质和糖蛋白组成，其主要通过抑制宿主 C3 转化酶在细胞表面的组装来抑制补体的激活和吞噬作用的发生。有证据表明，当宿主表面缺乏 C3 转化酶时，荚膜下方细菌表面上的膜攻击复合物（MAC）形成的概率也降低。荚膜本身能激活免疫应答，但许多种类的病原微生物利用一种途径克服了这点，即制造由与宿主多糖类似的无致病免疫性的多糖组成的荚膜，如唾液酸或透明质酸。某些革兰氏阴性菌脂多糖有助于病原微生物逃避补体的激活和吞噬作用，其延长的脂多糖 O 链能够抑制补体的活性。脂多糖 O 链长度的变化，可防止有相关血清抗性的 MAC 的有效装配，这对建立系统感染至关重要。另一种逃避补体的激活和吞噬作用的途径是抑制使吞噬细胞向被感染位置迁移的酶和毒素的产生（如酶促降解化学引诱物 C5a）[24]。

（2）抵抗吞噬作用：吞噬细胞只有与细菌表面直接接触时才能发生吞噬作用，许多细菌如肺炎链球菌、流感嗜血杆菌等通过产生光滑的荚膜，以防止吞噬细胞与自身结合。另有一些细菌产生一些特殊的表面蛋白（如酿脓链球菌 M 蛋白）干扰吞噬细胞与细菌接触。还有一些病原微生物可产生毒素，通过杀死吞噬细胞和减少有毒的活性氧中间体（氧化迸发）来抵抗吞噬作用，如葡萄球菌的杀白细胞素。

（3）在吞噬细胞内存活：某些细菌具有在多形核白细胞、巨噬细胞和单核细胞等多种吞噬细胞中生存的能力。为了在这些细胞中存活，这些高致病菌进化出很多策略，例如，阻止吞噬体与溶酶体融合，融合之前释放吞噬溶酶体，分泌减少溶酶体成分的毒力因子进入吞噬溶酶体（如酶的表达，超氧化物歧化酶能解除氧自由基的毒力），等等。

（4）逃避特异性免疫应答：细胞表面组分如 LPS、荚膜、黏液层、鞭毛和外膜蛋白可能显示出抗原性变异[25]。如前文所述，细菌可以产生与宿主类似的无致病免疫性的结构如荚膜，甚至有些具有模仿宿主细胞蛋白质的功能[26]。细菌也可能被宿主蛋白质覆盖，如纤连蛋白和胶原蛋白。带有宿主抗体的细菌涂层可以抑制宿主的调节功能，可能是通过阻碍利用特异性抗体识别位于表面的抗原或抑制补体组装的方式。比如，金黄色葡萄球菌的蛋白 A 和化脓性球菌的蛋白 G，它们与免疫球蛋白的 Fc 部分结合，因此在抗体中覆盖病原体。一些病原体也表达铁结合受体，这些受体的初级功能是获取铁元素，但也被认为在掩饰表面抗原中起作用。其他机制包括生成能抵抗溶菌酶降解的细胞壁和产生与宿主细胞同源的酶妨碍信号转导通路等。病原微生物也可以通过利用一系列的策略，包括相位变化抑制抗体的产生，从而逃避宿主的免疫应答（不断改变表面抗原的表达），使用这种策略的微生物能够避开抗体，因为产生的这些抗体只对先前表达过的抗原有效[27]。

1.1.5　获取铁元素

细菌的复制需要铁，然而，宿主细胞中的铁离子浓度，尤其在人的身体中往往较低。因此为了生存和生长，病原微生物往往具有一些获取铁的机制。铁载体是对铁具有高亲和力的化合物，由细菌分泌并与铁结合[28]。铁-铁载体复合物通过与位于细菌表面的铁载体受体结合。大量证据表明这种获取铁的机制有助于细菌毒力的表达。人体中的大多数铁元素都与蛋白质（如铁蛋白、乳铁蛋白、血红素或运铁蛋白）结合。研究证明一些病原微生物能够通过与细胞表面的受体结合并利用这些铁-铁结合蛋白作为铁源。病原微生物另一种获取铁的机制是生产其他致病因子如外毒素、侵袭素、黏附素和外膜蛋白，这些致病因子可受低浓度的铁离子激活表达[29]。另外，外毒素杀死宿主细胞，宿主细胞释放的铁可被病原微生物利用。

1.1.6　毒力因子的管理

一些病原微生物既能自由生存，也可在宿主体内环境下生存。在适应不同环境过程中，这些病原微生物进化出了复杂的信号转导机制对毒力因子进行调节。其中环境因素（如温度、pH、铁浓度、生长期、渗透压摩尔浓度、氧气、钙离子及铁含量）控制毒力因子的表达[30]。如百日咳鲍特菌在 37℃时，其毒力因子表达增强，而当温度较低时，表达受到显著抑制；霍乱弧菌的毒力因子表达能力在 pH 6 环境条件高于 pH 8 环境条件，在 30℃环境条件高于 37℃环境条件。

病原微生物的许多毒力因子只有在宿主内部才能表达。一旦病原微生物进入宿主，根据感染阶段的不同，环境信号将会引导病原微生物中各种致病基因的开或关。单一因素控制许多不相关的毒力因子的表达。毒力因子的表达是一个复杂的过程，一些毒力因子的表达可以由几个不同的调控单元协调配合，同一个毒力因子也可由几个调控单元控制。

1.2 与人类相关的病原微生物种类

1.2.1 炭疽杆菌

炭疽杆菌为革兰氏阳性菌，是一种感染性非常强的细菌，可引发动物性疾病，可感染牛、羊等畜类，并传染给人类。其内生孢子在土壤和动物产品中可存活几十年，一旦皮肤出现伤口，炭疽杆菌则可乘虚而入，引起皮肤炭疽；通过呼吸到达肺部的炭疽内生孢子将导致肺炭疽；若内生孢子到达肠道则可能导致肠胃炭疽。感染的部位不同，炭疽发病症状有显著差异。如皮肤炭疽将导致皮肤丘疹溃烂，病人出现头痛、发热和恶心等症状；肺炭疽症状与流行性感冒相似。炭疽症状由炭疽毒素引起，炭疽毒素是一种复杂的外毒素，由三种蛋白质组成，编码基因位于质粒上。

目前炭疽杆菌引起的疾病可通过显微镜检测、细菌培养和血清学方法进行诊断，临床上多单独使用青霉素 G 或与链霉素结合进行治疗。此外，对那些处理感染动物或其皮毛的人群，主要采用无细胞疫苗进行免疫接种。目前大多数国家由炭疽杆菌引起的疾病已得到较好的控制。

1.2.2 沙门氏菌

沙门氏菌属肠杆菌科革兰氏阴性菌，已发现有 2000 多种血清变型（菌株或亚种类别），最早是在 1885 年霍乱流行时分离到猪霍乱沙门氏菌。沙门氏菌病是对由各种类型沙门氏菌所引起的人类、家畜及野生禽兽等不同形式疾病的总称。沙门氏菌按照抗原成分，可分为甲、乙、丙、丁、戊等基本菌群。其中与人体疾病有关的细菌主要有甲组的副伤寒甲杆菌、乙组的副伤寒乙杆菌和鼠伤寒杆菌、丙组的副伤寒丙杆菌和猪霍乱杆菌、丁组的伤寒杆菌和肠炎杆菌等。除伤寒杆菌、副伤寒甲杆菌和副伤寒乙杆菌能引起人类的疾病外，大多数仅能引起家畜、鼠类和禽类等动物的疾病，有时也可能污染人类的食物引起食物中毒。伤寒沙门氏菌每年导致约 1600 万人生病，60 万人死亡，由于越来越多菌株具有抗药性，上述情况可能变得更糟。沙门氏菌可繁殖并感染小肠黏膜，产生破坏上皮细胞的肠毒素和细胞毒素，症状表现为腹痛、痉挛、腹泻、恶心、呕吐及发热。

沙门氏菌引起的疾病主要通过从食物和病人粪便中分离出沙门氏菌来诊断。在疾病急性期，每克粪便中的沙门氏菌最多可达 10 亿个。大多数成人患者能够康复，但体液丧失会对儿童和老人造成威胁，治疗过程中需要补充体液和电解质。预防措施依赖于完善的食品加工制度、合适的低温储藏方式及正确的烹饪方式。

1.2.3　金黄色葡萄球菌

金黄色葡萄球菌为革兰氏阳性菌，隶属于葡萄球菌属，是引起人类疾病的重要病原微生物，有"嗜肉菌"的别称，可引起严重感染。金黄色葡萄球菌在自然界中无处不在，在空气、水、灰尘及人和动物的排泄物中都可找到，因此，食品受到污染的机会很多。美国疾病预防控制中心的报告指出，由金黄色葡萄球菌引起的感染占第二位，仅次于大肠杆菌。金黄色葡萄球菌肠毒素是世界性卫生难题，在美国由金黄色葡萄球菌肠毒素引起的食物中毒，占整个细菌性食物中毒的 33%；加拿大更多，达到 45%。中国金黄色葡萄球菌引起的食物中毒事件也时有发生，比如，2001 年 4 月 12 日，无锡市锡山区所辖小学、幼儿园因课间加餐饮用有问题的袋装牛奶饮料导致的食物中毒事件。金黄色葡萄球菌对热、干燥和辐射有很强的抗性。如果金黄色葡萄球菌在某些食物中生长，它们将产生热稳定性的肠毒素。即使食物经过正确的烹调，细菌虽被杀死，但毒素没有被破坏，因此食用该食物仍可能会中毒。目前，已有 8 种不同的肠毒素被鉴定出来，分别是 A、B、C1、C2、C3、D、E 和 F。这些毒素作用方式类似于神经毒素，刺激迷走神经引起呕吐。

感染金黄色葡萄球菌的典型症状为腹痛、痉挛、腹泻、呕吐、恶心。通常感染后 1～8 h 即出现上述症状，健康的成年人由金黄色葡萄球菌引起食物中毒的死亡率非常低。金黄色葡萄球菌诊断依据是病人的症状，或者从食物中分离出了该类细菌。通过动物性毒力试验可检测食物中的肠毒素。治疗方式主要是给患者补充水分和电解质。预防和控制措施是避免食物污染、增强食物储备和提高配送人员的责任心。

1.2.4　大肠杆菌

　　大肠杆菌全称为大肠埃希菌，为革兰氏阴性菌，周生鞭毛，能运动，无芽孢。它是德国儿科医生 Escherich 在 1885 年发现的，一般不致病，为人和动物肠道中的常居菌，在一定条件下可引起肠道外感染。某些血清型菌株的致病性强，可引起腹泻，统称致病性大肠埃希菌。大肠杆菌与医学上所说的旅行者腹泻病密切相关。这种腹泻与游客遇到某些他原来生活环境中所不存在的病毒、细菌及原生动物有关，其中大肠杆菌是主要的病原微生物之一，当地居民长期与这些细菌接触产生了免疫力，因而没有典型症状。而对那些初到当地的游客，食用带有大肠杆菌的水或食物后，因初次感染，体内无抗体，从而造成急性脱水的流行性腹泻。根据不同的生物学特性将致病性大肠杆菌分为 6 种：产肠毒素大肠杆菌、肠致病性大肠杆菌、肠侵袭性大肠杆菌、肠出血性大肠杆菌、肠聚集性大肠杆菌和弥散黏附性大肠杆菌。

　　产肠毒素大肠杆菌：能够产生 1～2 种不同热稳定性的肠毒素，引起患者腹泻。其中肠毒素基因及克隆因子均由质粒携带和传播，并通过基因水平转移的方式获得。其中热稳定肠霉素与小肠上皮细胞糖蛋白受体结合，热不稳定肠霉素与鸟苷酸环化酶偶联。活化的鸟苷酸环化酶催化环鸟苷酸（cGMP）的生成，继而引起水和电解质分泌到小肠，造成腹泻。热不稳定肠霉素可特异地结合小肠上皮细胞上的神经节苷脂，激活膜结合的腺苷酸环化酶，刺激氯离子和水分的过量分泌，抑制钠离子的吸收，引起机体失去大量的体液和电解质。腹泻常为自限性，一般 2～3 d 即愈，营养不良者可达数周，也可能反复发作。

　　肠致病性大肠杆菌：是导致婴儿腹泻的主要病原微生物，具高度传染性，严重时可致死，成人少见。细菌侵入肠道后，在十二指肠、空肠和回肠上段大量繁殖，导致刷状缘破坏、绒毛萎缩、上皮细胞排列紊乱和功能受损，造成严重腹泻。有研究报道，肠致病性大肠杆菌可产生一种由噬菌体编码的肠毒素，因对非洲绿猴肾细胞（Vero 细胞）有毒力，故称 VT 毒素。VT 毒素的结构、作用与志贺毒素相似，具有神经毒素、细胞毒素和肠毒素毒力。

　　肠侵袭性大肠杆菌：通过侵袭肠上皮细胞并在其中繁殖的方式导致腹泻，侵袭肠上皮细胞的能力与一个大质粒的存在有关，能产生细胞毒素和肠毒素。

　　肠出血性大肠杆菌：携带有去黏附损伤和与志贺菌相似毒素的遗传因子。去黏附损伤引起结肠炎，腹部剧痛和痉挛，进而形成出血性腹泻。其中一种是大肠杆菌 O157：H7，该菌株自从 1982 年首次在美国报道后，已出现多次出血性结肠炎的暴发。

　　肠聚集性大肠杆菌：黏附于局部的肠上皮细胞，导致细菌凝集在一起，外形似

"堆叠的砖块"。尽管未发现其有外毒素，但肠上皮细胞上的损伤应与毒素有关。

弥散黏附性大肠杆菌：黏附于肠上皮细胞的整个表面，可使免疫力低下或营养不良的儿童患病。

临床上诊断大肠杆菌引起的流行性腹泻主要依据病人过去的旅行经历和发病症状。实验室诊断包括从粪便里分离特殊型的大肠杆菌进行核酸探针鉴定、毒力因子确定、PCR 等方式。治疗手段是补充水分和电解质，并辅以多西环素和甲氧苄啶磺胺甲噁唑。避免水源和食物污染是预防和控制大肠杆菌感染的有效方法。

1.2.5　志贺菌

志贺菌（*Salmonella shigella*）通称痢疾杆菌，属革兰氏阴性菌，呈杆状，无鞭毛，不运动。它是引发人类细菌性痢疾的病原微生物，以病人和带菌者为传染源，无动物宿主。志贺菌病是由志贺菌引起的急性炎症反应。志贺菌根据抗原类型可分为痢疾志贺菌（A 群）、福氏志贺菌（B 群）、鲍氏志贺菌（C 群）和宋氏志贺菌（D 群）4 个类群。其中中国常见的流行类型主要是福氏志贺菌和宋氏志贺菌，而美国和英国主要是宋氏志贺菌。据统计，美国每年有 2.5 万～3 万人感染志贺菌的病例报道，全球每年约有 60 万人死于细菌性痢疾。志贺菌主要通过粪-口途径传播（主要是食物、粪便、手指和苍蝇），在儿童中最流行，尤其是 1～4 岁儿童。通常 10～100 个细菌就可引发疾病。志贺菌是兼性细胞内寄生物，在结肠上皮细胞内繁殖，可以诱导黏膜细胞吞噬它们，然后裂解吞噬体膜。在细胞质内复制后，志贺菌感染毗邻细胞。志贺菌能够产生内毒素和外毒素，通常不向结肠上皮外扩散。感染志贺菌的患者大便中常带有血、黏液和脓，严重时甚至引发结肠溃疡。

志贺菌的分离鉴定是基于生化和血清学特征。对成年人而言，疾病通常为自限性，平均 4～7 d，但对婴幼儿则可能是致命的。治疗方式通常是补充体液和电解质，有时为缩短症状的持续期使用一定量的抗生素。营养不良的婴幼儿和儿童，有时会发生神经并发症和肾衰竭，必要时用甲氧苄啶磺胺甲噁唑或诺氟沙星治疗。防治重点在于养成良好的个人卫生习惯和保持水源洁净。

1.2.6　副溶血性弧菌

副溶血性弧菌是革兰氏阴性菌，为棒状、弧状或卵圆状无芽孢菌，属于弧菌属，是一种常见的病原微生物，1950 年首次从日本的一次暴发性食物中毒中分离并发现。在我国沿海地区，它是居民夏秋季食物中毒和急性腹泻的主要致病菌。近年由其引起的食源性疾病发病率在全球范围内呈增长趋势。污染最严重的国家和地区主要包括日本、韩国和中国。日本近年由其引起的食物中毒占细菌性食中毒的 40%～60%。在中国，尤其是沿海省份，由其引起的微生物食物中毒高达60%。其致病性与该菌的外膜蛋白、单侧鞭毛、纤毛、细胞相关性血凝素、溶血素和尿素酶等密切相关。溶血素是主要致病因子，与副溶血性弧菌的致病能力密切相关，一般认为是耐热直接溶血素。临床诊断上有 1%～2%的病原微生物可使血琼脂培养基产生 β 溶血，进一步实验证实该溶血活性与其耐热直接溶血素相关。其耐热直接溶血素具有肠毒素活性，在兔动物模型中可导致肠液积聚和肠道氯化物的分泌，并对多种细胞系有细胞毒性作用，同时耐热直接溶血素有溶血活性，可使多种红细胞发生溶血。高浓度的耐热直接溶血素可破坏上皮细胞屏障，增加副溶血性弧菌的侵袭力，使回肠的胆汁酸浓度增加，而胆汁酸有利于副溶血性弧菌的繁殖和高度表达。

副溶血性弧菌临床确诊依据主要包括流行病学调查、病人的潜伏期和特有的中毒症状，实验室诊断（包括染色镜检及生化试验等）是确定病因的主要依据。副溶血性弧菌食物中毒发生的时间一般多在 6～10 月，8 月为高峰期。临床症状以典型的急性胃肠炎症状为主，表现为腹痛、腹泻、呕吐等。主要病理变化为空肠及回肠有轻度糜烂、胃黏膜炎、内脏（肝、脾、肺）淤血等。副溶血性弧菌引起的食物中毒具有暴发性（同一时间、同一区域、相同或相似症状、同一污染食物）、潜伏期短（数小时至数天）、季节性（多夏、秋季）等细菌性食物中毒的常见特点，一般 2～3 d 即可痊愈，愈后良好，少数食物中毒程度严重患者可能因抢救不及时而死亡。治疗方式主要是为脱水者输入生理盐水及葡萄糖，血压下降者除补充血容量、纠正酸中毒外，可酌用血管活性药。已知螃蟹、虾、扇贝、牡蛎和蛤类是引发感染的重要传染源，生食或食入未煮熟的受到污染的海产品是其主要传播途径，因此上述海鲜类食品要尽量煮熟后食用。

1.3　病原微生物传染源和感染途径

病原微生物传染源是流行病学的一个名词，它是病原体直接传播给宿主的根源，可直接通过环境进行传播，也可借助中间媒介进行传播。其传染源既可以是人或动物等有生命个体，也可以是水、土壤及食物等无生命物体。病原体传染源的确认、控制甚至根除是病原微生物疾病控制的关键。

病原微生物必须能够繁殖并在宿主间传播才能生存下去，因此研究并阐明其繁殖方式与传播途径显得尤为重要。致病菌分布广泛，能够在土壤、动物或人类、食物或水中被发现，所有分布位置都代表着潜在的传染源。感染途径有吸入、摄入，以及通过有损伤的皮肤、受污染的血液或昆虫的叮咬等。不同病原微生物其感染途径有所差异，同一致病菌不同的感染途径也影响其感染宿主的发病症状。如炭疽杆菌，有许多不同的感染途径。就人类而言，炭疽病的感染主要有三种方式：吸入、皮肤感染和胃肠道感染。任何一类感染都能造成全身炭疽热，吸入性炭疽造成疾病的严重程度通常是最大的[31]。病原微生物的感染途径有三种，即食源性病原微生物的感染、医院获得性感染、生物武器。这些讨论主要是建立在感染人类的背景下，但显然有一个范围内的致病微生物，可以感染动物和植物，在本书中不进行详细讨论。

1.3.1　食源性病原微生物的感染

食源性病原微生物包括许多不同类型，如细菌、病毒、寄生虫、朊病毒病原体、细菌毒素等。上述病原微生物引起的疾病症状通常表现为轻微或严重的胃肠道不适，如恶心、呕吐和腹泻，也可以引发危及生命的肾、肝和神经系统并发症。事实上，来自食源性病原微生物的感染通常不被报道，因为除非症状严重，否则很多人不去治疗。不同种类的食源性病原微生物疾病的持续时间各不相同，通常被简单归结为细菌感染，也可能是慢性病毒或寄生虫感染。众所周知，导致食物细菌污染的因素包括不正确地处理和储存食物，不充分地烹饪或加热，熟食和生鲜食品的交叉污染及食品服务人员的卫生状况，等等。据统计，美国每年由食源性病原微生物造成的疾病超过 7600 万例[32]。由美国食品药品监督管理局（Food and Drug Administration，FDA）检测出的一般性食源性病原微生物有大肠杆菌、志贺菌、弯曲菌（Campylobacter）、小肠结肠炎耶尔森菌（Yersinia enterocolitica）、假结核耶尔森菌（Yersinia pseudotuberculosis）、弧菌（Vibrio）、单核细胞性李斯特菌（Listeria monocytogenes）、金黄色葡萄球菌、蜡样芽孢杆菌（Bacillus cereus）、产气荚膜梭菌（Clostridium perfringen）、肉毒梭菌（Clostridium botulinum），以及酵母菌和霉菌。不同的食源性病原微生物在发生率、传染性和疾病症状方面有很大不同。有的食源性病原微生物只是让人不舒服，而有的却能危及生命。不同的食源性病原微生物引起严重疾病的最低阈值（最少病原微生物数量）有所不同，如 15 个沙门氏菌就能引发严重的状况。因此，病原微生物检测方法的选择尤为重要。目前检测方法可分为两类：传统方法和快速检测方法。传统方法需要选择性富集病原体、培养、从菌落到有机体形态特征描述，以及像糖发酵和免疫沉淀反应这样的传统生化步骤。传统方法通常是由监管机构批准的方法，耗时费力，检测时间通常长达 5 d，但它仍然是检测和鉴定食源性病原微生物的标准。近年来，随着分子生物学技术的迅速发展，聚合酶链反应（Polymerase Chain Reaction，PCR）、实时定量聚合酶链反应（Real-time Quantitative Polymerase Chain Reaction，RT-qPCR）、基于核酸序列的扩增（Nucleic Acid Sequence-Based Amplification，NASBA）、酶联免疫吸附测定（Enzyme-Linked Immunosorbent Assay，ELISA），以及限制性内切酶分析（Restriction Endonuclease Analysis，REA）等多种快速检测方法可用于食品的初筛。

1.3.2　医院获得性感染

医院获得性感染发生在世界各地的发达国家和不发达国家，是致使患者发病最常见的原因之一[33]。感染通常发生在下呼吸道、手术伤口或尿路。有研究表明，重症监护、急性外科和骨科病房病人感染的频率最高。若患者免疫力低下，并且同时存在另一种疾病或免疫抑制治疗时，尤其是在致病菌存在时，就会更容易被感染。据 FDA 统计，美国医院中大约有 5%～10%的病人发病是由于某种类型的医院获得性感染。医院获得性感染的病原微生物既有来自病人自身携带微生物的内源性传染源，也有来自外源的传染源。大多数医院获得性感染是由这些细菌造成的，包括金黄色葡萄球菌、凝固酶阴性葡萄球菌（Coagulase-negative *Staphylococci*）、肠球菌（*Enterococci*）和肠杆菌科（Enterobacteriaceae）细菌。近几年备受关注的"超级细菌"，是指一些对大多抗菌治疗出现抵抗力的细菌，该变异菌株的出现被认为是由于广泛滥用抗生素治疗感染所致。目前已报道的多种耐药菌包括葡萄球菌、肺炎链球菌、肠球菌和结核分枝杆菌[34]。

1.3.3　生物武器

生物武器可大致分为三类：毒素（包括动物、细菌和植物）、病毒和细菌。制作生物武器可利用的制剂很广泛，并且只需要很少的剂量就可以通过气溶胶途径有效地传播。因此生物武器被认为是最有可能被用来进行大规模攻击的手段[35,36]。目前，可利用的病原微生物包括：炭疽杆菌（*Bacillus anthracis*）、鼠疫耶尔森菌、委内瑞拉马脑炎、土拉热弗朗西丝菌（*Francisella tularensis*）、天花病毒及出血热病毒（包括沙粒病毒、丝状病毒、虫媒病毒和布亚病毒）。作为潜在生物武器的毒素包括孢菌烷霉菌毒素、葡萄球菌肠毒素，以及从肉毒梭菌、蓖麻（*Ricinus communis*）中分离出来的毒素[37]。就致病性而言，埃博拉病毒、拉沙病毒和马尔堡病毒是已报道的最严重的人类宿主致死病毒[38]，这些病毒比毒素或细菌更难生产。病毒的传播需要复杂的装备和专业的知识，细菌相比较更容易生产。在生物武器的案例中，病原微生物在人体中实际的半致死剂量（LD_{50}）和半感染剂量（ID_{50}）经常比预测的要低，因此，建立快速、高效且灵敏的检测技术诊断上述病原微生物尤为重要。

1.4　病原微生物检测

对病原微生物进行快速、灵敏、特异的检测，是对易感人群进行准确诊断并开展有效治疗的必要前提。就当前细菌学检测而言，传统的微生物检测已被证明是一个耗时的过程，首先要开展微生物的分离和体外培养，然后完成一系列的生化实验对分离的微生物加以检测。近年来，通常将病原微生物特异性 DNA 序列扩增进行检测。尽管 PCR 扩增的检测灵敏度非常高，但通常样品中包含的杂质可能会抑制 PCR，当使用环境样品时，样品制备的过程是有严格要求的。

根据当前工作进展来看，生物传感器技术是一种特别有吸引力的检测和识别潜在病原微生物的手段（虽然也受所选择识别元件的影响），其可以实现复杂样品的模型分析[39]。事实上，在某些环境条件（如食品安全检测）下，为了能够及时发现病原微生物，经常使用生物传感器进行分析。如果样品中存在多种微生物，需要用这种检测方法从复杂的微生物群落背景中区分出目标病原微生物。具体检测依赖于目标分析物（如蛋白质）与识别元件（如抗体）的相互作用。生物传感器在病原微生物特异性检测中的应用仍然是一项重大的挑战，其成功与否往往取决于检测元件（特定的配位体）的性质和目标分析物的选择[40]。

1.5 结　语

人类生活在一个病原微生物广泛存在的复杂环境之中，这些病原微生物需要被检测。就当前细菌学检测而言，传统的微生物检测已被证明是一个耗时的过程。这就需要建立一种快速、灵敏、特异性高的检测病原微生物的新方法，生物传感器技术正是符合我们需求的方法之一。该技术的成功应用，将显著提高对病原微生物的检测效率，为易感人群提供更有效及时的治疗。

参 考 文 献

[1] Watson D W，Brandly C A. Virulence and pathogenicity[J]. Annual Review of Microbiology，1949，3：195-220.

[2] Casadevall A，Pirofski L A. Host-pathogen interactions：Redefining the basic concepts of virulence and pathogenicity[J]. Infection and Immunity，1999，67(8)：3703-3713.

[3] Salyers A A，White D D. Bacterial Pathogenesis：A Molecular Approach[M]. 2ed. Washington DC：American Society for Microbiology Press，2001.

[4] Smith H. Microbial surfaces in relation to pathogenicity[J]. Bacteriological Reviews，1977，41(2)：475-500.

[5] Henderson B，Poole S，Wilson M. Bacterial modulins：A novel class of virulence factors which cause host tissue pathology by inducing cytokine synthesis[J]. Microbiological Reviews，1996，60(2)：316-341.

[6] Casadevall A，Pirofski L. Host-pathogen interactions：The attributes of virulence[J]. The Journal of Infectious Diseases，2001，184(3)：337-344.

[7] Tuomanen E，Weiss A. Characterization of two adhesins of *Bordetella pertussis* for human ciliated respiratory-

epithelial cells[J]. The Journal of Infectious Diseases，1985，152(1)：118-125.

[8] Merritt E A，Hol W G. AB5 toxins[J]. Current Opinion in Structural Biology，1995，5(2)：165-171.

[9] Schiavo G G，Benfenati F，Poulain B，et al. Tetanus and botulinum-B neurotoxins block neurotransmitter release by a proteolytic cleavage of synapto-brevin[J]. Nature，1992，359(6398)：832-835.

[10] Welch R A. Pore-forming cytolysins of Gram-negative bacteria[J]. Molecular Microbiology，1991，5(3)：521-528.

[11] Savarino S J，Fasano A，Watson J，et al. Enteroaggregative *Escherichia coli* heat-stable enterotoxin 1 represents another subfamily of *E. coli* heat-stable toxin[J]. Proceedings of the National Academy of Sciences of the United States of America，1993，90(7)：3093-3097.

[12] Falzano L，Fiorentini C，Donelli G，et al. Induction of phagocytic behaviour in human epithelial cells by *Escherichia coli* cytotoxic necrotizing factor type1[J]. Molecular Microbiology，1993，9(6)：1247-1254.

[13] Schmitt C K，Meysick K C，O'Brien A D. Bacterial toxins：Friends or foes? [J]. Emerging Infectious Diseases，1999，5(2)：224-234.

[14] Hultgren S J，Abraham S，Caparon M，et al. Pilus and nonpilus bacterial adhesins：Assembly and function in cell recognition[J]. Cell，1993，73(5)：887-901.

[15] van der Velden A W，Baumler A J，Tsolis R M，et al. Multiple fimbrial adhesins are required for full virulence of *Salmonella typhimurium* in mice[J]. Infection and Immunity，1998，66(6)：2803-2808.

[16] Soto G E，Hultgren S J. Bacterial adhesins：Common themes and variations in architecture and assembly[J]. Journal of Bacteriology，1999，181(4)：1059-1071.

[17] Wizemann T M，Adamou J E，Langermann S. Adhesins as targets for vaccine development[J]. Emerging Infectious Diseases，1999，5(3)：395-403.

[18] Kenny B，de Vinney R，Stein M，et al. Enteropathogenic *E. coli* (EPEC) transfers its receptor for intimate adherence into mammalian cells[J]. Cell，1997，91(4)：511-520.

[19] Daffé M，Etienne G. The capsule of Mycobacterium tuberculosis and its implications for pathogenicity[J]. Tubercle and Lung Disease，1999，79(3)：153-169.

[20] Finlay B B，Falkow S. Common themes in microbial pathogenicity revisited[J]. Microbiology and Molecular Biology Reviews，1997，61(2)：136-169.

[21] Brubaker R R. Mechanisms of bacterial virulence[J]. Annual Review of Microbiology，1985，39：21-50.

[22] Bliska J B，Galán J E，Falkow S. Signal transduction in the mammalian cell during bacterial attachment and entry[J]. Cell，1993，73(5)：903-920.

[23] Rosenshine I，Finlay B B. Exploitation of host signal transduction pathways and cytoskeletal functions by invasive bacteria[J]. BioEssays，1993，15(1)：17-24.

[24] Taylor C M，Roberts I S. Capsular polysaccharides and their role in virulence[J]. Contributions to Microbiology，2005，12：55-66.

[25] Brunham R C，Plummer F A，Stephens R S. Bacterial antigenic variation，host immune response，and pathogen-host coevolution[J]. Infection and Immunity，1993，61(6)：2273-2276.

[26] Stebbins C E, Galán J E. Structural mimicry in bacterial virulence[J]. Nature, 2001, 412(6848): 701-705.

[27] Meyer T F. Evasion mechanisms of pathogenic Neisseriae[J]. Behring Institute Mitteilungen, 1991, (88): 194-199.

[28] Neilands J B. Siderophores: Structure and function of microbial iron transport compounds[J]. Journal of Biological Chemistry, 1995, 270(45): 26723-26726.

[29] Litwin C M, Calderwood S B. Role of iron in regulation of virulence genes[J]. Clinical Microbiology Reviews, 1993, 6(2): 137-149.

[30] Gross R. Signal transduction and virulence regulation in human and animal pathogens[J]. FEMS Microbiology Reviews, 1993, 104(3-4): 301-326.

[31] Turnbull P C B. Anthrax vaccines: Past, present and future[J]. Vaccine, 1991, 9(8): 533-539.

[32] Mead P S, Slutsker L, Dietz V, et al. Food-related illness and death in the United States[J]. Emerging Infectious Diseases, 1999, 5(5): 607-625.

[33] Ponce-de-Leon S. The needs of developing countries and the resources required[J]. Journal of Hospital Infection, 1991, 18 (Suppl A): 376-381.

[34] Longworth D L. Microbial drug resistance and the roles of the new antibiotics[J]. Cleveland Clinic Journal of Medicine, 2001, 68(6): 496-497, 501-502, 504.

[35] Christopher C W, Cieslak T J, Pavlin J A, et al. Biological warfare: A historical perspective[J]. Jama, 1997, 278(5): 412-417.

[36] Riedel S. Biological warfare and bioterrorism: A historical review[J]. Baylor University Medical Center Proceedings, 2004, 17(4): 400-406.

[37] Hawley R J, Eitzen E M Jr. Biological weapons: A primer for microbiologists[J]. Annual Review of Microbiol, 2001, 55(3): 235-253.

[38] Koch S, Wolf H, Danapel C, et al. Optical flow-cell multichannel immunosensor for the detection of biological warfare agents[J]. Biosensors and Bioelectronics, 2000, 14(10-11): 779-784.

[39] Hobson N S, Tothill I, Turner A P. Microbial detection[J]. Biosensors and Bioelectronics, 1996, 11(5): 455-477.

[40] Ahmed A, Rushworth J V, Hirst N A, et al. Biosensors for whole-cell bacterial detection[J]. Clinical Microbiology Reviews, 2014, 27(3): 631-646.

第2章　微生物检测方法概述

2.1　引　　言

微生物检测是食品质量管理必不可少的重要组成部分，它贯彻"预防为主"的方针，可以有效地防止或减少人畜共患病的发生，保障人们的身体健康并预防养殖业病害的发生。微生物检测也是衡量食品卫生质量、环境安全的重要手段之一。通过微生物检测，可以判断食品卫生质量、环境安全等情况，能够对食品和环境被细菌污染的程度做出正确的评价，为各项卫生管理工作提供科学依据。

2.2　微生物检测指标

2.2.1　菌落总数

菌落总数是指样本在严格规定的条件下（样品处理、培养基及其 pH、培养温度与时间、计数方法等）培养后，单位重量（g）、容积（ml）或表面积（cm²）上所生成的细菌菌落总数。

2.2.2　大肠菌群

肠杆菌科的埃希菌属、柠檬酸杆菌属、肠杆菌属和克雷伯菌属统称为大肠菌群。它们均来自人或其他恒温动物的肠道，不形成芽孢，是能够在 35～37℃条件下发酵乳糖产酸、产气的革兰氏阴性菌。这些细菌是寄居于人或其他恒温动物肠道内的常居菌，随着大便排出体外。如果环境或食品中大肠菌群数量越多，说明样本受粪便污染的程度越大。故以大肠菌群作为粪便污染环境或食品的卫生指标来评价样本质量，具有广泛的意义。

2.2.3　致病菌

致病菌即能够引起人们发病的细菌。当大肠菌群检测呈阳性并怀疑食品可能受到致病菌污染时可进行致病菌检测。在我国现有的国家标准中，致病菌一般指肠道致病菌和致病性球菌，主要包括沙门氏菌、志贺菌、金黄色葡萄球菌、致病性链球菌 4 种。食品中不允许存在致病菌，对不同的食品和场合，应选择一定的参考菌群进行检验。例如，海产品以副溶血性弧菌作为参考菌群，蛋与蛋制品以沙门氏菌、金黄色葡萄球菌、变形杆菌等作为参考菌群，米、面类食品以蜡样芽孢杆菌、变形杆菌、霉菌等作为参考菌群，罐头食品以耐热性芽孢菌作为参考菌群，等等。

2.2.4　霉菌及其毒素

鉴于有很多霉菌能够产生毒素，并引起食物中毒及其他疾病，应该对产毒霉菌进行检测，如曲霉属的黄曲霉、寄生曲霉等，青霉属的橘青霉、岛青霉等，镰刀霉属的串珠镰刀霉、禾谷镰刀霉等。

2.2.5　其他指标

微生物检测指标还应包括病毒，如肝炎病毒、猪瘟病毒、鸡新城疫病毒、马芝克氏病毒、口蹄疫病毒、狂犬病病毒、猪水泡病病毒等；另外，从食品检测的角度考虑，寄生虫也被很多学者列为微生物检测的指标，如旋毛虫、囊尾蚴、猪肉孢子虫、蛔虫、肺吸虫、弓形体、螨、姜片吸虫、中华分枝睾吸虫等。

美国开展的食品微生物检测项目主要包括：需氧菌平板计数、粪大肠菌群、大肠杆菌、凝固酶阳性葡萄球菌、沙门氏菌、霍乱弧菌、副溶血性弧菌、单核细胞性李斯特菌、创伤弧菌、肉毒梭菌、麻痹性贝类毒素、神经性贝类毒素、遗忘性贝类毒素及组胺等。

2.3　样本采集程序

2.3.1　采集样品

采样前要了解所采样品的来源、加工、储藏、包装、运输等情况，采样时使用的器械和容器需灭菌，严格进行无菌操作，不得加防腐剂，液体样品应搅拌均匀后再进行采样，固体样品应在不同部位取样以使样品具有代表性，取样后及时送检。国际食品微生物标准委员会（International Commission on Microbiological Specifications for Foods，ICMSF）制定的食品微生物学分析采样方法，目前已在国内外被逐步推广采用。ICMSF 根据以下原则来规定不同的采样数：各种微生物本身对人的危害程度各有不同。食品经不同条件处理后，其危害程度可分为 3 种情况：危害程度降低、危害程度未变和危害程度增加。依据 ICMSF 采样方法，食品微生物采集方法分为二级和三级两种采样方案（图 2-1）。二级采样方案设有 n、

c、m 值，三级采样方案设有 n、c、m 和 M 值。其中，n 指一批产品采样个数；c 指该批产品中检样菌数超过限量的检样数；m 指合格菌数限量值；M 指附加条件后判定为合格的菌数限量值。

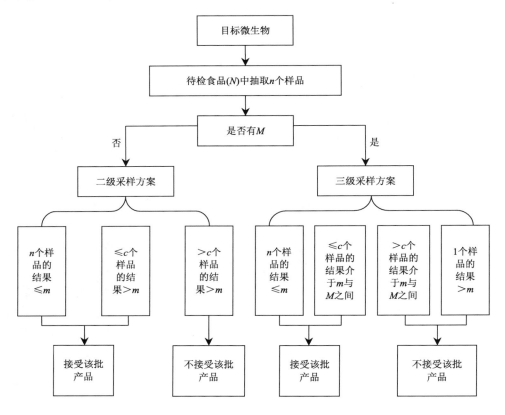

图 2-1　食品微生物二级和三级采样方案

2.3.2　样品送检

采集好的样品应及时送到微生物检验室，一般不应超过 3 h，如果路程较远，可将不需冷冻的样品储存在 1～5℃ 的环境中，但温度不可过低，防止样品冻结使细菌遭到破坏。样品送检时，必须认真填写申请单，以供检测人员参考。检测人员接到送检单后，应立即登记，填写试验序号，按检测要求立即将样品放在冰箱或冰盒中，积极准备试验所需条件并进行检测。

2.3.3　样品处理

样品处理应在无菌室内进行，若是冷冻样品必须事先在原容器中解冻，解冻温度为 2～5℃不超过 18 h 或 45℃不超过 15 min。

（1）固体样品：用无菌刀、剪刀或镊子取样品的不同部位，剪碎放入灭菌容器内，加一定量的水混匀，制成 1∶10 混悬液，进行检验。在处理蛋制品时，加入约 30 个玻璃球，以便振荡均匀。生肉及内脏，先进行表面消毒，再剪去表面样品，采集深层样品。

（2）液体样品：原包装样品用点燃的酒精棉球消毒瓶口，再用经苯酚或来苏尔消毒液消毒处理的纱布将瓶口盖住，用经火焰消毒的开关器开启样品瓶。摇匀后用无菌吸管吸取含有二氧化碳的液体食品，按上述方法开启瓶盖后，将样品倒入无菌磨口瓶中，盖上消毒纱布，在瓶盖处开一小缝，轻轻摇动，使气体逸出后再进行检验；将冷冻食品放入无菌容器内，融化后检验。

（3）罐头：罐头进行密闭试验、膨胀试验和检验。将罐头置于 85℃以上的水浴中，使罐头沉入水面以下 5 cm，观察 5 min，如有小气泡连续上升，则说明罐头表面漏气；另外将罐头放在（37±2）℃环境下 7 d，如果是水果、蔬菜罐头，放在 20～25℃环境下 7 d，观察其盖和底有无膨胀现象。检验时，先用酒精棉球擦去罐头表面油污，然后用点燃的酒精棉球消毒开口的一端，用来苏尔消毒液处理过的纱布盖上，再用灭菌的开罐器开启罐头。

2.3.4　检测

样品的检测可根据食品的种类、检测目的选择恰当的检测方法。通常所用的常规检测方法为现行国家标准、国际标准（如联合国粮食及农业组织标准、世界卫生组织标准等）或食品进口国的标准（如 FDA 标准、日本厚生劳动省标准等）。食品卫生微生物检测室接到检测申请单，应立即登记，填写试验序号，并按检测要求立即将样品放在冰箱或冰盒中，积极准备试验所需条件并进行检测。一般阳性样品发出后 3 d（特殊情况可适当延长）方能处理；进口食品的阳性样品，需保存 6 个月方能处理，阴性样品可及时处理。

2.4　微生物检测和鉴定常用技术

2.4.1　培养菌落计数法

培养菌落计数法是统计菌落数的有效方法，也是最古老的微生物鉴定和测量技术（图 2-2）。检测步骤如下：将待测样品充分稀释使其中的微生物分散成单个细胞；取一定量的稀释样液涂布到平板上，经过培养，由单个细胞生长繁殖形成肉眼可见的菌落，即一个单菌落应代表原样品中的单个细胞；统计菌落数，根据其稀释倍数和取样接种量即可计算出样品中的含菌数。但是，由于待测样品往往不能完全分散成单个细胞,所以长成的一个单菌落也可能来自样品中的 2～3 个或更多个细胞。平板菌落计数结果往往偏低,同时这种方法耗时耗力,但是对每一个研究微生物的实验室来说,它依然是一种有效的计数方法[1]。

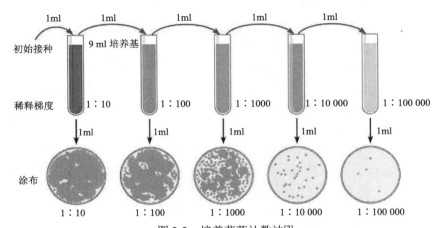

图 2-2　培养菌落计数法[2]

平板中的菌落数×样品稀释梯度=每毫升样品的微生物数量,例如:1/10000 稀释梯度的菌落数为 32,
每毫升样品的微生物数量 32×10000=320000

2.4.2　聚合酶链反应

聚合酶链反应(PCR)是一种用于放大扩增特定的 DNA 片段的分子生物学技术,它可看作特殊 DNA 在生物体外复制的方法,PCR 的最大特点是能将微量的 DNA 大量扩增。因此,无论是化石中的古生物、历史人物的残骸,还是几十年前凶杀案中凶手所遗留的毛发、皮肤或血液,只要能分离出 DNA,就能用 PCR 加以放大,进行比对。这也是"微量证据"的威力所在[3]。1983 年美国 Mullis 首先提出设想,1985 年由其发明了聚合酶链反应,即简易 DNA 扩增法,意味着 PCR 的真正诞生。目前,PCR 技术已发展到第三代技术。

PCR 技术是利用 DNA 在 95℃高温变性时会解螺旋成单链,低温(稍低于引物与模板的退火温度,一般为 40～60℃)时引物与单链按碱基互补配对的原则结合的特性设计反应过程,再调温度至 DNA 聚合酶最适反应温度(72℃左右),DNA 聚合酶沿着磷酸到戊糖(5'→3')的方向合成互补链(图 2-3)。基于聚合酶链反应制造的 PCR 仪实际就是一个温控设备,能在变性温度、复性温度、延伸温度之间很好地进行控制[4]。

在所有的生物技术中,PCR 技术发展最迅速,该技术被广泛应用于微生物的鉴定和检测,所用引物多是依据微生物种类的 16S rRNA 基因特征性序列设计的,也有利用该技术对微生物特有基因分析的报道。该技术有很高的分辨率,有研究表明其最低检测限可以达到 3 CFU/ml，结果的重复性和准确性也较高，不足之处是需要特殊的样品处理和纯化，操作步骤烦琐，有较高的技术要求[3,5]。

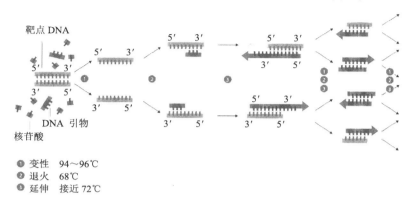

❶ 变性　94～96℃
❷ 退火　68℃
❸ 延伸　接近 72℃

图 2-3　聚合酶链反应原理图[3]

2.4.3　酶联免疫反应

1971 年瑞典学者 Engvall 和 Perlmann，以及荷兰学者 van Weeman 和 Schuurs 分别报道了将免疫酶技术发展为检测体液中微量物质的固相免疫测定方法[6,7]，即酶联免疫反应（图 2-4）。酶联免疫反应已成为目前分析化学领域中的前沿课题，它是一种特殊的试剂分析方法，是在免疫酶技术的基础上发展起来的一种新型的免疫测定技术[7]。

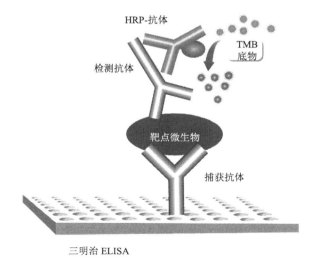

图 2-4　酶联免疫反应示意图[8]

　　酶联免疫反应的基础是微生物的固相化及抗体的酶标记[9]。结合在固相载体表面的微生物仍保持其免疫活性，酶标记抗体既保留其免疫活性，又保留酶活性。在测定时，微生物样品与固相载体表面抗原或抗体发生反应，再通过反应将酶标记的抗体结合在固相载体上。加入酶反应底物后，底物被酶催化为有色产物，产物的量与标本中受检物质的量直接相关，故可根据呈色深浅进行定性或定量分析。由于酶的催化效率很高，间接地放大了免疫反应的结果，使测定方法达到很高的灵敏度。该方法得到的数据准确可信，但是难以作为一种原位活体的检测方法，并且容易受外界因素影响。

2.4.4　流式细胞技术

　　流式细胞技术常用于测量分析混悬液中单个细胞或其他生物颗粒的物理和化学性质。多数的流式细胞仪可以检测直径 1～15 μm 的细胞[10]，在特定条件下也可以检测分析直径（0.2～150 μm）的颗粒。简单地说，微生物细胞悬液通过流式细胞仪的采集器，在一定压力下进入流动室，单细胞悬液被鞘流液包绕，与单个或多个激光垂直相交（常用激光器），在穿越流动室的过程中细胞被激发而产生荧光，不同波长的散射光和荧光的组合数据被光电探测器记录（取决于该荧光物是否存在于细胞中）并转换成电信号（电压），计算机通过电信号进一步推算出细胞的特性（图 2-5）[11,12]。

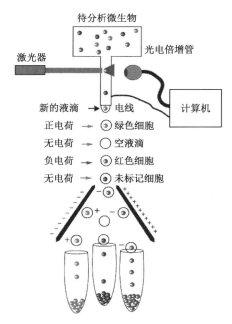

图 2-5　流式细胞仪检测微生物原理图[13]

2.4.5　ATP生物荧光检测法

20 世纪 80 年代 ATP 生物荧光检测法被用于食品及卫生监督中的微生物检测。ATP 生物荧光检测法是一种经过简化的生物化学方法，利用三磷酸腺苷（ATP）与荧光素–荧光素酶复合物的反应来测定是否存在 ATP，可用于食品中微生物总数的测定（图 2-6）[14]。生物发光反应需要 ATP、荧光素和萤火虫荧光素酶，反应期间荧光素被氧化并发出荧光，光子的数量与 ATP 含量成正比。每种微生物细胞中的 ATP 含量是恒定的，样品中 ATP 含量与样品中微生物的数量有关。例如，ATP 荧光仪最快能在 15 s 内测定食品中是否存在酵母菌、霉菌或细菌细胞，灵敏度可达 1 个微生物/200 ml[15]。ATP 生物荧光检测法检测速度快，能减少食品再受到污染的风险，因而成为一种可靠的快速检测微生物污染的方法。尽管人们认为传统的培养菌落计数法比 ATP 生物荧光检测法成本低，但是实际成本分析表明，ATP 生物荧光检测法与传统方法相比成本节省约 40%[16]。

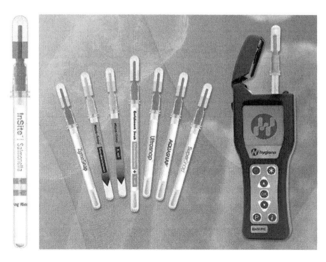

图 2-6　ATP 荧光仪实物图[16]

2.4.6　DNA测序方法

DNA 测序（DNA Sequencing，或称为 DNA 定序）是指分析特定 DNA 片段的碱基序列，即分析腺嘌呤（A）、胸腺嘧啶（T）、胞嘧啶（C）与鸟嘌呤（G）的排列方式。DNA 测序方法极大地推动了生物学和医学的研究[17]。在基础生物学研究和众多的应用领域，如诊断、生物技术、法医生物学、生物系统学中，DNA

测序方法已成为不可缺少的技术手段[18]。现代的 DNA 测序方法的快速测序速度有助于测定完整的 DNA 序列，或者对多种类型的基因组进行测序，以及对生命物种，包括人类基因组和其他许多动物、植物和微生物物种进行完整的 DNA 测序[19,20]。目前用于 DNA 测序方法主要有双脱氧链末端终止法（Sanger 法）[21]和化学降解法[22]。

2.4.7　革兰氏染色法

革兰氏染色法是细菌学中广泛使用的一种鉴别染色法（图 2-7），1884 年由丹麦医师 Gram 创立。未经染色的细菌，其与周围环境折光率差别较小，故在显微镜下难以观察；染色后的细菌与环境形成鲜明对比，可以清楚地观察到细菌的形态、排列及某些结构特征，从而用于分类鉴定。革兰氏染色法属于复染法[21]。

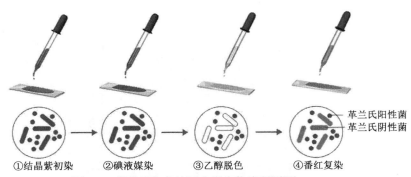

①结晶紫初染　②碘液媒染　③乙醇脱色　④番红复染

图 2-7　革兰氏染色法区分微生物流程图[21]

2.4.8　傅里叶变换红外光谱

傅里叶变换红外光谱（Fourier Transform Infrared Spectrum，FTIR）是一种基于图谱的分析技术，它可以表征微生物等生物体系复杂的化学组成，并且提供非常详尽的指纹图谱。它仅检测极少量菌体就可得到微生物整体无损的动态分析结果[22]，可将微生物鉴别及表征进行到种或亚种水平。目前，有研究采用定性分析方法对革兰氏阳性菌和革兰氏阴性菌进行了分型，建立了药典规定的控制菌的FTIR 参照谱库，能够初步识别药典中规定的 4 种控制菌；通过特定的参数化 FTIR用于区分微生物能够得到与传统分类一致的结果；对起源关系非常近的细菌能够区分其微小差别；对种以下的水平进行分类具有可行性[23]。傅里叶变换红外光谱分析仪实物图如图 2-8 所示。

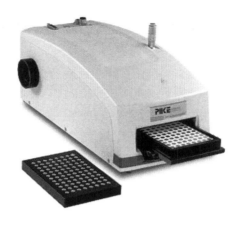

图 2-8　傅里叶变换红外光谱分析仪实物图

2.4.9　阻抗法

阻抗微生物学这一概念最早于 1898 年由 Stewart 在一次英国医学协会的会议上提出，他发现被微生物污染后血液的电导率增大[24]。阻抗法是通过测量微生物代谢引起的培养基电特性变化来测定样品中微生物含量的一种快速检测方法。在培养过程中，微生物的新陈代谢作用可使培养基中电惰性的大分子底物（如碳水化合物、蛋白质、脂肪等营养物质）代谢为电活性的小分子产物（如氨基酸、乳酸盐、乙酸盐等）。随着微生物的生长和繁殖，培养基中的电惰性分子逐渐被电活性分子取代，从而使培养基的导电性增加，电阻抗降低[25]。微生物的起始数量不同，出现指数增长期的时间也不同，可通过建立两者之间的关系，检测培养基的电特性变化并推算出微生物的原始菌量[26]。此外，不同的微生物在培养基中的代谢活性有所不同，因此阻抗法能够为微生物菌种的鉴定提供有利依据。阻抗法检测微生物及其等效电路图见图 2-9。

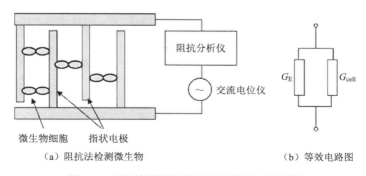

（a）阻抗法检测微生物　　　　　　　　（b）等效电路图

图 2-9　阻抗法检测微生物及其等效电路图[24]

2.4.10　限制性片段长度多态性技术

限制性片段长度多态性（Restriction Fragment Length Polymorphism，RFLP）技术（图 2-10）于 1980 年由人类遗传学家 Bostein 提出，它是第一代 DNA 分子标记技术。该技术利用了限制性内切酶能识别微生物 DNA 分子的特异序列，并在特定序列处切开 DNA 分子，即产生限制性片段的特性。对于不同微生物种群个体而言，它们的 DNA 序列存在差别[27]，如果这种差别刚好发生在内切酶的酶切位点，并使内切酶识别序列变成了不能识别序列，或者是这种差别使本来不是内切酶识别位点的 DNA 序列变成了内切酶识别位点[28]，导致用限制性内切酶酶切该 DNA 序列时，就会少一个或多一个酶切位点，结果产生少一个或多一个的酶切片段。这样就形成了用同一种限制性内切酶切割不同物种 DNA 序列时，产生不同长度大小、不同数量的限制性酶切片段。将这些片段电泳、转膜、变性、与标记过的探针进行杂交再进行洗膜后，即可分析其多态性结果[29]。

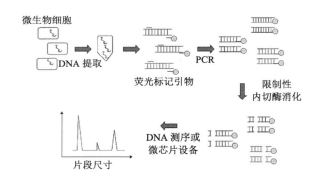

图 2-10　限制性片段长度多态性技术诊断微生物[29]

2.4.11　生物传感器

生物传感器是一种对微生物敏感并能将其浓度转换为电信号进行检测的仪器，是由固定化的生物敏感材料作识别元件（包括酶、抗体、抗原、微生物、细胞、组织、核酸等生物活性物质）、适当的理化换能器（如氧电极、光敏管、场效应晶体管、压电晶体等）及信号放大装置构成的分析工具或系统（图 2-11）。生物传感器具有接收器与转换器的功能，包括一种或数种相关生物活性材料（生物膜）及能把生物活性表达的信号转换为电信号的理化换能器（传感器），二者组合在一起，用现代微电子和自动化仪表技术进行生物信号的再加工，构成各种可以使用的生物传感器分析装置、仪器和系统[30,31]。

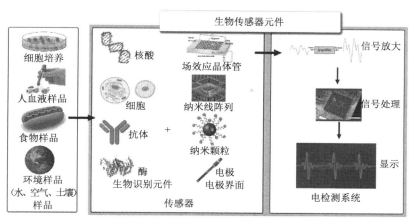

图 2-11　生物传感器技术快速诊断微生物过程示意图[30]

2.4.12　质谱技术

自 20 世纪 90 年代以来，微生物鉴定系统不断发展，自动化程度不断提高，但仍然是建立在传统的生理生化和核酸基础上。近年来，基于蛋白质组学的质谱（Mass Spectrum，MS）技术凭借其高灵敏度、高通量、快速等特点在微生物检测和鉴定方面得到快速发展。质谱技术主要是利用特定离子源将待测样品转变为高速运动的离子，这些离子因质量/电荷比不同在电场或磁场作用下得到分离，并用检测器记录各种离子的相对强度，形成质谱图用于分析，并提供可靠的鉴定结果。目前用于微生物检测的质谱技术主要是气-质联用技术（GC-MS）、基质辅助激光解吸飞行时间质谱（MALDI-TOF MS）、电喷雾质谱（ESI-MS）及热裂解亚稳态原子轰击质谱（Py-MAB MS）等（图 2-12）[32]。

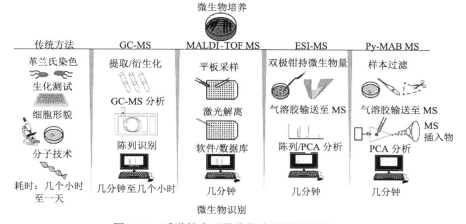

图 2-12　质谱技术对微生物诊断类型图[33]

2.4.13　鲎试验法

鲎试验法（Limulus Test）的研究可以追溯到 19 世纪 80 年代，1956 年美国的约翰·霍普金斯大学动物学家 F. Bang 发表《鲎的一种细菌性疾病》后，人们才发现了鲎血液的实际医用价值。鲎试剂可以准确、快速地检测人体内部组织是否因细菌感染而致病；在制药和食品工业中，也可用它对毒素污染进行监测。1965 年，F. Bang 与他的合作者制备了没有血液的鲎血细胞溶解物（LAL），1968 年提出了鲎试验法。鲎试剂主要成分是鲎血细胞溶解物经三氯甲烷处理去除了抗脂多糖因子，并适量加入钙离子、镁离子，以及 C、B、G 因子。鲎试剂是从栖息于海洋的节肢动物鲎的蓝色血液中提取的变形细胞溶解物，经低温冷冻干燥而成的生物试剂，专用于细菌内毒素检测和真菌(1,3)-β-D-葡聚糖检测[34]。鲎试验法是目前国际上检测内毒素最好的方法，由于它具有简单、快速、灵敏、准确度高的特点，被欧美药典及我国药典定为法定内毒素检查法，并已被世界各国所采用。

2.4.14　凝胶电泳

凝胶电泳通常用于分析，也可以作为制备技术，在采用如质谱、聚合酶链反应、克隆技术、DNA 测序或免疫印迹技术进行检测之前部分提纯分子[35,36]。在一定的电场强度下，DNA 分子的迁移速度，亦即电泳的迁移率，取决于核酸分子本身的大小和构型，分子量较小的 DNA 分子的迁移速度比分子量较大的 DNA 分子要快，这就是应用凝胶电泳技术分离微生物 DNA 片段的基本原理（图 2-13）。

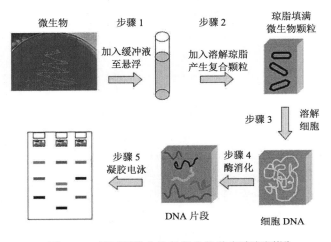

图 2-13　基于凝胶电泳的微生物鉴定流程图[35]

2.4.15　微量量热法

微生物细胞内的各种代谢过程都伴随着一定的热效应，若使用足够灵敏的量热计（微量量热计）对它进行探测，就可提供一种研究活细胞代谢过程及有关特性的新方法——微量量热法。当用微量量热计连续监测细胞（如细菌）生长繁殖过程热效应的变化时，可获得该细胞生长的"热谱"。微生物在生长和代谢过程中，产生大量的代谢热，各种微生物的代谢产物热效应不同，因此可显示出特异性的热效应曲线图。在微生物生长的过程中，用微量量热计测量产热量等数据，经计算机处理，绘制成产热量与时间组成的热效应曲线图，以此推断存在的微生物数量（图 2-14）[37,38]。

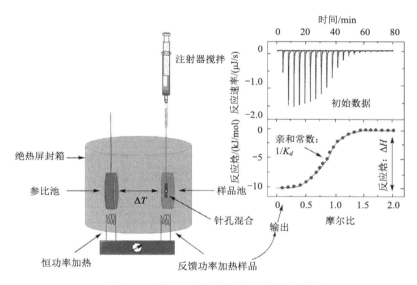

图 2-14　微量量热法鉴定微生物示意图[39]

2.5　结　　语

病原微生物检测技术的发展非常迅速，其主要原因在于微生物的生理特性——它们种类繁多且变异迅速。因此，对病原微生物进行快速、准确的检测是十分必要的。常规的检测方法操作复杂，耗时长，并且对操作人员的技术要求极高，已经远远不能满足现在对各种病原微生物的诊断和流行病学研究的需要，微生物检测技术必须快速发展，才能适应未来发展的要求。最近 20 年，生物传感器技术在微生物检测中得到快速发展和应用。本书将集中讲述如何利用生物传感器技术快速检测病原微生物。

参 考 文 献

[1] Chang Y C，Yang C Y，Sun R L，et al. Rapid single cell detection of *Staphylococcus aureus* by aptamer-conjugated gold nanoparticles[J]. Scientific Reports，2013，3：1863-1869.

[2] Torres K C. Tissue Culture Techniques for Horticultural Crops[M]. Boston，MA：Springer US，1989：164-168.

[3] Jensen M A，Webster J A，Straus N. Rapid identification of bacteria on the basis of polymerase chain reaction-amplified ribosomal DNA spacer polymorphisms[J]. Applied and Environmental Microbiology，1993，59(4)：945-952.

[4] Abu Elamreen F H，Abed A A，Sharif F A. Detection and identification of bacterial enteropathogens by polymerase chain reaction and conventional techniques in childhood acute gastroenteritis in Gaza，Palestine[J]. International Journal of Infectious Diseases，2007，11(6)：501-507.

[5] Järvinen A K，Laakso S，Piiparinen P，et al. Rapid identification of bacterial pathogens using a PCR-and microarray-based assay[J]. BMC Microbiology，2009，9：161-177.

[6] Engvall E，Perlmann P. Enzyme-linked immunosorbent assay (ELISA) quantitative assay of immunoglobulin G[J]. Immunochemistry，1971，8(9)：871-874.

[7] van Weemen B K，Schuurs A. Immunoassay using antigen-enzyme Conjugates[J]. FEBS Letters，1971，15(3)：232-236.

[8] Liddell J E. Enzyme-linked Immunosorbent Assay (ELISA) to Measure Pure Protein[M]. New York：John Wiley & Sons，Ltd，2003.

[9] de Camargo Z P，Guesdon J L，Drouhet E，et al. Enzyme-linked immunosorbent assay (ELISA) in the paracoccidioidomycosis[J]. Mycopathologia，1984，88(1)：31-37.

[10] Gunasekera T S，Attfield P V，Veal D A. A flow cytometry method for rapid detection and enumeration of total bacteria in milk[J]. Applied and Environmental Microbiology，2000，66(8)：1228-1232.

[11] Karo O，Wahl A，Nicol S B，et al. Bacteria detection by flow cytometry[J]. Clin Chemistry and Laboratory Medicine，2008，46(7)：947-953.

[12] McHugh I O L，Tucker A L. Flow cytometry for the rapid detection of bacteria in cell culture production medium[J]. Cytometry A，2007，71(12)：1019-1026.

[13] Buzatu D A，Moskal T J，Williams A J，et al. An integrated flow cytometry-based system for real-time，high sensitivity bacterial detection and identification[J]. Plos One，2014，9(4)：e94254.

[14] Hunter D M，Lim D V. Rapid detection and identification of bacterial pathogens by using an ATP bioluminescence immunoassay[J]. Journal of Food Protection，2010，73(4)：739-746.

[15] Selan L，Berlutti F，Passariello C，et al. Reliability of a bioluminescence ATP assay for detection of bacteria[J]. Journal of Clinical Microbiology，1992，30(7)：1739-1742.

[16] Omidbakhsh N，Ahmadpour F，Kenny N. How reliable are ATP bioluminescence meters in assessing decontamination of environmental surfaces in healthcare settings?[J]. Plos One，2014，9(6)：e99951.

[17] Fraser C M，Eisen J A，Salzberg S L. Microbial genome sequencing[J]. Nature，2000，406(6797)：799-803.

[18] Loman N J，Constantinidou C，Chan J Z M，et al. High-throughput bacterial genome sequencing：An embarrassment of choice，a world of opportunity[J]. Nature Reviews Microbiology，2012，10(9)：599-606.

[19] Didelot X，Bowden R，Wilson D J，et al. Transforming clinical microbiology with bacterial genome sequencing[J]. Nature Reviews Genetics，2012，13(9)：601-612.

[20] Janda J M，Abbott S L. 16S rRNA gene sequencing for bacterial identification in the diagnostic laboratory：Pluses，perils，and pitfalls[J]. Journal of Clinical Microbiology，2007，45(9)：2761-2764.

[21] Yazdankhah S P，Sørum H，Larsen H J S，et al. Rapid method for detection of gram-positive and negative bacteria in milk from cows with moderate or severe clinical mastitis[J]. Journal of Clinical Microbiology，2001，39(9)：3228-3233.

[22] Helm D，Naumann D. Identification of some bacterial cell components by FT-IR spectroscopy[J]. FEMS Microbiology Letters，1995，126(1)：75-79.

[23] Oberreuter H，Seiler H，Scherer S. Identification of coryneform bacteria and related taxa by Fourier-transform infrared (FT-IR) spectroscopy[J]. International Journal of systematic and Evolutionary Microbiology，2002，52(1)：91-100.

[24] Stewart G N. The changes produced by the growth of bacteria in the molecular concentration and electrical conductivity of culture media [J]. The Journal of Experiment Medicine，1899，4：235-243.

[25] Felice C J，Madrid R E，Olivera J M，et al. Impedance microbiology：Quantification of bacterial content in milk by means of capacitance growth curves[J]. Journal of Microbiological Methods，1999，35(1)：37-42.

[26] Mannoor M S，Zhang S，Link A J，et al. Electrical detection of pathogenic bacteria via immobilized antimicrobial peptides[J]. Proceedings of the National Academy of Sciences of the United States of America，2010，107(45)：19207-19212.

[27] Okhravi N，Adamson P，Matheson M M，et al. PCR-RFLP-mediated detection and speciation of bacterial species causing endophthalmitis[J]. Investigative Ophthalmology and Visual Science，2000，41(6)：1438-1447.

[28] Wu Z，Lin W，Li B，et al. Terminal restriction fragment length polymorphism analysis of soil bacterial communities under different vegetation types in subtropical area[J]. Plos One，2015，10(6)：e0129397.

[29] Liu W T，Marsh T L，Cheng H，et al. Characterization of microbial diversity by determining terminal restriction fragment length polymorphisms of genes encoding 16S rRNA[J]. Applied and Environmental Microbiology，1997，63(11)：4516-4522.

[30] Park M，Tsai S L，Chen W. Microbial biosensors：Engineered microorganisms as the sensing machinery[J]. Sensors，2013，13(5)：5777-5795.

[31] Ivnitski D，Abdel-Hamid I，Atanasov P，et al. Biosensors for detection of pathogenic bacteria[J]. Biosensors and Bioelectronics，1999，14(7)：599-624.

[32] Sauer S，Kliem M. Mass spectrometry tools for the classification and identification of bacteria[J]. Nature Reviews Microbiology，2010，8(1)：74-82.

[33] Knaan L T，Melnik A V，Dorrestein P C. Mass spectrometry tools and workflows for revealing microbial chemistry[J]. The Analyst，2015，140(15)：4949-4966.

[34] Iwanaga S. Biochemical principle of Limulus test for detecting bacterial endotoxins[J]. Proceedings of the Japan Academy Series B，Physical and Biological Sciences，2007，83(4)：110-119.

[35] Teske A，Sigalevich P，Cohen Y，et al. Molecular identification of bacteria from a coculture by denaturing gradient gel electrophoresis of 16S ribosomal DNA fragments as a tool for isolation in pure cultures[J]. Applied and Environmental Microbiology，1996，62(11)：4210-4215.

[36] Barghouthi S A. A universal method for the identification of bacteria based on general PCR primers[J]. Indian Journal of Microbiology，2011，51(4)：430-444.

[37] Braissant O，Wirz D，Göpfert B，et al. Use of isothermal microcalorimetry to monitor microbial activities[J]. FEMS Microbiology Letters，2010，303(1)：1-8.

[38] Mariana F，Buchholz F，Harms H，et al. Isothermal titration calorimetry：A new method for the quantification of microbial degradation of trace pollutants[J]. Journal of Microbiological Methods，2010，82(1)：42-48.

[39] Song C，Zhang S，Huang H. Choosing a suitable method for the identification of replication origins in microbial genomes[J]. Frontiers in Microbiology，2015，6：1049.

第 3 章　病原微生物核酸快速检测技术

3.1　引　　言

病原微生物是医学诊断及食品卫生检测过程中最为重要的检测指标之一，其检测是一个世界性的难题。实现病原微生物快速、灵敏和特异的检测，是控制病原微生物感染食品的重要手段。随着现代科学技术的快速发展，分子生物学基因诊断技术在医学、遗传学等各个领域广泛应用，使人们对病原微生物的认识从外部结构特征转向内部基因结构。与之相应的，病原微生物的检测也从传统的常规生化免疫方法转向基因水平的检测。

3.2　病原微生物核酸快速检测技术常见类型

3.2.1　核酸分子杂交法

核酸分子杂交法是基于核酸碱基互补配对原理，用人工方法对两条不同来源的单链核酸进行复性，以重新构建一条新的杂合双链核酸的技术，其可用于 DNA-DNA、DNA-RNA 及 RNA-RNA 分子间的杂交。核酸分子杂交法检测微生物是用带有标记的 DNA 或 RNA 片段（标记方式有同位素标记或其他非同位素标记）来检测样本中某一特定种类微生物核苷酸的方法。核酸分子杂交形式有许多种，其中最为常用的是 Southern 杂交[1,2]、Northern 杂交[3,4]、（荧光）原位杂交及斑点杂交等。杂交所用的分子探针包括人工合成的寡核苷酸探针、DNA 探针及 RNA 探针等。核酸分子杂交法诊断病原微生物首先需制备具标记信号的假定病原微生物核酸片段的互补探针，而后将其与待检测病原微生物核酸片段杂交，通过观察是否产生特异的杂交信号进行病原微生物种类鉴定。核酸分子杂交法具有特异性好、敏感性高、诊断速度快、操作较为简便等特点。

3.2.2　16S rRNA 与*gyrB* 作为标记物快速检测病原微生物

1987 年 Woese 等对各类生物的 rRNA 序列进行分析，并首次提出以 16S 或 18S rRNA 序列作为生物系统及分类的分子标记。自此，细菌（包括病原微生物）

的 rRNA 数据库急剧增加，已成为科学家开展细菌多样性、进化和系统发育研究的重要依据[5]。16S rRNA 存在于所有原核生物细胞中且其具有拷贝数高（每个细胞几千个拷贝）、数量稳定的特点。此外，16S rRNA 序列包含可变区及高度保守区，因此能够用于设计种群、属、种特异性的微生物探针。当前各种常见细菌的 16S rRNA 几乎全部完成测序（图 3-1），16S rRNA 序列的上述特点使其成为较理想的细菌基因分类的靶序列，也使 16S rRNA 检测技术逐渐成为细菌鉴定、分类的最基本和最常用的技术[6]。目前，16S rRNA 检测技术已在医学、食品安全等领域得到广泛应用。基本步骤首先是扩增现有病原微生物标准菌株的 16S rRNA，其次是制作 16S rRNA 扩增产物的变性梯度凝胶电泳（Denaturing Gradient Gel Electrophoresis，DGGE）标准分子标记，然后对疑似病原微生物的 16S rRNA 进行扩增，最后进行 DGGE 分析。

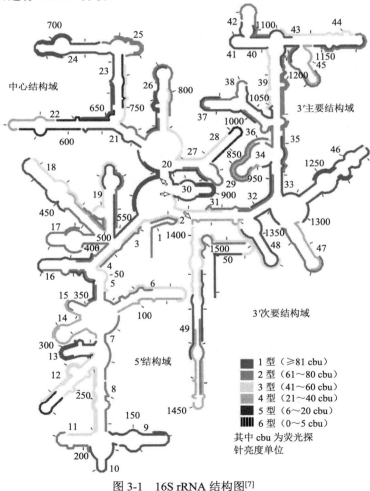

图 3-1　16S rRNA 结构图[7]

以 16S rRNA 作为标记物快速检测微生物存在一些问题。例如，rRNA 存在二级结构，不同微生物 rRNA 基因拷贝数具有差异，rRNA 多拷贝的微生物中不同拷贝具有异质性，等等。与之相比，促旋酶（Gyrase）B 亚单位基因 *gyrB* 不但具有 16S rRNA 所具有的所有优点，而且该基因在近乎全部细菌中呈单拷贝形式[8]。*gyrB* 分析技术特别适用于菌株的区别和鉴定，有研究表明，基于 *gyrB* 序列构建的细菌进化图谱与基于 DNA 分子杂交构建的图谱结果一致[9]。Bonasera 等利用 *gyrB* 基因设计基因芯片检测分枝杆菌属，结果表明基因芯片对分枝杆菌的鉴别可达到种水平，并且能区别牛分枝杆菌和结核分枝杆菌两种密切相关的菌种，这一技术突破对临床治疗具有极其重要的参考价值[10]。与之相比，采用 16S rRNA 序列数据构建的 DNA 探针阵列却不能区别牛分枝杆菌和结核分枝杆菌两种密切相关的菌种。

3.2.3　PCR技术快速检测病原微生物

PCR 技术又称体外扩增技术，由 Mullis 于 1983 年首次提出[11]。虽然该技术比较先进，但存在一些问题，如易形成引物二聚体、假阳性等。为弥补传统 PCR 技术的不足，在其基础上又形成了许多衍生技术如反转录 PCR 技术、多重 PCR 技术、巢式 PCR 技术、PCR 单链构象多态性、RFLP 标记、RAPD 技术、荧光定量 PCR 技术等[12]。PCR 技术可以实现对痕量的 DNA 片段进行扩增，通过检测扩增产物片段的序列和含量，实现对病原微生物的种类和含量的快速检测。体外扩增的循环数与起始目标片段的含量呈正相关，经过体外扩增循环后，可将单一分子片段扩增到原来含量的 10^7 倍[13]。整个反应过程都是在仪器内完成。理论上，即使目标样本中只有一个或一段目标病原微生物的特异核苷酸序列，通过体外扩增的方法也完全能够在短时间内进行检测。各种衍生技术，如荧光定量 PCR 技术（图 3-2）既可以用于临床感染性疾病的诊断，也可用于监测其疗效。DNA 测序分析可用于病原微生物的鉴定和亚型的区分，以及同种病原微生物不同菌株的区分。

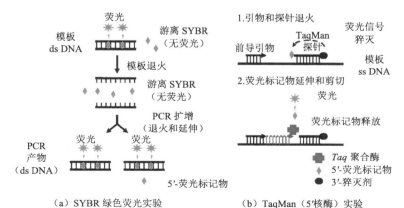

（a）SYBR 绿色荧光实验　　　　　（b）TaqMan（5'核酶）实验

图 3-2　荧光定量 PCR 技术[SYBR 绿色荧光实验和 TaqMan（5'核酶）实验][14]

荧光定量 PCR 技术于 1996 年由美国 Applied Biosystems 公司提出[15]，不仅实现了从定性到定量的飞跃，而且采用完全闭管检测，不需后续处理，避免了交叉污染。定量仪采用激光器光源进行实时监测，保证高能、稳定、无干扰的荧光激发，由一系列透镜、滤镜和一个双色镜组成的光学系统将激发的荧光聚焦到光谱仪上，光谱仪以间隔的方式将荧光按照波长的不同分开，进入相机，序列检测应用软件从相机中收集这些荧光信号，对数据进行分析。从检测开始到定量结束，整个过程耗时短、操作方便。这种方法采用一个双标记荧光探针来检测产物的积累，可非常精确、重复地定量基因拷贝数。荧光定量 PCR 技术从传统 PCR 技术演变发展而来，原理基本是一致的，只是通过荧光进行了定量。荧光定量 PCR 技术通过采用荧光染料和特异性基因探针，保证了扩增的灵敏性，并且利用荧光信号的强弱与扩增产物含量成正比的原理，实现了对所扩增片段的定量[16]。该技术在基因表达研究、基因突变检测、病原微生物鉴定、物种转基因检测等领域均有重要的应用价值。荧光定量 PCR 技术包括荧光探针法和荧光染料法两种最为主要的类型，两种方法都能对目标基因片段进行精确的定量和普通的定性检测[17]。经过多年的发展，荧光定量 PCR 技术已实现了细菌、病毒、衣原体、支原体、蛋白质及细胞特异性基因的检测与分析[18]。截至目前，荧光定量 PCR 技术在国外已经广泛应用于食源性病原微生物检测及其他一些领域。该技术在定量检测方面也发挥了巨大的作用，因为有些病原微生物只有在一定浓度的情况下才能发病，所以在定性检测的基础上，将检测结果定量有很大的实际应用价值。

3.2.4　环介导等温扩增技术快速检测病原微生物

环介导等温扩增（Loop-Mediated Isothermal Amplification，LAMP）技术（图 3-3），是由 Notomi 等在 2000 年发明的一种新型的高灵敏度、快速核酸扩增技术，其特点是针对靶基因的 6 个区域设计 4 种特异引物，在链置换 DNA 聚合酶的作用下，$60 \sim 65 ℃$ 恒温扩增 $15 \sim 60$ min 即可实现 $10^9 \sim 10^{10}$ 倍的核酸扩增，具有操作简单、特异性强、产物易检测等特点[19,20]。该技术受到了世界卫生组织、各国学者和相关政府部门的关注，已成功应用于 SARS、禽流感、AIDS 等疾病的检测。在 2009 年甲型 H1N1 流感事件中，日本荣研化学株式会社接受世界卫生组织的邀请完成了 H1N1 环介导等温扩增技术检测试剂盒的研制，早期快速诊断对防止该疾病的快速蔓延起到有效的控制作用[19]。该技术除了高特异性、高灵敏度外，还具有很多优点，如操作十分简单，对仪器设备要求低，一台水浴锅或恒温箱就能满足反应要求。该技术结果检测也很简单，不需要像 PCR 技术那样进行凝胶电泳，检测的结果通过肉眼观察白色浑浊或绿色荧光的生成即可进行判断，简便快捷，适合基层快速诊断。该技术需要一定的特异性酶和引物作为反应基础[21]。

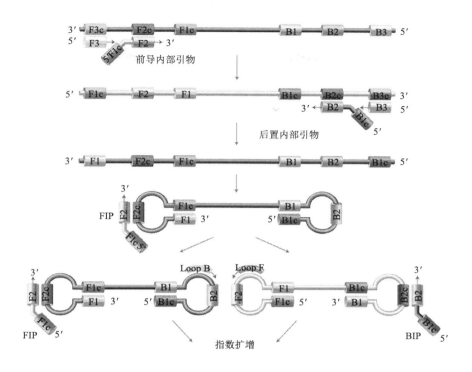

图 3-3　LAMP 原理图[19]

3.2.5　基因芯片技术快速检测病原微生物

　　基因芯片技术是将生物大分子，如寡核苷酸、cDNA、基因组 DNA、肽、抗原及抗体等固定在诸如硅片、玻璃片、塑料片、凝胶和尼龙膜等固相介质上形成生物分子点阵，当待测样品中的生物分子与基因芯片的探针分子杂交或相互作用后，利用激光扫描共聚焦显微镜（Laser Scanning Confocal Microscope，LSCM）对杂交信号进行检测和分析。根据基因芯片上探针的分子种类将之分为 DNA 芯片（基因芯片）和蛋白质芯片（图 3-4）。病原微生物检测基因芯片是指用来检测样品中是否含有病原微生物的核酸片段的芯片[22]。基于高通量、微型化和平行分析的特点，病原微生物检测基因芯片在微生物病原体检测、种类鉴定、功能基因检测、基因分型、突变检测、基因组检测等研究领域中发挥着越来越重要的作用[23]。

　　许多细菌、病毒等病原微生物的基因组测序已经完成，将许多代表各种病原微生物的特殊基因片段制成一张芯片，经反转录就可检测样本中有无病原微生物基因的表达及其表达水平，由此判断病人感染病原、感染进程及宿主反应等，大大提高了检测效率。基因芯片诊断病原微生物的原理是基于细菌的 16S rRNA 基因的高度保守性，由于 RNA 易于降解，所以多用于检测 16S rRNA 所对应染色体上的 16S rDNA 序列。对 16S rDNA 而言，如果出现 3 个碱基对以上的差异就可以断定细菌不属于同一属，可用于细菌的分类和鉴别。对病毒和耐药性病原微生物的检测是通过将待测的特定基因（病毒特异性基因和耐药基因）经体外转录、PCR、逆转录、末端标记等处理成标记有荧光分子的核酸分子，然后与芯片上的探针进行杂交，用计算机对杂交信号进行处理，依信号和强度即可得出核酸含量[24]。

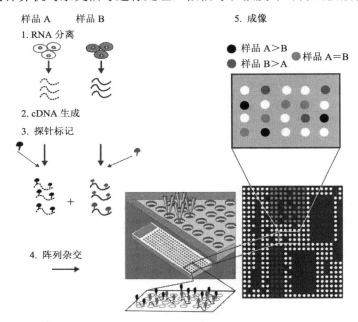

图 3-4　基于基因芯片快速诊断病原微生物流程图[25]

3.3　临床样本中核酸的制备

　　病原微生物核酸快速检测技术所用核酸主要是指 DNA（包括基因组 DNA、质粒、线粒体 DNA 等）和 RNA（包括 mRNA、16S rRNA 等）。获得检验所需核酸样品的过程包括样品采集和核酸提取。临床样品的采集具体见第 2 章，在此不作赘述。

　　研究核酸的首要任务就是从组织、细胞、食物等复杂环境中分离和纯化核酸。理论上所有微生物，包括真核细胞、细菌及没有细胞结构的病毒等均可提取核酸，但受样本特性、试验目的等影响，制备核酸所需样品材料有所差别。

　　核酸（主要是 DNA 和 RNA）提取是临床 PCR 检验最为关键的部分，亦是实际操作的主要部分。它的成败关系临床 PCR 检验结果正确与否，而且这是 PCR 检验中最易出问题的环节。核酸提取分为 5 个步骤：核酸释放，核酸分离和纯化，核酸浓缩、沉淀与洗涤，核酸鉴定及核酸储存。核酸提取的基本原则如下：

（1）保证核酸一级结构的完整性。

（2）其他生物大分子如蛋白质、多糖和脂类分子的污染应降低到最低程度。

（3）核酸样品中不应存在对酶有抑制作用的有机溶剂或过高浓度的金属离子。

（4）去除其他核酸分子，例如，提取 DNA 时，其中的 RNA 要尽量去除；提取 RNA 时，要尽量除去 DNA。

3.3.1　核酸释放

破碎细胞使核酸释放，常用方法包括机械法、物理法和化学法（表 3-1），下面对细胞破碎常用方法进行简单描述。

表 3-1　核酸提取过程中常用的细胞破碎方法

细胞破碎方法		相应组织
机械法	匀浆法	少量动物脏器组织
	组织捣碎器法	动物韧性组织、酵母、细菌
	研磨法	动物组织、细菌、酵母等
物理法	超声波法	细胞、细菌和酵母混悬液
	反复冻融法	组织、细胞
	冷热交替法	细菌、病毒
	低渗裂解法	红细胞
化学法	有机溶剂法	细菌、酵母、血液
	去垢剂法	组织、培养细胞、血液
	酶解法	细菌、酵母、血液

1. 机械法

（1）匀浆法：此方法细胞破碎程度较高，适用于少量动物脏器组织。所用匀浆器主要为玻璃材质，也可以是硬质塑料、不锈钢、人造荧光树脂等。组织匀浆时，首先将剪碎的组织样品置于管中，再套入研杆上下来回研磨，将细胞研碎。所用匀浆器的研钵磨球和玻璃管内壁间隙保持几百微米的距离。

（2）组织捣碎器法：这是一种剧烈的破碎细胞方法，在捣碎器转速为 8000～10000 r/min 的条件下处理细胞 30～45 s，可将动物韧性组织完全破碎，如用其破碎酵母和细菌时，则需加入石英砂。工作环境应维持低温条件，以防止实验过程中温度升高使核酸降解。

（3）研磨法：将适量剪碎的动物组织如肝脏、肌肉等，用研磨棒研碎，如有条件可在研钵中加入一定量石英砂（直径 45～50 μm）以提高研磨效果。若进行

RNA 提取，需加入液氮冷冻后进行研磨。

2. 物理法

（1）超声波法：是一种主要利用超声波的震动破碎细胞壁和细胞器的方法，适用于细胞、细菌和酵母混悬液的处理。在超声处理时，时间宜长一些，有些细胞或细菌破碎需要 5～10 min 甚至更长时间，可在混悬液中加入适量石英砂。此外，超声处理时易产生过多热量，常采用间歇超声处理和冰水混合物进行降温处理。

（2）反复冻融法：将组织或细胞在低温（液氮或-70℃）下冷冻一段时间后，取出至室温或 40℃条件下迅速融化。如此反复可在细胞内形成冰粒并提高剩余胞液盐浓度，以使细胞溶胀、破碎。

（3）冷热交替法：主要用于提取细菌或病毒材料的核酸。具体是将材料直接投入沸水中，维持 85～90 min，而后至水浴锅中急速冷却。

（4）低渗裂解法：主要用于提取红细胞内核酸，通过向收集的红细胞中加入低渗液，使红细胞破碎释放核酸。

3. 化学法

（1）有机溶剂法及去垢剂法：用脂溶性溶剂（三氯甲烷、丙酮、甲苯）或去垢剂（十二烷基硫酸钠）处理细胞，把细胞壁和细胞膜的结构部分溶解，使细胞释放核酸。

（2）酶解法：生物酶（溶菌酶）有降解细菌细胞壁的功能，其先使细菌细胞壁破坏消解，进而使细胞内外出现渗透差，导致细胞膜破裂。

3.3.2　核酸分离和纯化

核酸分离和纯化是将含有核酸分子复杂复合物中的核酸和其他物质分离。在这一过程中需要注意的是防止核酸的降解和变性，尽量保持其在生物体内的天然状态，因此，该过程必须在温和的条件下进行。

1. 酚抽提法

（1）DNA 提取：真核生物中 DNA 与碱性蛋白结合成核蛋白（DNP）形式。DNP 溶于水和浓盐溶液（1 mol/L NaCl），但不溶于生理盐水（0.14 mol/L NaCl）。利用这一特性，待细胞破碎后，用浓盐溶液溶解 DNP，后用水稀释至 0.14 mol/L 盐溶液，可使 DNA 沉淀。苯酚是很强的蛋白变性剂，用水饱和的苯酚与 DNP 样品一起振荡，DNA 溶于上层水相，蛋白质则在中间界面及酚相，如此反复几次，可获得纯的 DNA。

（2）RNA 提取：RNA 不如 DNA 稳定，并且 RNA 酶无处不在，因而 RNA 分离比较困难。提取 RNA 通常需要对所有玻璃器皿进行高温焙烤，塑料应进行高温消毒，不能高温消毒的需用 0.1% 的焦碳酸二乙酯（Diethyl Pyrocarbonate，DEPC）水浸泡处理；破碎组织时应加入 RNA 酶抑制剂。提取 RNA 通常用酸性胍盐/苯酚/三氯甲烷抽提。

2. 超离心法

溶液中的核酸可在引力场中下沉，在超速离心机产生的极大离心力中，不同分子量的核酸分子沉降速度不同。利用沉降和平衡原理，采用不同密度梯度的介质可以将不同分子量的核酸分子分离。常用的有氯化铯密度梯度离心法和蔗糖密度梯度离心法，其中氯化铯密度梯度离心法被认为是纯化大量质粒 DNA 的首选方法。

3. 凝胶电泳法

核酸为两性分子，通常带负电荷，核酸的分子量和构象影响其电泳速度，因此可进行分离。当前常用的凝胶电泳介质有琼脂糖和聚丙烯酰胺。

3.3.3　核酸浓缩、沉淀与洗涤

核酸提取试剂的逐步加入及去除污染物的过程中，核酸分子会不可避免地丢失，导致样品中核酸浓度下降。在某些条件下需对其进行进一步的浓缩，其中沉淀是核酸浓缩最常用的方法。该方法主要是通过加入一定浓度的盐类（如乙酸钠、氯化钠）屏蔽磷酸基团，再用乙醇、异丙醇等有机溶剂沉淀核酸。核酸沉淀中往往含有少量共沉淀的盐，因此在某些情况下（如酶切等要求核酸质量较高），需要用 70%～75% 的乙醇进行洗涤将其去除。

3.3.4　核酸鉴定

1. 浓度鉴定

（1）紫外分光光度法：核酸分子中的碱基具有一定的紫外线吸收特性，其最大吸收波长为 260 nm，溶液中核酸浓度与溶液在 260 nm 紫外线下的光吸收值（修正参数为 $A_{260}\sim A_{310}$）成正比。

测定 DNA 在 260 nm 紫外线下的光吸收值，其浓度计算公式为

$$DNA\ 浓度（\mu g/ml）= A_{260} \times 稀释倍数 \times 50$$

当 A_{260} 值等于 1 时，相当于 50 μg/ml 双链 DNA，40 μg/ml 单链 DNA 或 RNA，20 μg/ml 单链寡核苷酸。紫外分光光度法只能用于测定浓度大于 0.25 μg/ml 的核酸溶液。

测定 RNA 在 260 nm 紫外线下的光吸收值，其浓度计算公式为

$$RNA\ 浓度（\mu g/ml）= A_{260} \times 稀释倍数 \times 40$$

（2）荧光光度法：荧光染料溴化乙锭可嵌入到碱基平面发出荧光，并且荧光强度与核酸含量成正比。此方法适用于低浓度核酸溶液定量分析（1～5 ng/ml）。

2．纯度测定

核酸纯度测定的方法主要为紫外分光光度法，具体如下。

DNA 纯度测定：测定 DNA 在 260 nm 和 280 nm 紫外线外的溶液光吸收值。纯的 DNA，其 A_{260} 与 A_{280} 的比值一般为 1.80（1.60～1.80），低于此值表明制备物中含有蛋白质成分，高于此值则表明有 RNA 残留。

RNA 纯度测定：纯的 RNA，其 A_{260} 与 A_{280} 的比值一般为 2.0（1.8～2.0），低于此值表明制备物中含有蛋白质成分，高于 2.2 则表明 RNA 可能已经降解为单核苷酸。

3．完整性鉴定

采用凝胶电泳法鉴定核酸完整性，以溴化乙锭为示踪染料的核酸凝胶电泳结果可用于核酸完整性检测（图 3-5）。如基因组 DNA，在电场中泳动慢，如果发生降解，电泳图谱出现拖尾现象。总 RNA 电泳，观测各条带的含量，提示是否存在 RNA 降解，28S rRNA 和 18S rRNA 的比例大约为 2：1，并且 5S RNA 很少，说明 RNA 降解少，若 5S rRNA 较多，则说明降解较为严重。此外，若凝胶槽中存在条带，可能是存在 DNA 污染。图 3-5 为 Trizol 试剂提取的卵形鲳鲹头肾组织总 RNA 凝胶电泳图，其 28S rRNA 和 18S rRNA 浓度比例基本满足 2：1，表明 RNA 降解较少。

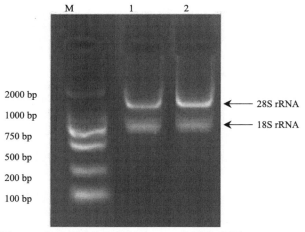

图 3-5　卵形鲳鲹头肾组织总 RNA 凝胶电泳图

3.3.5　核酸储存

DNA：①短期储存，4℃或-20℃存放于 TE 缓冲液[①]中。注意 TE 缓冲液的 pH

[①] TE 缓冲液由三羟甲基氨基甲烷溶液和乙二胺四乙酸溶液配制而成。

与 DNA 储存有关，pH 为 8.0 时，可减少 DNA 脱氨反应，当 pH 低于 7.0 时 DNA 容易变性。②长期储存，-70℃放置于 TE 缓冲液中可保存数年，同时在 DNA 中加一滴三氯甲烷能够有效防止细菌和核酸污染。

　　RNA：①溶于 0.3 mol/L 的乙酸钠溶液或双蒸水中，放置于-70℃保存；②溶于 70%乙醇溶液或去离子水的甲酰胺溶液中，-20℃保存。此外，DEPC 可以抑制 RNA 酶对 RNA 的降解。

3.4　病原微生物核酸快速检测技术的限制因素

　　随着社会的不断进步与发展，医学（传染病、临床感染性疾病、常用药物的抗药性）、餐饮（食源性疾病）、遗传学等领域中的各类问题层出不穷，这对各种病原微生物的检测技术提出了更精确的要求。分子生物学技术中生物芯片、核酸探针等方法由于特异性强、灵敏度高、操作简单快速等优点逐渐被人们接受，各医疗、疾病控制、食品检验等基层实验室已逐步将病原微生物检测方法由过去的形态学检验向分子水平过渡。同时，我们也应该清楚地认识到，包括分子生物学在内的各种检验方法易出现假阳性和假阴性现象，检测过程中需要特殊仪器，并且对操作人员的素质要求很高。在传统食品检测与监督过程中，由于现场不适合携带大型仪器，所以检测具有一定的局限性。如荧光定量 PCR 技术需要昂贵的荧光定量 PCR 仪器，并且仪器比较笨重，不容易移动，这就限制了其在现场的应用；基因芯片技术尚不成熟，还存在着诸如技术成本高、芯片制备较为复杂、样品准备与标记比较烦琐、信号检测的灵敏度有待提高等许多问题，限制着该技术的推广应用。

　　与 PCR 技术及其衍生微生物检测技术相比，LAMP 技术具有方便、快捷、简单、成本低的特点，完全适用于传染病及食品的现场检测，但易污染、假阳性、无法定量是 LAMP 技术的三大缺点，也是制约其大规模推广的主要因素。LAMP 技术易污染的原因来自扩增产物形成的气溶胶，LAMP 技术可以在短时间内将目标片段扩增 10^{10} 倍，是 PCR 技术的 100～1000 倍，但高效扩增的同时带来了气溶胶的污染，这是 LAMP 技术推广遇到的最大的问题。气溶胶的污染带来假阳性，而且是非常严重的假阳性，这是每一个 LAMP 技术研究者遇到的一个非常棘手的问题。

　　LAMP 技术其他的限制还包括以下几点。

　　（1）LAMP 的靶序列很短，一般在 150～300 bp，这是由于 LAMP 的扩增为链置换合成，不能进行长链 DNA 的扩增。

　　（2）对 LAMP 产物的回收测序还很困难，不能像普通 PCR 产物一样直接测序，目前世界上只有少数公司可以对 LAMP 产物进行测序。

（3）LAMP 的产物不能用来克隆，因为 LAMP 的产物是极其复杂的不规则的扩增混合物。

3.5　结　　语

长期以来，科研人员一直在致力于探求建立更快速、更灵敏的检测手段与方法来实现对超低浓度微生物的痕量检测。自 1971 年 PCR 技术问世以来，核酸检测技术已成为快速鉴定病原微生物的有效方法之一。然而不可否认，设备价格高昂、操作烦琐、易出现假阳性、不能现场检测等缺点是限制该技术进一步发展的重要因素。因此，开发一种低成本检测技术已成为全世界关注的重要课题。

参 考 文 献

[1] Miller M A, Byrne B A, Jang S S, et al. Enteric bacterial pathogen detection in southern sea otters (*Enhydra lutris nereis*) is associated with coastal urbanization and freshwater run off[J]. Veterinary Research, 2010, 41(1): 1-13.

[2] Adzitey F, Huda N, Ali G R R. Molecular techniques for detecting and typing of bacteria, advantages and application to foodborne pathogens isolated from ducks[J]. 3 Biotech, 2013, 3(2): 97-107.

[3] Beckmann B M, Grünweller A, Weber M H W, et al. Northern blot detection of endogenous small RNAs (−14 nt) in bacterial total RNA extracts[J]. Nucleic Acids Research, 2010, 38(14): e147.

[4] Sharkey F H, Banat I M, Marchant R. Detection and quantification of gene expression in environmental bacteriology[J]. Applied and Environmental Microbiology, 2004, 70(7): 3795-3806.

[5] Woese C R. Bacterial evolution[J]. Microbiological Reviews, 1987, 51(2): 221-271.

[6] Vossbrinck C R, Maddox J V, Friedman S, et al. Ribosomal RNA sequence suggests microsporidia are extremely ancient eukaryotes[J]. Nature, 1987, 326(6111): 411-414.

[7] Yilmaz L Ş, Ökten H E, Noguera D R. Making all parts of the 16S rRNA of *Escherichia coli* accessible *in situ* to single DNA oligonucleotides[J]. Applied and Environmental Microbiology, 2006, 72(1): 733-744.

[8] Huang C H, Chang M T, Huang L, et al. The gyrase B gene as a molecular marker to resolve interspecific relationships within the *Acetobacter pasteurianus* group and a novel target for species-specific PCR[J]. European Food Research and Technology, 2014, 238(1): 27-33.

[9] Watanabe K, Nelson J, Harayama S, et al. ICB database: The *gyrB* database for identification and classification of bacteria[J]. Nucleic Acids Research, 2001, 29(1): 344-345.

[10] Bonasera J M, Asselin J A E, Beer S V. Identification of bacteria pathogenic to or associated with onion (*Allium cepa*) based on sequence differences in a portion of the conserved gyrase B gene[J]. Journal of Microbiological Methods, 2014, 103: 138-143.

[11] Mullis K B，Erlich H A，Arnheim N，et al. Process for amplifying，detecting，and/or-cloning nucleic acid sequences：US 4683195[P]. 1987-07-28.

[12] Jensen M A，Webster J A，Straus N. Rapid identification of bacteria on the basis of polymerase chain reaction-amplified ribosomal DNA spacer polymorphisms[J]. Applied and Environmental Microbiology，1993，59(4)：945-952.

[13] Järvinen A K，Laakso S，Piiparinen P，et al. Rapid identification of bacterial pathogens using a PCR and microarray-based assay[J]. BMC Microbiology，2009，9：161-177.

[14] Ponchel F，Toomes C，Bransfield K，et al. Real-time PCR based on SYBR-Green I fluorescence：An alternative to the TaqMan assay for a relative quantification of gene rearrangements，gene amplifications and micro gene deletions[J]. BMC Biotechnology，2003，3：18-31.

[15] Peirson S N，Butler J N. Quantitative polymerase chain reaction[J]. Methods in Molecular Biology，2007，362：349-362.

[16] Kiss M M，Ortoleva-Donnelly L，Beer N R，et al. High-throughput quantitative polymerase chain reaction in picoliter droplets[J]. Analytical Chemistry，2008，80(23)：8975-8981.

[17] Griffiths K R，Burke D G，Emslie K R. Quantitative polymerase chain reaction：A framework for improving the quality of results and estimating uncertainty of measurement[J]. Analytical Methods，2011，3(10)：2201-2211.

[18] Sninsky J J，Kwok S. The application of quantitative polymerase chain reaction to therapeutic monitoring[J]. AIDS，1993，7(Suppl 2)：29-34.

[19] Notomi T，Okayama H，Masubuchi H，et al. Loop-mediated isothermal amplification of DNA[J]. Nucleic Acids Research，2000，28(12)：E63.

[20] Notomi T，Mori Y，Tomita N，et al. Loop-mediated isothermal amplification (LAMP)：Principle，features，and future prospects[J]. Journal of Microbiology，2015，53(1)：1-5.

[21] Tomita N，Mori Y，Kanda H，et al. Loop-mediated isothermal amplification (LAMP) of gene sequences and simple visual detection of products[J]. Nature Protocols，2008，3(5)：877-882.

[22] Ting C，Jun A，Shun Z. Detection of the common resistance genes in Gram-negative bacteria using gene chip technology[J]. Indian Journal of Medical Microbiology，2013，31(2)：142-147.

[23] Ballarini A，Segata N，Huttenhower C，et al. Simultaneous quantification of multiple bacteria by the BactoChip microarray designed to target species-specific marker genes[J]. Plos One，2013，8(2)：e55764.

[24] 王磊，曹勃阳，陈敏，等. 检测化妆品中常见致病菌的基因芯片和试剂盒：CN103937897[P]. 2014-07-23.

[25] Gaboriau-Routhiau V，Rakotobe S，Lécuyer E，et al. The key role of segmented filamentous bacteria in the coordinated maturation of gut helper T cell responses[J]. Immunity，2009，31(4)：677-689.

第4章 商业化微生物检测和诊断产品

4.1 引　言

微生物与我们人类的生产生活紧密联系：一方面它们积极参与生命系统活动，调整并促进生态系统动态平衡，保持环境的生命力和生产力；另一方面某些微生物严重威胁着人类的生产生活，迫使人类必须对其保持警惕。如果采取有效的预防措施，那么由微生物引起的损失能够减少 1/3。因此，开展微生物检测和鉴定方法的研究对国民经济建设有重大意义。目前，我国在微生物快速诊断的商业仪器研究方面与国外先进水平还存在差距，特别是微生物快速高灵敏度检测还相对薄弱，难以适应环境保护、食品安全和医疗卫生等领域日益增长的需求。微生物检测仪器的商业化和实验室中微生物检测方法之间存在技术转化壁垒。

4.2　微生物样本制备设备

4.2.1　Smart Dilutor W 智能型电子稀释仪

Smart Dilutor W 智能型电子稀释仪为重量稀释和液体分配提供了先进的自动化方案，适合使用 400 ml 和 80 ml 均质袋稀释样本。该仪器处理大于 5 g 的样本的误差<1%，可使用商业化的袋装培养基和符合 ISO 4796—1997 规定的瓶装常规培养基。该仪器标配单泵和双泵，亦可以选配四泵底座装置，仪器总泵数最多可增加到六泵，以提高仪器性能。该仪器具有 5 个水平的不稳定耐受性，相比于均质器，Smart Dilutor W 智能型电子稀释仪可在产生振动的层流柜或不稳定的工作台面进行工作；此外，将 Smart Dilutor W 智能型电子稀释仪连接打印机或 LIMS 系统，这样可以保存稀释记录；连接的条形码阅读器可识别操作人员、样本和稀释液；均质袋可整齐有序地存放于均质袋支架中，等待使用 Masticator 均质器进行均质处理；可使用特殊的平台和多级稀释臂进行分液操作。

4.2.2　Masticator 均质器

微生物分析所用到的样品通常是液态的，也可能是固态或半固态的。如果是固态样品则需将它们制备成液态样品，以便进一步分析。均质过程是将微生物原有样品与某些溶剂搅拌混匀，得到这种微生物均匀的液态样品的过程。

Masticator 均质器操作方法：将待均质的微生物样品和溶剂放入均质袋中，并将之封闭；均质器锤子不停地在均质袋上作用，产生的力将袋中的微生物样品混匀。该设备可以和电子稀释仪联合使用，即对稀释后的微生物样品进行混匀，适用于饮料食品加工厂和第三方检测系统。

4.2.3　Eddy Jet 2 全自动微生物平皿螺旋加样系统

Eddy Jet 2 全自动微生物平皿螺旋加样系统不同于传统的倾注式接种方法和平板涂布方法，该系统以螺旋线进行浓度递减式微生物加样，可在培养皿上进行微生物浓度为 100～1000 倍的菌落接种，减少微生物样本检测时的系列梯度稀释和培养皿的使用，即减少实验时间、节省实验成本、提高工作效率。Eddy Jet 2 全自动微生物平皿螺旋加样系统采用一次性高精度的微量加样设备和装置，可避免微生物样本间的相互感染和交叉污染，避免杀菌剂带来的假阴性数据，保证实验结果的可重复性。

4.3　微生物自动检测设备

4.3.1　Tempo 全自动食品微生物定量检测仪

Tempo 全自动食品微生物定量检测仪的检测原理是待测样品经适当稀释之后，其中的微生物充分分散成单个细胞，取一定量的稀释样液涂布到平板上，经过培养，由每个单细胞生长繁殖而形成肉眼可见的菌落，即一个单菌落应代表原样品中的一个单细胞。统计菌落数，根据其稀释倍数和取样接种量即可换算出样品中的含菌数，具体流程见图 4-1。该仪器有以下优点：

（1）操作简单，培训时间短；

（2）全自动的分析步骤，使其标准化；

（3）通过条形码鉴别追踪，确保样本分析全过程得到全面的跟踪；

（4）节省时间，比传统方法节约 24 h 或 48 h，加速样本的筛选和定位；

（5）节省成本，涵盖了多个稀释度，仅需一张卡片就能代替传统的多个平板稀释。

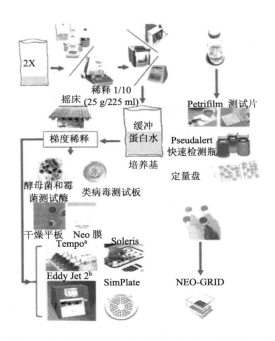

图 4-1　微生物样本采集、制备和检测鉴定流程图
a. Tempo 全自动食品微生物定量检测仪；b. Eddy Jet 2 全自动微生物平皿螺旋加样系统

4.3.2　BacTrac 系列全自动微生物定量检测仪

BacTrac 系列全自动微生物定量检测仪（BacTrac 4300 和 BioTrac 4200）是基于电化学原理设计生产的，可以自动快速地完成常规微生物和病原微生物的分析。该检测仪采用测量培养基电导和电极电导相互结合的形式，通过测量相对电导率变化，提高检测仪灵敏度，这种测量法适用于一些高盐分的选择性微生物增菌培养基。对于难以测量电导率变化的病原微生物如酵母和霉菌，该设备采用间接测量电导率的方法，通过强碱吸收微生物新陈代谢产生的 CO_2 后电导率的显著变化反映细菌的增殖生长情况，检测灵敏度和检测限均显著提高，检测限为 1 CFU/ml。

4.3.3　Soleris 实时光电微生物快速检测系统

Soleris 实时光电微生物快速检测系统是基于传统的选择性培养基理论和 pH 染色技术，结合光电计数和计算机辅助方法进行病原微生物诊断的系统。微生物样品放入选择性培养基检测瓶中后，微生物的新陈代谢作用产生的有机酸或酶使培养基的颜色发生变化，不断地用光敏二极管对传感器响应层的颜色进行分析扫描，可以实时监测病原微生物的生长状况。该设备能够快速准确地对乳品、果汁等各类食品及水质进行病原微生物的检测和监控。只要将待测样品放入一次性检测瓶后即可自动得出总菌数及大肠菌群、肠杆菌、酵母菌的浓度数据。

4.3.4　MD 手持式大肠类细菌快速检测系统

MD 手持式大肠类细菌快速检测系统将微生物选择性培养基和荧光定量仪相结合，大肠类细菌中的半乳糖苷酶水解产生荧光，特异性荧光底物和培养基组成成分确保了监测指标的选择性，可以检测大肠杆菌和铜绿假单胞菌等多个微生物指标。与传统方法相比，该方法缩短了分析检测时间，最短时间为 15 min，最低检测限为 1 CFU/100 ml。该设备主要特点为：实时的培养和读数，可根据微生物增菌量化分析排除假阳性；准确率高于 95%。

4.3.5　BioLumix PN-INS32 型微生物快速检测仪

BioLumix PN-INS32 型微生物快速检测仪的原理是使用新开发的染色技术检测生物体的代谢过程。这一技术将染色、光电光源和传感器相结合，用检测器同步检测颜色和荧光的变化。该设备优点为：①提高检测响应速度，无须等待结果，增强检测能力；②节省时间，简化实验室操作程序，操作可由非微生物专业技术人员进行；③自动测量数据存档、产生报告、产品放行。

4.3.6　HMBX 食品细菌快速检测仪

HMBX 食品细菌快速检测仪替代了传统的微生物培养的方法，能够准确、快速地检测细菌和真菌的数目，它在美国农业部、海关等部门得到广泛应用。该设备主要是通过测量病原微生物新陈代谢产生的一些带生物标记的酶水平，进而测量细菌的数目。具体来讲，某些微生物在新陈代谢时会产生一种过氧化物酶，过氧化物酶的产生与微生物生物活性的高低成比例。通过 HMBX 食品细菌快速检测仪来检测反应物与酶反应释放的氧气，并将其转换成生物活性数量。

4.3.7　VIDAS 致病菌快速检测系统

VIDAS 致病菌快速检测系统是一种全自动免疫荧光酶标仪，主要利用酶联免疫的原理对微生物进行检测，包被针上有微生物抗体包被，所测得的荧光与标本中微生物抗原的含量成正比。VIDAS 致病菌快速检测系统对环境和食品样本中的微生物检测的种类包括：沙门氏菌、弯曲菌、免疫浓缩沙门氏菌、单核细胞性李斯特菌、葡萄球菌、李斯特菌、大肠杆菌 O157：H7 及免疫浓缩大肠杆菌 O157：H7。

4.3.8　免疫磁分离快速检测系统Pathatrix

英国 Matrix 公司生产的免疫磁分离（IMS）快速检测系统 Pathatrix，具有高灵敏度、高特异性、高稳定性、无污染、无毒性、检测迅速等特点。该系统在磁珠表面进行基团修饰并键合连接臂，将抗体连接后制成带磁性的免疫抗体，可以选择性吸附样品中的目标微生物，实现对样品中的微生物进行快速免疫浓缩纯化。分离出来的微生物加入酶联二抗，经洗涤后加入底物，经初步筛选后，阳性样品显蓝色，阴性样品无色。该系统检测大肠杆菌 O157：H7 只需 5～8 h，检测李斯特菌只需 16 h 左右。免疫磁分离快速检测系统 Pathatrix 特别适用于需要快速检测致病菌的情况，如出入境检验检疫机构、疾病预防控制中心、药品监督检验机构及卫生系统等部门所需的微生物快速检测和诊断。

4.3.9　BeadRetriever 全自动微生物磁珠分选系统

BeadRetriever 全自动微生物磁珠分选系统是 Invitrogen 公司专门为微生物检测和诊断开发的全自动筛选系统，该系统中预存了多种微生物分选程序，处理好的微生物样本可以用于下游一系列的检测。整个检测过程基于 Dynabeads 免疫磁珠分选技术，结合 BeadRetriever 全自动微生物磁珠分选系统，能快速纯化和浓缩各种微生物样本。该系统可以完成对食物和环境中最常见的致病菌的富集和分离，提高致病菌的检出率，已经被用于食品、水、药品和其他环境样本中的微生物分析。该系统提供了微生物样本的提取分析分离技术，获得中华人民共和国国家卫生健康委员会、国际标准化组织、美国分析化学家协会（AOAC）、FDA、日本厚生劳动省等组织机构的认可。

4.3.10　BAX System Q7 全自动病原微生物检测系统

BAX System Q7 全自动病原微生物检测系统是全球唯一的全自动、使用药片化试剂检测病原微生物的商用 PCR 系统。该系统以病原微生物独特的基因序列为靶标，利用实时聚合酶链反应（Real-time PCR）和多重聚合酶链反应（Multiplex PCR）结合的原理，对病原微生物的多重靶标实现高灵敏性和高特异性的扩增及检测，并针对各种食品、药品和环境样本的特点进行反应体系的优化以消除抑制作用提高检测性能，从而对样品中目标微生物做出定性和定量的检测。

BAX System Q7 全自动病原微生物检测系统的优势：致病菌检测试剂盒种类齐全，可完全满足用户日常对致病菌的检测要求，是目前市场上获得国际和国内认证最齐全的产品。详细的试剂盒种类如下：沙门氏菌、李斯特菌、单核细胞性李斯特菌、空肠/大肠弯曲菌、大肠杆菌 O157：H7、阪崎肠杆菌、弧菌（霍乱、创伤、副溶）等。

4.3.11　RVLM 微生物快速检测仪

RVLM 微生物快速检测仪是由德国 RBG 公司研发的微生物快速检测仪器，其主要特点是利用培养皿法、酶法（β-葡萄糖苷酶分析）、免疫法（抗原搜寻）和基因法（基因搜寻）等检测原理对微生物进行全方位监测。该仪器既吸收了每种方法的优点，又弥补了单一方法的不足，主要应用于食源性致病菌和细菌总数等的定量测定，可为食品、水质等的卫生控制及灾难、临场、大型会议等微生物安全快速检测应急控制提供支持。

RVLM 微生物快速检测仪具有如下特点：①检测速度比传统方法提升 20 倍；②精确度极高，检测精度可达 1 个菌落；③操作简单，不需要进行前后处理，整个过程可三步完成；④全自动分析，检测结束自动停止，可实现与不同的计算机运行环境和数据库兼容。

4.3.12　Genie系列环介导等温扩增荧光检测系统

OptiGene 公司研发生产的 Genie 系列环介导等温扩增荧光检测系统和配套试剂，使核酸检测更准确、快速，并可通过便携式设备完成。

Genie Ⅱ采用恒温核酸扩增方法——环介导等温扩增技术，针对靶基因的 6 个区域设计 4 种特异引物，利用一种链置换 DNA 聚合酶在等温条件（63℃左右）下保温 30～60 min，即可完成核酸扩增反应。与常规 PCR 相比，LAMP 技术不需要模板的热变性、温度循环、电泳及紫外观察等过程。LAMP 技术具有简单、快速、特异性强的特点。

Genie Ⅱ可在分子水平上检测细菌、病毒等微生物。该仪器具有功能强大、操作灵活的检测系统，可使 DNA、RNA 的等温扩增实验在紧凑、便携模式下完成。高效的检测试剂结合 Genie Ⅱ，提高了检测速度，简化了实验操作，为核酸检测提供了完整的解决方案。

Genie Ⅱ特点如下：①快速扩增，可在 15 min 内通过等温扩增法检测出目标 DNA、RNA 分子；②实时等温扩增检测技术，以 LAMP 技术荧光检测为基础，采用全封闭式反应体系，无须进行任何扩增后处理，避免了产物交叉感染的可能；③Isothermal Mastermix 等温扩增试剂使荧光检测可在 Genie Ⅱ上完成，扩增结束后，可用溶解曲线验证特异性，并不依赖于电泳法或浊度法判定。

4.3.13　Scan4000 全自动高清彩色菌落计数器

Scan4000 全自动高清彩色菌落计数器，适用于所有规格的培养皿和培养基。它的间接灯光保证了用户的舒适度、检测的高精确度及微生物极好的可再生性，是现代微生物检测实验室先进和高效的菌落计数器。Scan4000 全自动高清彩色菌落计数器广泛应用于食品和饮料的品质和卫生检验、水质分析、乳及乳制品的检测、医院临床检验，以及化妆品检验和药品的品质和质量检测等，可用于对微生物的菌落计数和计算，能够完成所有类型的菌落读数，自动读取通过平板、螺旋、涂布、倾倒等方式形成的菌落总数，平板类还包括 PetriFilm 微生物检测片、Sanita-kun 型检测培养基膜、Ridacount 快速检测片、Filter Membranes 过滤膜测试片、Compact Dry 测试片等。

4.3.14　Flash&Go 自动菌落成像分析系统

Flash&Go 自动菌落成像分析系统可减少微生物实验室操作人员高强度且费时的菌落计数和抗生素抑菌圈测量工作量。另外，因为该系统的图像分析软件可在瞬间完成整个 Petri 培养皿的读取，所以极大地提高了实验室的工作效率和结果的可重复性。在工业、临床、环境及科研领域，凡是任何涉及菌落计数或抑菌圈测量的微生物实验均可通过该系统完成。

Flash&Go 自动菌落成像分析系统工作原理如下：当培养皿放入菌落计数仪后，LED 光源系统立刻照亮培养皿，然后通过高分辨率的摄像头采集图像，图像分析软件根据颜色检测菌落或抑菌圈，并记录计数和测量结果。该系统除了菌落计数，也可用于噬菌斑测定和 AMES 试验的计数，还可进行抗生素效价测定和抗生素敏感性试验中抑菌圈的测量。

4.4　环境控制与检测

4.4.1　ATP 荧光检测仪

1. SystemSURE Ⅱ ATP 荧光仪

SystemSURE Ⅱ ATP 荧光仪采用液态稳定荧光素酶试剂 Snapshot，避免了冻干试剂重复性欠佳的缺点，Snapshot 可冷藏保存 12 个月，并且能在 25℃时存放 6～8 周而不丧失活性。Snapshot 的可靠性和一致性优于其他同类产品 3 倍。SystemSURE Ⅱ ATP 荧光仪能在 15 s 内测定样品中是否存在酵母菌、霉菌或其他细菌，灵敏度可达 1 CFU/200 ml。该仪器主要应用于食品、饮用水中微生物的快速检测，餐具洁净度快速检测，食品加工器具、工作台面、餐饮器具等消毒结果快速检测，以及医疗环境工作平台的即时评估。

2. AccuPoit ATP 卫生监控系统

AccuPoint ATP 卫生监控系统是基于 ATP 的测定来检测微生物的系统。ATP 是存在于所有活细胞中的物质，当 ATP 接触荧光素酶，就会发生反应从而产生光。该系统可检测这种光的强度，产品表面微生物越多，存在的 ATP 就越多，产生的光就越强。AccuPoint ATP 卫生监控系统适用于食品加工企业、制药企业、餐馆、超市等。

该系统的特点如下：①操作简单，检测 1 min 即可获得检测结果；②轻巧的设计使其便于携带和使用；③提供 Windows 软件系统使其结果便于输出；④使用成本较低。

3. HY-Lite 卫生（ATP）监测系统

HY-Lite 卫生（ATP）监测系统通过检测存在于所有活细胞和绝大多数生物原料中的 ATP 来判别卫生状况。从测试区域采集的样品与酶试剂在特殊研制的 HY-Lite 样品笔中混合，当 ATP 与酶反应并发光后，可在 HY-Lite 2 荧光检测仪中测定发光强度。ATP 越多，光强度越高，仪器读数越大。测定结果能够清晰地表明存在于设备缝隙、表面和洗涤废水中微生物的数量。

4.4.2　空气微生物监测系统

空气微生物监测系统包括 MAS-100 NT 和 MAS-100 Eco。

MAS-100 NT 设计简单且结果精准，是洁净室和无菌环境中检测空气微生物的最佳选择，广泛应用于药厂、药品检验所和卫生防疫站等企业或部门。MAS-100 NT 的设计是基于安德森撞击原理，撞击速度 20 m/s，相当于安德森撞击等级 6 级。仪器内的抽吸装置将空气通过多孔盖（采样头）吸入，撞击到 90 mm 培养皿或 60 mm 接触碟上，空气中的微生物即被"捕获"到琼脂培养基上。取出培养皿在适宜条件下培养后，进行菌落计数。

MAS-100 Eco 遵照 ISO 14698-1/2 标准，标准速度为 100 L/ min。MAS-100 系列是目前市场上现有的最精确的采样仪器，MAS-100 系列（MAS-100 Eco 除外）拥有空气流量传感器。整个采样过程中，空气流量传感器通过监测即时空气流量值的变化将信号传送至电机，通过调节电机转速来控制吸入空气的体积，以保证稳定的采样速度。采样空气的体积会受各种因素的影响，比如，培养皿中浇入的培养基体积，环境中压强、温度等因素引起的空气密度的变化，不同规格的采样头，等等。

4.5　微生物鉴定系统

4.5.1　Biolog微生物鉴定系统

Biolog 微生物鉴定系统可鉴定包括细菌、酵母和丝状真菌在内的约 2000 种微生物，便于各领域的实验室对微生物的鉴定；该系统的智能软件和独特的设计理念又使其适用于生态研究领域。

Biolog 公司提出的碳源利用方法，利用微生物对不同碳源代谢率的差异，针对每一类微生物筛选 95 种不同碳源，配合四唑类显色物质（如 TTC、TV），固定于 96 孔板上（A1 孔为阴性对照），接种菌悬液后培养一定时间，通过检测微生物细胞利用不同碳源进行新陈代谢过程中产生的氧化还原酶与显色物质发生反应导致的颜色变化（吸光度），以及由于微生物生长造成的浑浊程度差异（浊度），与标准菌株数据库进行比对，即可得出最终鉴定结果。

主要特点：鉴定板由读数仪自动读取吸光值，软件将该吸光值与数据库比对，可在瞬时给出鉴定结果。试验结果可由系统进行自动分析、记录和打印。Biolog 微生物鉴定数据库容量是目前世界上最大的，可鉴定包括细菌、酵母和丝状真菌在内的约 2000 种微生物，几乎涵盖了所有的人类、动物、植物病原微生物及食品和环境中的微生物。

4.5.2　VITEK全自动微生物鉴定/药敏分析系统

VITEK 全自动微生物鉴定/药敏分析系统采用动力学方法，每 15 min 判读卡片一次，确保最佳报告结果时间。此外，其优化和扩大了微生物数据库，使微生物鉴定范围更广，质量更高，更能符合检测的要求。截至目前，VITEK 全自动微生物鉴定/药敏分析系统可鉴定超过 98%的临床常见菌株。其检测报告获得 FDA、AOAC 等组织机构认可，适用于出入境检验检疫、疾病控制和防疫、食品安全、制药、质量监督、兽医、渔业水产养殖等行业实验室。

4.5.3　ARIS 2X全自动荧光法微生物鉴定药敏分析系统

ARIS 2X 全自动荧光法微生物鉴定药敏分析系统为全自动孵育和读数系统，减少了实验室操作人员的工作量，提高了实验室常规试验的效率。ARIS 2X 被安装在 AutoReader 上，用其内部的条形码阅读器识别各类板条类型，分配合适的孵育时间，当孵育完成后，自动传送板条至 AutoReader 并读取荧光值。

该系统特点如下：①每台 ARIS 仪器可容纳 64 块板条，192 个测试菌株（包括全值药敏板、阈值药敏板和鉴定板）；②被加热的转盘分别孵育所有的板条，确保最佳生长环境，避免重复试验；③清晰明了的板条条形码自动提供清单，允许用户在任意时间、任意位置装载或卸载测试板；④系统自动查找板条位置、自动孵育、自动读板、自动传送数据并自动分析报告结果。

4.5.4 MIT 1000 致病菌快速鉴定系统

MIT 1000 致病菌快速鉴定系统采用创新性专利激光光谱技术，给微生物鉴定领域带来了一次革命性的突破。其最大优势就是鉴定成本只需要 1 元左右，从纯种开始，鉴定时间只需要 10 min，目前可鉴定的致病菌为 23 种，数据库正在逐步升级中。其中李斯特菌鉴定已经通过 AOAC 认证。此产品适合疾病预防控制中心、医院、商检机构、质监机构及食品、药品、化妆品企业。MIT 1000 致病菌快速鉴定系统的价格比市场上的主流鉴定系统要低，其后续的试验成本几乎为零。

4.5.5 RiboPrinter 全自动微生物基因指纹鉴定系统

RiboPrinter 全自动微生物基因指纹鉴定系统，是迄今为止全球唯一的自动化 DNA 指纹鉴定仪器，用于鉴定和鉴别微生物并给出分子信息。它具有微生物鉴定中前所未有的准确性、运行速度、分辨力和可重复性，给微生物的鉴定带来了极大的信心。

RiboPrinter 全自动微生物基因指纹鉴定系统为致病菌、有害生物体、质控菌株、有益生物体等细菌建立了一个全自动的基因指纹图库，这一精确到菌株水平的鉴定具有追溯细菌污染源、对所有微生物环境进行控制，以及流行病学调查等强大功能，为政府检测机构、食品药品企业、医院和高校科研机构提供了真正有竞争优势的技术手段。

RiboPrinter 全自动微生物基因指纹鉴定系统的基础是核糖体分型技术，使用限制性内切酶（如 *Eco*R I、*Pvu* II、*Pst* I）消化目标菌的 DNA 产生基因片段，该基因片段经过电泳分离后转移到硝酸纤维素膜上，与杜邦（DuPont）公司专门设计的 DNA 探针杂交（该探针包含编码高度保守 16S rRNA 和 23S rRNA 的 DNA 片段及间隔序列）杂交后化学反应产生的光信号由相机捕获传至工作站处理，产生"条形码"状的条带图像（RiboPrinter 模式）即 rRNA 基因指纹图，并与数据库比对从而达到细菌鉴定、分型的目的。

4.5.6 BD Phoenix 全自动细菌鉴定及药敏系统

BD Phoenix 全自动细菌鉴定及药敏系统采用灵敏的 BD 专利荧光增强法与传

统酶、底物生化呈色反应结合的方法，主要适用于临床微生物实验室进行临床微生物的菌型鉴定及药物敏感实验，应用这套全自动设备，菌型鉴定的试验平均在 3～4 h 内可完成，90%的药物敏感试验在 4～6 h 内完成。先进的检测原理与高级的数据分析软件的共同作用，使其实现了高准确度与高重复性的完美结合。BD Phoenix 全自动细菌鉴定及药敏系统具有低维护、大容量、性能可靠、连续自动孵育和判读的特点。它可同时进行 100 株菌株的菌型鉴定和药物敏感实验的检测，经 BDXPert 微生物专家系统自动分析后，可随时报告检测的结果，检测报告可由与仪器连接的打印机打印出来，并可将数据资料直接传输给微生物实验室中心数据库。

　　BD Phoenix 全自动细菌鉴定及药敏系统特点如下：①系统连续检测，20 min 可得出结果，细菌鉴定最快 3～4 h，药敏试验 4～6 h。含 51 种鉴定基质，可信度＞90%时，仪器才会报出鉴定结果。②加样方法简单，只需倾倒样品并盖上盖子就能完成整个加样操作。使用简单的图形界面来提示操作程序，内置条形码扫描器，每块鉴定药敏板均有其自身的条码，无须手写标记。③完备的细菌菌种库，可鉴定由环境、原料及产品分离培养出的微生物，主要鉴定菌种包括：140 种以上的革兰氏阳性菌（如芽孢杆菌、葡萄球菌、李斯特菌、肠球菌等）；160 种以上的革兰氏阴性菌（如大肠杆菌、非发酵杆菌、沙门氏菌、弧菌等）；27 种以上的链球菌。④鉴定及药敏板设计灵活，检测板既有鉴定板、药敏试验板，也有鉴定及药敏复合板。每块检测板单独密封包装，防止交叉污染，检测板无须另加试剂。检测板室温保存，无须冷藏。

4.5.7　SHERLOCK 全自动微生物鉴定系统

　　SHERLOCK 全自动微生物鉴定系统是美国 MIDI 公司依据自 20 世纪 60 年代以来对微生物细胞脂肪酸的研究经验，开发的一套根据微生物中特定短链脂肪酸（C9～C20）的种类和含量进行鉴定和分析的软件，可以操控 Agilent 公司的 6850 和 6890 型气相色谱，通过对气相色谱获得的短链脂肪酸的种类和含量的图谱进行比对，从而快速准确地对微生物种类进行鉴定。

4.5.8　BBL Crystal AutoReader 自动细菌鉴定系统

　　BBL Crystal AutoReader 自动细菌鉴定系统是 BD 公司专门为中小型微生物实验室及科研机构设计的经济型鉴定系统。该系统将传统的酶、底物生化反应与先进的荧光增强技术结合，使检测速度明显提高，可在 4 h 内完成大多数致病菌的鉴定实验，具备快速、准确、灵敏的优点。该系统特点如下：①采用 BD 专利保护的一步法加样方式，一次倾倒即可完成加样；②无须添加任何附加试剂，无须添加石蜡油；③加样结束，具有锁死功能，将板条封闭，避免污染实验或感染操作人员。

4.6　显色培养基

显色培养基是一类利用微生物自身代谢产生的酶与相应显色底物反应显色的原理来检测微生物的新型培养基。这些相应的显色底物由产色基因和微生物部分可代谢物质组成，在特异性酶作用下，游离出的产色基因显示一定颜色，直接观察菌落颜色即可对菌种作出鉴定。它是一种新型分离培养基，利用显色培养基进行微生物的筛选分离，其反应的灵敏度和特异性大大优于传统培养基。

4.6.1　大肠杆菌系列培养基

1．大肠杆菌显色培养基

用于食品、水、牛奶、冰激凌和肉制品中大肠杆菌的快速检测。大肠杆菌显蓝绿色，大肠菌群无色，其他种类细菌显黄色或无色，革兰氏阳性菌被抑制。

2．大肠菌群显色培养基

用于食品、水、牛奶、冰激凌和肉制品中大肠菌群的快速检测。大肠菌群显蓝绿色，其他种类细菌显黄色或无色，革兰氏阳性菌被抑制。

3．大肠杆菌及大肠菌群显色培养基

用于食品、水、牛奶、冰激凌和肉制品中大肠杆菌和大肠菌群的快速检测。大肠杆菌显蓝色至紫色，大肠菌群显红色。

4．TBX 培养基

用于食品、水、牛奶、冰激凌和肉制品中大肠杆菌的快速检测。大肠杆菌显蓝绿色，大肠菌群无色，其他种类细菌显黄色或无色，革兰氏阳性菌被抑制。

5．大肠杆菌 O157：H7 显色培养基

用于食品、病人粪便样品中大肠杆菌 O157：H7 的快速检测。大肠杆菌 O157：H7 显紫色，大肠杆菌和大肠菌群显暗蓝色；其他种类细菌显黄色或无色。该培养基的特异性高，可以克服 SMAC 培养基引起的假阳性和假阴性结果，是一种较理想的快速检测培养基。

4.6.2　其他显色培养基

1. 细菌总数显色培养基

用于快速检测食品、水质和环境中的细菌总数，细菌显红色。

2. 李斯特菌显色培养基

可快速检测食品和药品中单核细胞性李斯特菌。蛋白胨提供氮源和氨基酸，氯化钠维持渗透压，琼脂是凝固剂，氯化锂抑制革兰氏阴性菌生长，抑菌剂抑制除李斯特菌外的其他革兰氏阳性菌生长。阴性结果可在 3 d 内完成检测。单核细胞性李斯特菌显蓝色，菌落周围有一不透明环。

3. 沙门氏菌显色培养基

用于食品、水、牛奶、冰激凌和肉制品中沙门氏菌的快速检测。除伤寒沙门氏菌（在培养基上无色）不能直接鉴定外，其他沙门氏菌显亮红色，大肠杆菌和大肠菌群显蓝色，柠檬酸杆菌显紫色，其他种类细菌显黄色或无色。在食品污染中，主要的沙门氏菌为非伤寒沙门氏菌外的其他沙门氏菌，该培养基的特异性非常高，可达 98%，是一种较理想的快速检测培养基。

4. 副溶血性弧菌显色培养基

用于食品、海产品、病人粪便样品和水产品中副溶血性弧菌的快速检测。副溶血性弧菌显蓝绿色至蓝色，其他弧菌无色，其他种类细菌显黄色或无色且细菌菌落很小。该培养基的特异性高，可以克服 TCBS 培养基引起的假阴性结果，是一种较理想的快速检测培养基。

5. 金黄色葡萄球菌显色培养基

用于食品、水、牛奶、冰激凌和肉制品中金黄色葡萄球菌的快速检测。金黄色葡萄球菌菌落显绿色且其周围培养基变为黄色。

6. 阪崎肠杆菌显色培养基（DFI 琼脂）

用于婴儿配方奶粉和其他食品中阪崎肠杆菌的快速检测。阪崎肠杆菌菌落显蓝绿色，其他种类细菌显黄色或无色。

4.7　微生物快速诊断测试工具

4.7.1　DuPont Lateral Flow System 致病菌胶体金试纸条产品

DuPont Lateral Flow System 采用免疫学分析方法，利用李斯特菌的特异性抗体与固定在试剂条表面的胶体金的结合来检测李斯特菌。检测时样品通过毛细作用沿测试条向上运动，如果样品中存在李斯特菌测试条就会形成红色条带。该测试只需单步培养，在 40 h 内就可得到结果。

该产品优点：操作简单、快捷；10 min 判读结果；适用于大量样品检测；独特培养基配方，使受损的细菌快速恢复活性，提高检出率；无须设备投资，价格低廉。

4.7.2　美国SDI公司致病菌检测试纸条

美国 SDI 公司是一家生产微生物致病菌检测条并可对霉菌毒素、转基因、农药残留及水环境进行检测的企业，产品符合 AOAC 标准、国家标准等。该公司研发的致病菌检测试纸条适合检测食品及环境等样品，并被 AOAC、FDA、美国农业部、美国疾病预防控制中心等组织机构广泛使用。

4.7.3　API 快速手工微生物鉴定试剂套装

API 快速手工微生物鉴定试剂套装将传统的微生物鉴定技术进行标准化和微型化。常规微生物鉴定技术实施程序复杂，并且解读困难，API 快速手工微生物鉴定试剂套装使细菌鉴定变得简单、快速和可靠，它将一个生化实验测试条和一个数据库相结合。通过美国、日本、澳大利亚、欧盟等参考中心协作，API 快速手工微生物鉴定试剂套装得到了迅速的扩展。API 概念的革新包括了对计算方法的改进，如众所周知的"数字组合鉴定"，这种方法依序引导了软件程序的设计，使鉴定更容易、更准确（表 4-1）。

表 4-1　API 快速手工微生物鉴定试剂套装

序号	产品描述	鉴定说明	包装	配套试剂
10100	API 10 S	最常见 G⁻菌	50 条	TDA、JAMES、NIT1、NIT2、OX、石蜡油
10300	API Listeria	李斯特菌	10 条＋10 培养基	麦氏管、悬浮液、一次性吸管
10400	API NH	奈瑟氏菌、嗜血杆菌	10 条＋10 培养基	麦氏管、石蜡油

续表

序号	产品描述	鉴定说明	包装	配套试剂
20050	API 20 NE	非肠道 G⁻菌	25 条＋25 培养基	NIT1、NIT2、OX、JAMES、石蜡油、麦氏管、盐水（3 ml）、一次性吸管
20100	API 20 E	肠杆菌及 G⁻菌	25 条	TDA、VP1、VP2、NIT12、OX、Zn、悬浮液（5 ml）、石蜡油
20210	API 20 C AUX	酵母菌及念珠菌	25 条＋25 培养基	麦氏管、悬浮液（3 ml）、吸管
20300	API 20 A	厌氧菌	25 条＋25 培养基	HER、XYL、BCP、石蜡油、麦氏管
20500	API Staph	葡萄球菌，微球菌	25 条＋25 培养基	VP1、VP2、ZYMA、ZYMB、NIT1、NIT2、石蜡油、麦氏管、一次性吸管
25200	API ZYM	研究酶谱	25 条	悬浮液（3 ml）、麦氏管
20600	API Strep	链球菌及相关菌	25 条＋25 培养基	VP1、VP2、ZYMA、ZYMB、NIN、石蜡油、麦氏管、悬浮液（5 ml）、吸管
20800	API Campy	弯曲菌	12 条＋24 培养基	NIT1、NIT2、FB、NIN、OX、石蜡油、一次性吸管
20900	API Coryne	棒状杆菌属	12 条＋24 培养基	PYZ、NIT1、NIT2、ZYMA、ZYMB、石蜡油、吸管
20701	Rapid 20 E	快速鉴定肠杆菌	25 条	TDA、JAMES、VP1VP2、OX、石蜡油、麦氏管、盐水（3 ml）
50300	API 50 CH	代谢研究用	10 条	—
50400	API 50CHE	配合 50CH 鉴定肠杆菌（液体）	10 瓶	API 50CH、石蜡油、麦氏管、一次性吸管、盐水（3 ml）
50410	API 50CHL	配合 50CH 鉴定乳酸菌（液体）	10 瓶	API 50CH、石蜡油、麦氏管、悬浮液（5 ml）、一次性吸管
50430	API 50CHB	配合 50CH 鉴定芽孢杆菌（液体）	10 瓶	API 50CH、石蜡油、麦氏管、一次性吸管、盐水（3 ml）

4.8　结　　语

在常规微生物定量检测仪器里面，推荐使用 Soleris 实时光电微生物快速检测系统和 BioLumix PN-INS32 型微生物快速检测仪。Soleris 实时光电微生物快速检测系统是基于传统培养基和染色技术形成的，其与 Tempo 和 BacTrac 系列全自动微生物定量检测仪检测原理均有不同。Tempo 是基于酶底物荧光 MPN 计数，BacTrac 是基于阻抗，影响检测结果的因素较多。尽管 Soleris 实时光电微生物快速检测系统也是基于酶底物形成的，但它是对培养液颜色的变化进行实时监测的单管检测。目前，市场上 BioLumix PN-INS32 型微生物快速检测仪与 Soleris 实时光电微生物快速检测系统原理相近，但可同时检测颜色变化和荧光信号。

常规微生物检测仪器里面美国 NHD 公司的 MD 手持式大肠类细菌快速检测系统和 Profile-1 3560 10X 型食品微生物细菌总数 ATP 快速检测仪较有特色，适合现场的快速检测，而且与其他同类仪器相比有突破性的优势。如 Profile-1 3560 10X 型食品微生物细菌总数 ATP 快速检测仪可以只检测细菌而排除其他非细菌的干扰，检测下限可以达到 1 CFU/ml。

　　基于免疫检测的致病微生物检测仪器中推荐使用免疫磁分离快速检测系统 Pathatrix。其具有以下优点：①检测速度快，检测大肠杆菌 O157∶H7、沙门氏菌和结核分枝杆菌只需 5～8 h，李斯特菌只需 16 h 左右，是目前商业化致病菌快速检测产品中最快的工具之一；②灵敏度高——达到或超过 FDA 或 USDA 标准方法，在标准菌试验结果表明，假阳性为 0；③适用范围广——特别适合需要快速检测致病菌的场合，如疾病预防控制中心、出入境检验检疫机构、动物疾病检测机构、药品监督检验机构及卫生系统等部门或机构对细菌的快速检测，又如食品、化妆品及药品企业用于快速检测致病菌。目前 Roche 和杜邦公司 BAX 系统都推荐使用 Pathatrix 做免疫纯化。

　　基于免疫胶体金试纸条的致病微生物检测仪器中推荐使用 TECRA 公司的 Unique Plus 致病菌快速检测系统（TECRA 公司已被 3M 公司收购）。其具有以下优点：①检测步骤简单——只需一步增菌；②检测样品量多——仪器一次可检测 30 个样品，加样后自动完成检测；③灵敏度高——达 1 CFU/25 g 样品；④检测时间相对较短——如沙门氏菌总初筛时间为 22 h；⑤测度方便——可以直接用肉眼判断颜色，也可以通过仪器定量；⑥已成为 AOAC 官方方法（AOAC Official Method，No. 2000.07）。

　　基于 PCR 检测的致病微生物检测仪器中推荐使用 BAX System Q7 全自动病原微生物检测系统，它是全球唯一的全自动、使用药片化试剂检测病原微生物的商用 PCR 系统。其具有以下优点：①致病菌检测试剂盒种类齐全，可完全满足用户日常对致病菌的检测要求，得到了多国权威认证；②仪器系统性能卓越，最多可进行 5 色荧光同时检测，使单孔检测多个目标菌成为可能；③检测速度快，90 min 就可完成检测，同一块板上可同时进行多个项目的检测；④灵敏度高，超灵敏的仪器和试剂相结合，可大大缩短前增菌的时间，最短 8 h 可完成增菌，平均 24 h 就可得到检测结果；⑤可提供除"有"或"无"外的更多致病菌信息，如获得细菌定量的浓度结果。

第5章　生物传感器技术概述

5.1　引　　言

　　生物传感器技术是生物化学材料与光、电、磁等物理换能器相结合的一项交叉技术，是一种先进的微生物检测与监控方法，也是物质分子水平的快速、微量分析技术。自 1962 年 Clark 和 Lyon 提出酶素电极概念后，生物传感器技术已有 50 多年的发展史。生物传感器技术通过结合生命科学、纳米科学、分析化学、物理学、信息科学和其他相关技术，不但能够对分析目标进行快速定量分析和原位跟踪，还能对所监控物质进行单分子测定和空间定位。因此，它将是介于生命科学与信息科学之间的新增长点，其在临床诊断、工业控制、环境监测、食品工程、临床医学、生物技术及生物芯片等研究中有着广泛的应用前景。

5.2　生物传感器技术发展历程

　　随着社会的发展，在环境控制、临床诊断和发酵工业领域中迫切需要建立各种快速分析方法。传统分析方法以化学或生物学分析方法为主，通常包括一系列烦琐的操作过程，而且周期长，不能够适应实际需求。

　　20 世纪 50 年代，Clark 设计了第一个隔离式氧电极，采用聚乙烯薄膜覆盖氧电极表面，隔离了电极和主体溶液。该电极不影响氧分子扩散进入电极反应表面，从而避免了开放式氧电极所面临的外部物质干扰的问题[1]。

　　20 世纪 60 年代，生物传感器技术开始出现，并逐渐取代一些生物学或化学方法对相关物质进行监控和检测，生物传感器技术特点是专一性强、灵敏度高、操作简单。1962 年，Clark 在纽约科学院学术会议上发表了一次关于酶传感器的里程碑式的演讲。酶传感器是用透析膜将葡糖氧化酶包埋在氧电极表面，输出相应的电流信号。在电极表层的薄膜中加入酶，传感器的响应更加灵敏[2]。正是因为 Clark 等开拓性的工作使生物传感器技术得到了蓬勃发展。后来，美国的 Yellow Springs Instrument 公司推出第一个基于酶电极的葡萄糖测定仪，从而使葡萄糖生物传感器首次得到商业化。生物传感器技术在最初的十几年里主要研制酶电极，由于酶的价格昂贵、性能不够稳定，以及提纯困难，其应用受到很大限制。

20 世纪 70 年代，酶、核酸、抗体、细胞及其他生物组分被用作生物传感器的识别元件，这些识别元件结合热力学、电化学和光学构建了新型生物传感器。最初，热力学生物传感器被报道时，由于热力学器件对外界热量的波动缺乏选择性，需要大型设备来克服这一缺点。1972 年，出现了第一台基于测定生物分子质量变化的石英晶体微天平生物传感器[3]，并用于测定牛血清白蛋白抗体。早期的石英晶体微天平生物传感器选择性和敏感性都很差，阻碍了其广泛应用，只有几个研究小组专注这方面的研究[4,5]。商用的光纤传感器在 pH、氧分压和二氧化碳分压测量方面得到了广泛应用，但基于酶的光纤传感器却无人问津，这主要是因为光纤传感器对免疫分析灵敏度不高。尽管这一阶段的生物传感器技术研究取得了重要进步，但是离生物传感器实用化和在人类医疗卫生领域的应用还有很大差距。

早期的生物传感器技术，验证了生物化学物质快速分析及无试剂分析的可能性，但通常是基于电信号的，检测方法比较单一。20 世纪 80 年代，由于生物技术、化学和生物电子学等学科不断的渗透与融合，生物传感器不再局限于热力学、电化学和光学过程，而是根据生物学和化学反应的各种信号来设计各种生物传感器。1983 年，Liedberg 指出在适当条件下薄金属膜的反射光在介质中的变化是极其敏感的。表面等离子体在边界条件下是一种敏感探针，它可用于气体检测及生物分子的响应[6]。表面等离子体激元共振生物传感器是近代物理学与生物学相互结合的产物。它作为定性或定量分析生物大分子间相互作用的有力工具被广大生物学家所接受，并被广泛应用于生物医学、环境科学及食品和药物检测等多个领域。

随着传感器技术的发展，生物传感器可实现活体检测、多指标检测及联机在线监测，检测对象包括各种常见的生物化学物质，在临床、发酵、食品、化工及环境等方面均显示广泛的应用前景。

经过近 30 年的发展，生物传感器的研究者认为需要一种专业出版生物传感器有关研究的国际期刊。1985 年，Elsevier 出版了期刊 *Biosensor*，该刊后来更名为 *Biosensors and Bioelectronics*。这使生物传感器的研究从单一分散的研究走向了一个更加宽广的平台，生物传感器的研究者拥有一个向世界展示自己的舞台。正如 Clark 所说："在生物传感器发展的过程中，我们结束了在黑暗中前行的历史，开始在阳光下工作。"

1987 年，*Biosensor* 主编 Anthony 联合 65 位学者编写了《生物传感器的基础与应用》（*Biosensor: Fundamental and Application*），这本书由牛津大学出版社出版，被誉为生物传感器研究的经典之作[7]。通过几代研究者的努力，生物传感器技术终于结出了丰硕的果实，但这不是终点，而是新起点。

1990 年，新加坡举办了首届世界生物传感器学术会议"The First World Congress on Biosensors"。这次学术会议的召开标志着生物传感器已经成为一个新的科学技术领域。

20 世纪 90 年代，人类基因组计划横跨了 10 年。以破解人类遗传和生老病死之谜、解决人类健康问题为目的的人类基因组计划，对人类自身的生存和发展具有重要意义。同时，90 年代的纳米技术高潮迭起，促进了生物传感器的发展。在纳米粒子方面，物质性质和尺寸密切相关。纳米金和量子点用于生物传感器标记具有三个方面的优势：①随着尺寸的变化，产生不同的颜色标记；②与化学和生物分子标记相比较，性能稳定，受外界因素影响小；③表面可以修饰各种基团，容易对生物分子实施标记。1997 年，利用纳米金颗粒聚合会产生颜色的变化，核苷酸修饰纳米金被用于分析和检测靶基因[8]。1998 年，量子点用于生物标记受体介导的肿瘤细胞内吞作用和蛋白质的生物诊断。在纳米器件方面，纳米尺寸的器件能够灵敏地响应低浓度的生物化学分子[9]。

21 世纪，由于纳米器件集成技术的发展，高通量和单分子检测技术进入黄金时期。生物传感器技术有了长足的进步。其突出特点是：分析通量（测序数据量）大幅增长；原始数据中每个样品的测序成本急剧下降，以前看似成本非常高的研究活动，如个人基因组测序、宏基因组学研究及对大量重要物种测序，在短短几年间，正迅速变得越来越切实可行。当时发展的第三代 DNA 测序技术，正是推动这一进步的关键力量。以将人类基因组测序的成本降到 1000 美元以下为终极目标，美国国立卫生研究院及美国国立人类基因组研究所资助了几个小组以改进第二代 DNA 测序技术或研发其他的测序方法，包括荧光共振能量转换、单分子检测和纳米孔的应用[10,11]。虽然处于领先地位的第三代 DNA 测序技术的测序速度和数据产出量得到了提高，但依然依赖于荧光活动的光学检测。为此，Ion Torrent 公司应用电子敏感场效应晶体管对病毒的基因进行相关测序[12]，以摒弃测序过程中对光学检测的依赖。Oxford Nanopore 公司的纳米孔技术致力于取消光学设施和 DNA 扩增，以检测跨越纳米孔的导电性变化来进行测序。

5.3　生物传感器原理和特点

生物传感器的构成包括两个部分：生物识别元件和换能器。检测过程是被分析的物质进入固定化的生物敏感层，经过分子识别，发生生物化学反应，产生的信号（如光、电和磁等）被相应的换能器转换成可定量或可处理的信号，经过检测放大器放大并输出，便可确定待测物质的浓度（图 5-1）。被分析物质就像"锁"，生物识别元件就像"钥匙"，当"钥匙"插入"锁"，生物识别元件识别了被分析物质，产生的物理或化学信号便让我们推开了一扇"门"。

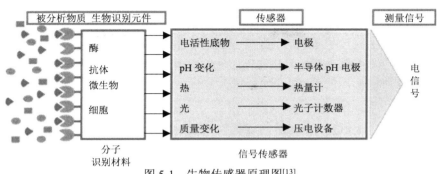

图 5-1　生物传感器原理图[13]

　　生物识别元件，是生物传感器的关键元件，直接决定了生物传感器的功能。生物识别元件包括酶、组织、核酸、细胞及高分子聚合物等种类。其具备的选择性使生物传感器对某种或某类分析物质产生特异性响应，从而避免了其他物质的干扰。换能器的作用是将各种生物、化学和物理信息转化成电信号，根据信号的不同可以将换能器分为以下五类：阻抗转换器、光学转换器、压电装置、磁效应转换器和热传感器。

　　对于生物材料来说，要使它发挥功能和作用，必须要将其固定到换能器及连接换能器相关的设备表面，使换能器读取生物材料与待检测的物质之间发生的生物化学作用，从而快速准确地检测其产生信号的变化。固定生物识别元件具有一系列优点：热稳定性高、可重复使用和无须分离等。通常将固定方法分为六类：夹心法、包埋法、吸附法、共价结合法、交联法和微胶囊法。夹心法是将生物活性材料封闭在双层滤膜之间，商业化的耗氧生物传感器的生物膜就是用这种方法制作而成；包埋法是将生物识别元件包埋并固定在高分子的三维空间网状结构基质中，除了凝胶包埋之外，近来也发展了有机电聚合物及光敏元件固定技术，这种结合可以是氢键、范德瓦耳斯力或离子键单独作用，也可以是多种键共同发挥作用；吸附法是利用固体吸附特性将生物活性材料吸附于生物传感器表面；共价结合法是生物分子通过共价键与不溶载体结合的方法；交联法借助双功能的试剂使蛋白质结合到惰性载体或蛋白质分子彼此交联成网状结构，该方法广泛用于酶膜和免疫分子膜的制备，操作简单，结合牢固；微胶囊法采用脂质体来包埋生物活性材料或生物分子，脂质体是由脂质双分子层组成的内部为水相的闭合囊泡。

　　生物传感器的特点有：

　　（1）采用固定化生物活性分子作催化剂，克服了过去酶法分析试剂费用高和化学分析烦琐复杂的缺点；

　　（2）专一性强，只对特定的底物产生反应，并且不受颜色、浊度的影响；

　　（3）分析速度快，可以在 1 min 之内得到结果；

（4）准确度高，相对误差一般在1%左右；

（5）操作系统比较简单，容易实现自动分析，成本低；

（6）有的生物传感器能够可靠地显示微生物培养系统内的供氧状况和副产物的产生，能得到需要许多复杂的物理化学传感器综合作用才能获得的信息，同时，它们还能够指明增加产物产出率的方向。

5.4　生物传感器基本概念和类型

《生物传感器和生物电子》（*Biosensors and Bioelectronics*）将生物传感器定义为：分析器件结合生物材料（如组织、微生物、有机体、细胞受体、酶、抗体、核酸及自然物质）、生物功能材料（如重组抗体、工程蛋白和适配体）和仿生生物材料（如合成受体、生物拟酶催化剂、组合配体及印迹聚合物），与物理化学传感器或传感器微系统整合来分析相应的生物化学物质，并产生可以检测的光学、电化学、热学、压电效应、磁力性能或微机械引力信号的仪器。《生物传感器的基础与应用》一书将生物传感器简化为：分析器件结合生物或生物来源的元件，与物理化学传感器整合，分析相应的生物物质，通过换能器的作用产生持续的数字电信号的仪器，信号与相应的检测物质的浓度成比例。

生物传感器可以根据生物识别元件、换能器及其功能进行相应的分类。生物识别元件是影响生物传感器信号特异性最重要的因素。按照生物识别元件进行分类可以将生物传感器分为八大类：细胞生物传感器[15-17]、免疫生物传感器[18]、酶生物传感器[19,20]、核酸生物传感器[21]、分子印迹生物传感器[22]、多糖生物传感器[23]、仿生材料生物传感器和噬菌体生物传感器[24]。其中，免疫生物传感器、酶生物传感器、核酸生物传感器及分子印迹生物传感器得到了广泛的研究。

在免疫生物传感器中，抗体是最常用的生物识别元件。基于生物识别元件的选择性和合成方式，抗体分为多克隆抗体、单克隆抗体、重组抗体及抗体片段。抗体分子对抗原物质的结合表现出很高的选择性和特异性。通过化学交联、生物亲和及凝胶包埋，抗体分子能够直接或间接地修饰生物传感器的表面。

酶生物传感器是无标记型生物传感器，是真正的"无试剂分析"。通过催化生物或化学分子，产生电信号。截至目前，商业化最成功的葡萄糖生物传感器（血糖仪）就是酶生物传感器的一种。

在核酸生物传感器中，DNA、RNA和适配体通常作为生物识别元件。核酸的分析通常需要借助外界标记物（如荧光分子）或核酸聚合过程中产生的代谢产物（如焦磷酸和氢离子）。

在分子印迹生物传感器中，通过自组装分子、功能凝胶、有机聚合物或者树枝状分子与模板分子聚合，然后洗脱模板分子，制得具有形貌或者键合特异性的生物传感器平台。分子印迹技术已经广泛应用于色谱分离、固相萃取、药物控制缓释及模拟酶的催化，分子印迹技术的开拓者之一 Mosbach 称其为"塑料抗体"。

按照换能器进行分类可以将生物传感器分为八大类：光学生物传感器[25,26]、声波生物传感器[27]、阻抗生物传感器[13,28]、热生物传感器[29,30]、质子电荷生物传感器[31]、表面应力传感器[32]、振动频率生物传感器[33]和磁性生物传感器[34,35]。换能器是一种可以获取并处理信息的特殊装置，如人体的感觉器官就是一套完美的传感系统，通过眼、耳、皮肤来感知外界的光、声、温度、压力等物理信息，通过鼻、舌感知气味和味道这样的化学刺激。光学生物传感器、阻抗生物传感器和振动频率生物传感器是最常用的分析工具。基于光的反射、吸收、散射、红外、拉曼、化学发光及荧光等性质，光学生物传感器为研究者提供了许多可行的生物分子分析方法。在这些方法中，表面等离子共振技术和荧光光谱技术是最常用的方法。阻抗生物传感器是另外一种低成本、快速和容易微型化的分析生物组分的工具。通过与其他信号增加技术（如银增强技术）结合，阻抗生物传感器能够与光学生物传感器相媲美。振动频率生物传感器中的石英晶体微天平生物传感器也是目前最常用的测量生物组分质量变化的工具。

按照生物传感器功能应用进行分类可将生物传感器分为两大类：临床生物传感器和非临床生物传感器。临床生物传感器包括原位生物传感器（植入式人造器官）和非原位生物传感器（家用血糖仪）；非临床生物传感器包括样品分析生物传感器、反应控制生物传感器和环境检测生物传感器。

在医学领域，临床生物传感器发挥着越来越重要的作用。生物传感器技术不仅为基础医学研究及临床诊断提供了一种快速简便的新型方法，而且在军事医学方面，也具有广阔的应用前景。在临床医学中，酶电极是最早研制且应用最多的一种传感器，目前，已成功地应用于血糖、乳酸、呼吸气体组分、肿瘤因子、尿液组分、转氨酶等物质的检测。在军事医学中，对生物毒素及时快速的检测是防御生物武器的有效措施。生物传感器已应用于监测多种细菌、病毒及其毒素，如炭疽杆菌、鼠疫耶尔森菌、埃博热病毒、肉毒梭菌类毒素等。对于人类的生产生活而言，非临床生物传感器在食品分析、环境污染物监控、农药残留的检测、药物生产与筛选、反应合成的监控及发酵工业等领域中得到了广泛的应用。

5.5　生物传感器的发展前景

生物传感器经历了半个多世纪的发展，近 30 年来生物传感器技术受到人们极大的关注。从医疗健康领域的疾病诊断分析到食品领域的安全监控，从物理器件的微型化到纳米集成技术，从生物学家跟踪活体生物分子的演变到物理学家创造性地把新型物理器件应用到生物传感器领域，生物传感器领域经历了深刻的变革创新。

　　在 SCI 文献索引数据库中，生物传感器相关研究可追溯至 20 世纪 60 年代。本书统计了生物传感器论文发表的总数量，以及阻抗生物传感器、石英晶体微天平生物传感器、表面等离子共振生物传感器、微流控生物传感器和光学生物传感器等相关研究在 2000～2010 年出版的论文数目[图 5-2（a）]，发现生物传感器领域检测微生物方法出版的论文占据了 95%以上，特别是近年生物传感器技术的突飞猛进，使生物传感器领域得到了长足的发展。特别是微流控生物传感器，从零起步，每年论文出版的数量逐渐增加[图 5-2（b）]。近年来研究表明，生物微流控芯片技术与其他检测技术结合，可以获得高通量、超灵敏的分析结果。

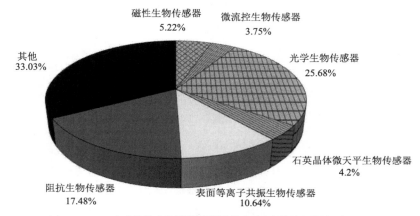

（a）2000～2010年生物传感器领域检测微生物方法出版的论文数量分布

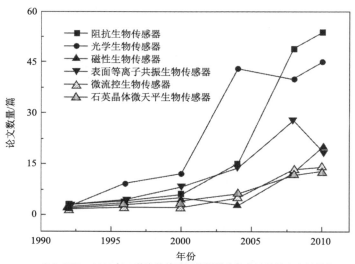

（b）1990～2010 年 6 种生物传感器检测微生物方法的论文出版趋势

图 5-2　生物传感器检测微生物方法出版论文数量分布与出版趋势

　　生物传感器作为一种新的微生物检测技术，是一种典型的多学科交叉产物，结合了生命科学、分析化学、物理学和信息科学及其他相关技术，能够对所需的物质进行快速分析和跟踪。生物传感器的出现，是科学家的兴趣、科学技术发展及社会发展需求多方面因素驱动的结果。生物传感器技术能够快速方便准确地检测相关的微生物，特别是一些对人体及环境有害的微生物。

　　检测微生物的生物传感器主要包括光学生物传感器、阻抗生物传感器、表面等离子共振生物传感器、磁性生物传感器、石英晶体微天平生物传感器和微流控生物传感器。其中最为重要的是光学生物传感器（25.68%）、阻抗生物传感器（17.48%）、表面等离子共振生物传感器（10.64%）、石英晶体微天平生物传感器（4.2%）和微流控生物传感器（3.75%）。这 5 种生物传感器基本上都是无标记的。对微生物的检测来说，原位活体无标记的分析方法是首选，一方面可以在线无损地分析和鉴定微生物，另一方面可以原位研究微生物的基因调控和功能代谢。微流控生物传感器自从 2004 年用于微生物分析和检测以来，在很短的时间内成为原位跟踪、活体分析和微量检测等方面研究的主导势力。生物传感器技术在微生物的检测中得到了广泛应用，为了更好地了解生物传感器技术在微生物检测中的应用前景，本书将对阻抗生物传感器、微流控生物传感器、表面等离子共振生物传感器、石英晶体微天平生物传感器、微悬臂生物传感器在微生物检测中的应用进行简单的概述。

5.6　结　　语

　　尽管生物传感器技术已经有了长足的发展，但我们必须清醒地认识到生物传感器技术并非尽善尽美，还需要持续的发展和创新。生物传感器领域的创新可基于以下几个方面进行。

　　（1）新型电子器件和光电器件（如谐振隧穿器件、量子点器件、单电子晶体管、垂直腔面发射激光器阵列、多量子阱自电光效应器件等）在生物学上的应用。

　　（2）应用多功能器件集成系统对生物化学物质进行分离、筛选及检测分析。

　　（3）多样品的分析系统结合高速多通道数据采集系统对生物化学物质进行多样品分析或者对生物体进行同步多模检测。

　　（4）通过芯片的高通量集成，并结合多通道数据采集系统（二维或三维数据采集系统）对生物体新陈代谢和生长进行成像分析和检测。

　　（5）在线的活体单分子分析，这将对生物传感器领域产生深刻的影响。

　　总之，作为近年发展最为迅速的技术之一，生物传感器技术不仅为科学界带来了新的思想和理念，同时也为人类的健康和生活带来了福利。

参 考 文 献

[1] Clark L C. Monitor and control of blood and tissue oxygen tensions[J]. ASAIO Journal，1956，2：41-48.

[2] Clark L C，Lyons C. Electrode systems for contimuous montinuous monitoring in cardiovascular surgery [J]. Annals of the New York Academy of Sciences，1962，102：29-45.

[3] Lu C S，Lewis O. Investigation of film-thickness determination by oscillating quartz resonators with large mass load[J]. Journal of Applied Physics，1972，43(11)：4385-4390.

[4] Bruckenstein S，Shay M. Experimental aspects of use of the quartz crystal microbalance in solution[J]. Electrochimica Acta，1985，30(10)：1295-1300.

[5] Ward M D，Buttry D A. *In situ* interfacial mass detection with piezoelectric transducers[J]. Science，1990，249(4972)：1000-1007.

[6] Liedberg B，Nylander C，Lunström I. Surface plasmon resonance for gas detection and biosensing[J]. Sensors and Actuators，1983，4：299-304.

[7] Turner A P F，Karube I，Wilson G S. Biosensors：Fundamentals and Applications[M]. Oxford：Oxford University Press，1987.

[8] Elghanian R，Storhoff J J，Mucic R C，et al. Selective colorimetric detection of polynucleotides based on the distance-dependent optical properties of gold nanoparticles[J]. Science，1997，277(5329)：1078-1081.

[9] Chan W C W，Nie S. Quantum dot bioconjugates for ultrasensitive nonisotopic detection[J]. Science，1998，281(5385)：2016-2018.

[10] Deamer D，Akeson M，Branton D. Three decades of nanopore sequencing[J]. Nature Biotechnology，2016，34(5)：518-524.

[11] Jain M，Fiddes I T，Miga K H，et al. Improved data analysis for the MinION nanopore sequencer[J]. Nature Methods，2015，12(4)：351-356.

[12] Rothberg J M，Hinz W，Rearick T M，et al. An integrated semiconductor device enabling non-optical genome sequencing[J]. Nature，2011，475(7356)：348-352.

[13] Grieshaber D，MacKenzie R，Vörös J，et al. Electrochemical biosensors-sensor principles and architectures[J]. Sensors，2008，8(3)：1400-1458.

[14] Mehrotra P. Biosensors and their applications—A review[J]. Journal of Oral Biology and Craniofacial Research，2016，6(2)：153-159.

[15] Bousse L. Whole cell biosensors[J]. Sensors and Actuators B：Chemical，1996，34(1-3)：270-275.

[16] Liu Q，Wu C，Cai H，et al. Cell-based biosensors and their application in biomedicine[J]. Chemical Reviews，2014，114(12)：6423-6461.

[17] Wang Y，Zhang D，Davison P A，et al. Bacterial whole-cell biosensors for the detection of contaminants in water and soils[J]. Methods in Molecular Biology，2014，1096：155-168.

[18] Luppa P B，Sokoll L J，Chan D W. Immunosensors-Principles and applications to clinical chemistry[J]. Clinica Chimica Acta，2001，314(1-2)：1-26.

[19] Rocchitta G，Spanu A，Babudieri S，et al. Enzyme biosensors for biomedical applications：Strategies for safeguarding analytical performances in biological fluids[J]. Sensors，2016，16(6)：780.

[20] DeLoache W C，Russ Z N，Narcross L，et al. An enzyme-coupled biosensor enables-reticuline production in yeast from glucose[J]. Nature Chemical Biology，2015，11(7)：465-471.

[21] Teles F R R，Fonseca L P.Trends in DNA biosensors[J]. Talanta，2008，77(2)：606-623.

[22] Yano K，Karube I. Molecularly imprinted polymers for biosensor applications[J]. TrAC Trends in Analytical Chemistry，1999，18(3)：199-204.

[23] Bertok T，Sediva A，Katrlik J，et al. Label-free detection of glycoproteins by the lectin biosensor down to attomolar level using gold nanoparticles[J]. Talanta，2013，108：11-18.

[24] Tolba M，Minikh O，Brovko L Y，et al. Oriented immobilization of bacteriophages for biosensor applications[J]. Applied and Environmental Microbiology，2010，76(2)：528-535.

[25] Dey D，Goswami T. Optical biosensors：A revolution towards quantum nanoscale electronics device fabrication[J]. Journal of Biomedicine and Biotechnology，2011，2011(5204)：348218.

[26] Yoo S M，Lee S Y. Optical biosensors for the detection of pathogenic microorganisms[J]. Trends in Biotechnology，2016，34(1)：7-25.

[27] Andle J C，Vetelino J F. Acoustic wave biosensors[J]. Sensors and Actuators A：Physical，1994，44(3)：167-176.

[28] Thévenot D R，Toth K，Durst R A，et al. Electrochemical biosensors：Recommended definitions and classification1[J]. Biosensors and Bioelectronics，2001，16(1-2)：121-131.

[29] Ramanathan K，Danielsson B. Principles and applications of thermal biosensors[J]. Biosensors and Bioelectronics，2001，16(6)：417-423.

[30] Lammers F，Scheper T. Thermal Biosensors in Biotechnology[J]. Advances in Biochemical Engineering/biotechnology，1999，64：35-67.

[31] Nikkhoo N，Cumby N，Gulak P G，et al. Rapid bacterial detection via an all-electronic CMOS biosensor[J]. Plos One，2016，11(9)：e0162438.

[32] Sang S，Zhao Y，Zhang W，et al. Surface stress-based biosensors[J]. Biosensors and Bioelectronics，2014，51：124-135.

[33] Wakamatsu S，Watanabe S，Ishii T，et al. Oscillation frequency stability of QCM-biosensor in liquid based on electronic circuit technology for telecommunication[R]. 2007 IEEE International Frequency Control Symposium Joint with the 21st European Frequency and Time Forum，2007：16-19.

[34] Guntupalli R，Lakshmanan R S，Johnson M L，et al. Magnetoelastic biosensor for the detection of *Salmonella typhimurium* in food products[J]. Sensing and Instrumentation for Food Quality and Safety，2007，1(1)：3-10.

[35] Zourob M，Ong K G，Zeng K，et al. A wireless magnetoelastic biosensor for the direct detection of organophosphorus pesticides[J]. The Analyst，2007，132(4)：338-343.

第6章 生物识别元件概述

6.1 引　言

典型的微生物研究方法是指著名细菌学家 R. Koch 提出的微生物基本操作技术，又被称为传统的微生物研究方法。近年来，许多学者认为需要对这些技术进行更新或修订，并致力于更敏感、准确和快速的微生物检测方法的研究，从而获得一系列具有选择性或快速的微生物检测技术。当前，微生物快速检测技术研究主要在于其基本原理探索和与其他微电子技术深度结合。在微生物快速检测技术中，生物识别元件的选择非常重要，这决定了微生物快速检测所需时间和分析技术的难度。

6.2　基于代谢产物的生物识别元件

6.2.1　ATP

ATP 是所有活体生物细胞中都具有的一种化合物，可通过测定水样中 ATP 的含量来检测水样中微生物浓度。具体步骤是：先过滤水样，通过光度计测定光强度，并查阅标准光强与菌量关系曲线，可得到水样中的细菌总数[1]。市场上主要产品有 AccuPoint ATP 卫生监控系统、HY-Lite 卫生（ATP）监测系统、BioLumix 手持式 ATP 荧光检测仪及 SystemSURE Ⅱ ATP 荧光仪。

6.2.2　CO_2

BioLumix 系统以传统微生物培养理论为基础，将染色、新光源和光子探测技术、CO_2 传感器技术结合在一起，通过荧光光电检测系统和计算机控制的模块化分析系统来监控微生物新陈代谢所引发的荧光、光密度和颜色的变化。

检测管由特制的增菌培养基和 CO_2 传感器组成，分为上部孵育区和底部检测区。只有气体能够渗入检测区，液体、微生物和颗粒物质等均不能渗入，从而使检测区在整个检测过程中始终保持清澈，不受样品基质干扰。底部检测区是一个黑色或暗褐色半透明的 CO_2 传感器。微生物在检测管内生长产生 CO_2，使 CO_2 传感器颜色变为黄色。仪器的光子探测器以每 6 min 一次的频率对底部检测区进行扫描，以实时监控其颜色的变化并将监测结果传输至计算机。

BioLumix 系统不仅大大简化了传统微生物的检测方法，也使检测时间明显缩短。对目标细菌的检测从开始处理样品到获得检测结果可在 0.9～22 h 完成。检测结果通过网络实时传递到需要检测信息的部门，使用者和管理决策人员能够得到实时快速的检测结果，为采取迅速的纠偏措施，以及做出正确的决策提供科学依据。

6.2.3　酶

MD 手持式大肠类细菌快速检测系统将选择性培养基和荧光测定仪相结合，选择性培养基中含有荧光底物，可被大肠类细菌中的特异性酶水解而产生荧光，再由荧光测定仪进行检测。荧光底物、培养基的组成及不同的培养温度确保了监测指标的特异性，可以检测大肠菌群、耐热性大肠菌群、大肠杆菌和铜绿假单胞菌多重指标[2]。美国伯泰克公司生产的 HMBG 系列细菌快速检测仪能够准确、快速地检测出食品中细菌和真菌的浓度。HMBG 系列细菌快速检测仪的作用基础是好氧微生物，包括细菌和真菌等，它们在新陈代谢时产生一种过氧化物酶，过氧化物酶的产生与生物活性的高低成比例。样品中现存的酶数量反映当前总生物的活性。

6.2.4　脂肪酸

脂类是最常见的生物标志物之一，早在 20 世纪 60 年代，就被用于作为细菌鉴定的标志物，在这方面有大量文献报道和多种分析技术的应用。脂类易于提取和浓缩，其结构变化与病菌营养和生理状况相关，在某些情况下，脂类结构变化还用于检测细菌的传染性，如霍乱弧菌脂类结构的差异可以指示细菌感染性的强弱。还可通过色谱分析系统分析细菌脂肪酸，首先细菌经过有机溶剂萃取脂肪酸成分，经甲酸酸化后，注入色谱分析系统，一个分析周期为 2 h，所得结果具客观性，可减少判断的误差。美国 MIDI 公司的 SHERLOCK 系统通过色谱分析细菌脂肪酸来对细菌进行分类鉴定。SHERLOCK 系统通过将耗氧、厌氧及酵母菌在相应的温度、营养条件下培养一定时间（24～48 h），抽提脂肪酸直接上样到色谱分析系统，进行全自动分析[3]。

6.2.5　碳源

碳源同样可被用于微生物鉴定。基于微生物对不同碳源代谢率的差异，针对每一类微生物筛选 95 种不同碳源，配合四唑类显色物质，固定于 96 孔板上，接种菌悬液后培养一定时间，通过检测微生物利用不同碳源的新陈代谢过程中产生的氧化还原酶与显色物质反应导致的颜色变化（吸光度），以及由于微生物生长造成的浊度差异（浊度），与标准菌株数据库进行比对，即可得出最终鉴定结果[4]。

6.2.6　蛋白质

每种微生物都有自身独特的蛋白质，因而拥有独特的蛋白质指纹图谱[5]。MALDI Biotyper 高通量微生物鉴定系统通过 MALDI-TOF 质谱仪测得待测微生物蛋白质的指纹图谱，通过 Biotyper 软件对这些指纹图谱进行处理，并和数据库中各种已知微生物的标准指纹图谱进行比对，完成微生物的鉴定。与现有传统的微生物鉴定技术相比，该技术具有操作简单、快速、通量高、灵敏度高、准确度好、试剂耗品成本低等优势。

基于 MALDI-TOF MS 的蛋白质组学技术的细菌鉴定在许多领域如环境研究、食品和水质控制、微生物储藏的质量控制、兽医和医学诊断等领域，比传统方法更具有优势。此方法可进行样品制备且检测迅速、成本低，适合于常规和高通量使用。MALDI-TOF MS 分析可以获得同传统方法相似的系统树，其基于质谱模式的复杂微生物群落检测的特点为微生物检测提供了新的研究手段，如在环境研究和生物多样性调查中，很容易对复杂微生物样本进行分析，其主要可完成三个方面的工作。

（1）对于一系列已知微生物，可获得 MALDI-TOF MS 数据库，即建立已知微生物蛋白质的标准指纹图谱数据库；

（2）对于未知微生物，制备未鉴定微生物样品，利用 MALDI-TOF MS 获得质谱数据，再采用提供的软件包，将获得的质谱数据与已知微生物蛋白质的标准指纹图谱数据库进行比对，以鉴定具有相同或相似质谱数据的已知微生物，再建立未知微生物蛋白质的标准指纹图谱数据库；

（3）采用提供的软件包工具，可以使已建立的已知和未知微生物标准蛋白质组指纹质谱数据库用于临床、环境、工业未知样品的鉴定，这方面的工作是在质谱采集谱图后，由 Biotyper 软件进行微生物如细菌、酵母、真菌等的鉴定、分类和去冗余。

6.2.7　pH

Soleris 实时光电微生物快速检测系统是基于传统的选择性微生物培养基理论和染色技术，结合了光电检测技术和计算机控制的分析系统，在 1～10 h 得到定量的微生物检测结果，提高了分析检测效率。其主要原理是选择性微生物培养基代谢产生有机酸，整个培养体系 pH 发生了改变，进而导致染色颜色的变化，该系统可根据颜色的变化对微生物进行分析检测。

6.3 基于遗传物质的检测方法

6.3.1 16S rRNA基因

16S rRNA 为核糖体 RNA 的一个亚基，16S rDNA 是编码该亚基的基因。细菌 rRNA（核糖体 RNA）按沉降系数分为三种，分别为 5S rRNA、16S rRNA 和 23S rRNA。16S rDNA 是细菌染色体上编码 16S rRNA 相对应的 DNA 序列，存在于所有细菌染色体基因中。

16S rDNA 是细菌的系统分类研究中最有用的和最常用的分子钟，其种类少、含量高（约占细菌 DNA 含量的 80%）、分子大小适中且存在于所有的生物中，其进化具有良好的时钟性质，在结构与功能上具有高度的保守性，素有"细菌化石"之称。16S rDNA 由于大小适中，约 1.5 kb，既能体现不同菌属之间的差异，又能利用测序技术较容易地得到其序列，故被细菌学家和分类学家所接受[6]。

在细菌的 16S rDNA 中有多个保守区，根据这些保守区设计出细菌通用引物，可以扩增出所有细菌的 16S rDNA 片段，并且这些引物仅对细菌是特异性的，不会与非细菌的 DNA 互补，而细菌的 16S rDNA 可变区的差异可以用来区分不同的菌。因此，16S rDNA 可以作为细菌群落结构分析最常用的系统进化分子标记。随着核酸测序技术的发展，越来越多的微生物 16S rDNA 序列被测定并收入国际基因数据库中，这样用 16S rDNA 作目的序列进行微生物群落结构分析更为快捷方便。在细菌基因组中，16S rDNA 具有良好的保守性、适宜分析的长度，以及与进化距离相匹配的良好变异性，成为细菌分子鉴定的标准标识序列。16S rDNA 的序列包含 9 或 10 个可变区和 11 个保守区。保守区反映了生物物种间的亲缘关系，而可变区则能体现物种间的差异。16S rDNA 分子的序列特征为不同分类级别的近缘种系统分类奠定了分子生物学基础。目前 16S rDNA 的序列信息已经广泛应用于菌种鉴定和系统发生学研究。

6.3.2 全基因组

限制性内切酶可对微生物全基因组进行酶切，产生 DNA 片段。通过探针杂交可检测微生物目标 DNA 片段在分子水平上的影响[7]。全基因组酶切产物经电泳后，通过 Southern 印迹法转印至膜上，然后经标记的高特异性探针识别并与膜上的片段杂交，杂交产物经化学反应发光后，可在膜上产生颜色不一的高分辨指纹图谱，根据带型和带数的多态性对微生物进行鉴定和分析。数据库强大的分析能力使其在微生物鉴定中得到了广泛的应用[8]。传统表型方法与 16S rDNA 鉴定在菌株的鉴定方面存在一定的局限性，因其无法在微生物菌株水平开展分型分析，只可以鉴定到"属"或"种"，使这两种技术无法具备"微生物菌株水平"的鉴别能力，在风险评估、监测和预警上的作用有限。

6.4　基于细胞表面抗原的检测方法

6.4.1　微生物抗体

微生物经过酶标记、铁蛋白标记或胶体金标记获得标记抗体。免疫标记技术是将一些既易测定又具有高度敏感性的物质标记到特异性抗原或抗体分子上，通过这些标记物的信号增强放大效应来显示反应系统中抗原或抗体的含量。抗体标记主要是用于微生物抗原的定位分析，在某些情况下，也可以对混杂有大量其他分子样本的微生物进行定量检测。由于抗体与其相应微生物具有很高的亲和力，所以带有易识别标记物的抗体可以定位分析抗原，并且是一种理想的定量测定方法。

1963 年，Danielsson 等最早提出使用荧光分子标记微生物抗体来检测环境样本中的微生物[9]。后来，微生物检测中的抗体技术向着两个方向发展：一是微生物抗体与荧光分子等标记物结合来检测和成像微生物；二是微生物抗体修饰无标记生物传感器芯片，当微生物细胞与抗体结合后，导致传感器响应，通过分析这些信号获得微生物浓度（表 6-1）。

微生物抗体与荧光分子等标记物结合快速检测和成像微生物方法：微生物抗体最早修饰在 RuBpy 掺杂的二氧化硅纳米材料表面，这种功能化纳米材料能够在 20 min 内检测到单个微生物[10]；Varshney 等则把微生物抗体负载到磁性纳米材料表面来纯化和检测大肠杆菌 O157：H7，无须任何富集其最低捕获效率为 94%，检测限范围为 $1.6 \times 10^1 \sim 7.2 \times 10^7$ CFU/ml[11]；Naja 等利用表面增强拉曼光谱，结合抗体修饰纳米银（8 nm）材料来快速诊断微生物，再用主成分分析来处理图谱和区分鉴定微生物。相对于传统拉曼光谱技术来说，这种方法能够使信号增强 20 倍[12]；纳米金颗粒与微生物抗体的结合也被用于识别亲和大肠杆菌 O157：H7，再用电感耦合等离子体质谱检测，其检测限可达到 500 CFU/ml[13]。

微生物抗体负载在生物传感器芯片表面来识别和检测微生物的方法也取得了进展：Lee 等最早把微生物抗体修饰到硅传感器表面，这种功能化的芯片传感器可用于检测病毒微生物，其检测限可以到 1.3 ng/ml[14]；通过自组装膜技术，Fung 等则把微生物抗体负载到石英晶体微天平金电极表面，用于检测沙门氏菌，具体步骤包括：巯基烷基酸化学吸附、羧基活化、微生物抗体交联，这种方法的检测限范围

为 $10^2 \sim 10^5$ CFU/ml，检测限为 1.7×10^2 CFU/ml[15]；借助电化学阻抗谱技术，微生物抗体被修饰到纳米金电极表面来识别微生物，这种技术检测限为 6×10^3 CFU/ml。

表 6-1　基于微生物抗体的生物传感器技术快速检测病原微生物　（单位：CFU/ml）

微生物种类	传感器技术	传感器平台	检测限范围	灵敏度	参考文献
沙门氏菌	电化学阻抗谱	巯基乙胺自组装单层膜	$10^3 \sim 10^8$	1×10^3	[16]
	循环伏安法	碱性磷酸酶	$4 \times 10^2 \sim 4 \times 10^5$	7.6×10^2	[17]
	表面等离子共振技术	羧基修饰磁性颗粒	$1.4 \times 10^1 \sim 1.4 \times 10^9$	14	[18]
	石英晶体微天平	蛋白 A 负载金电极	$10^5 \sim 10^8$	10^2	[19]
金黄色葡萄球菌	电化学阻抗谱	单分子自组装膜	$10^1 \sim 10^7$	10	[20]
	石英晶体微天平	自组装单分子层	$10^5 \sim 10^8$	10^5	[21]
	表面等离子共振技术	巯基自组装单分子层	—	10^5	[22]
大肠杆菌 O157：H7	伏安法	纳米金信号标记	$1.0 \times 10^2 \sim 5.0 \times 10^4$	60	[23]
	丝网印刷电极	免疫磁珠	$10^2 \sim 10^6$	2.05×10^3	[24]
	电化学阻抗谱	ITO 电极	$10^1 \sim 10^6$	1	[25]
	表面等离子共振技术	金电极	$10^5 \sim 10^8$	3×10^5	[26]
	化学免疫发光技术	免疫色谱膜	$1.1 \times 10^3 \sim 1.1 \times 10^7$	—	[27]
	石英晶体微天平	自组装单分子膜	$10^2 \sim 10^7$	10^2	[28]
	巨磁阻技术	纳米金膜	—	10^2	[29]
单核细胞性李斯特菌	循环伏安法	多壁纳米碳管纤维	$10^2 \sim 10^5$	1.51×10^3	[30]
	循环伏安法	磁性纳米颗粒-纳米金复合物	$3.0 \times 10^1 \sim 3.0 \times 10^4$	300	[31,32]
	显色反应	磁性纳米颗粒-硝酸纤维素膜过滤	—	1×10^2	[33]
	表面等离子共振技术	羧甲基葡聚糖	—	10^3	[34,35]
	阻抗法	TiO_2 纳米线微电极	$10^2 \sim 10^7$	10^2	[36]
	电化学阻抗谱	单分子自组装膜	$10^1 \sim 10^3$	5	[37]
	压电悬臂梁传感器	ELISA	$10^3 \sim 10^6$	10^2	[38]
	胶体金免疫层析诊断试纸	ELISA	$10^2 \sim 10^6$	95	[39]
阪崎肠杆菌	循环伏安法	石墨烯-纳米金-离子液体	$10^3 \sim 10^9$	1.19×10^2	[40]
	循环伏安法	多壁纳米碳管-离子液体	$10^3 \sim 10^9$	7.7×10	[41]
结核分枝杆菌	恒电位法	微芯片法	—	100	[42]
	微分脉冲伏安法	丝网印刷电极	$1 \sim 10^3$	1	[43]
	伏安法	巯基自组装膜	—	3.470	[44]

6.4.2　凝集素

凝集素（Lectin）是指一种提纯的糖蛋白或结合糖的蛋白，其来源于各种植物和动物。凝集素最初在植物中发现，最早关于血球凝集素的介绍是 1888 年彼得·赫曼·斯蒂尔马克发表的博士论文。凝集素可以结合溶液中的各种糖类或特定蛋白质结构的某一部分，并参与糖结合作用。纯化的凝集素能够在临床中用来鉴定血型。凝集素能识别糖蛋白和糖肽中的寡糖化合物结构，一种凝集素具有对某一种特异性糖基（α-D-吡喃糖基甘露糖、N-乙酰糖胺和 N-乙酰乳糖胺）专一性结合的能力，其可以作为一种信号探针来研究细胞膜上的糖基。另外，凝集素能与荧光素、生物素、酶、胶体金和铁蛋白等标记物结合。

Payne 等最早将凝集素与磁分离生物传感器技术结合起来检测病原微生物，如金黄色葡萄球菌、肠炎沙门氏菌和单核细胞性李斯特菌，发现凝集素负载在磁性颗粒表面能够有效检测病原微生物[45]。研究者进一步把凝集素特异性识别蛋白负载在其他传感器的表面，如石英晶体微天平生物传感器[46]、远程（无线、无源）磁传感器[47]、表面等离子共振技术生物传感器[48]、三维糖凝胶微阵列生物传感器[49]、自组装单分子膜[50]、CdTe 量子点[51]。作者前期使用凝集素这种具有选择性的生物组分，通过凝集素和靶点微生物的结合来选择性地响应信号。两种不同的微生物与凝集素结合的阻抗谱，表明了功能化电极对不同微生物响应的差异[52]。

6.4.3　噬菌体

噬菌体是一种病毒，其普遍存在于各种环境中，常见噬菌体是 T2 噬菌体。海水中噬菌体含量最丰富。噬菌体感染细菌细胞后可迅速繁殖。有研究者利用噬菌体作为生物识别元件来检测和诊断微生物。噬菌体作为生物识别元件主要分为两大类：一类是修饰在传感器芯片表面的噬菌体吸附识别微生物细胞；另一类是携带 GFP 或 RFP 信号蛋白的工程化噬菌体作为生物识别元件来检测微生物。

早在 1951 年 Katznelson 等就使用噬菌体产生的噬菌斑来诊断和检测微生物[53]。直到 Lakshmanan 等把噬菌体负载在磁阻传感器表面来检测沙门氏菌，噬菌体才作为生物识别元件与生物传感器技术紧密结合在一起[54]。随之，噬菌体作为生物识别元件也被研究者们负载到场效应晶体管传感器[55,56]、微阵列阻抗电极[57]、表面等离子共振芯片[58]、长周期光纤光栅[59]、无线传感器芯片[60]等表面来快速诊断微生物。

另外，携带 GFP 或 RFP 信号蛋白的工程化噬菌体作为生物识别元件来检测微生物也得到了深入研究。Funatsu 等利用基因工程 GFP 标记的 λ 噬菌体来检测，其利用荧光显微镜在 6 h 内就可以检测病原微生物[61]。Oda 等在溶原性 PP01噬菌体表面展示 GFP 蛋白，这种技术可以在 10 min 内检测到微生物感染和分析信号[62]。

6.4.4 抗生素

抗生素是能干扰微生物发育功能的生物或化学物质，通常是微生物或高等动植物在生活过程中所产生的具有抗病原体的一类代谢产物。目前抗生素主要有以下几种：β-内酰胺类、氨基糖苷类、酰胺醇类、大环内酯类、多肽类抗生素、硝基咪唑类。其中万古霉素、多黏菌素、达托霉素等多肽类抗生素能够与微生物细胞壁选择性相互作用，可以用于快速检测微生物。有研究把万古霉素通过化学交联的方法修饰到磁性颗粒表面，使其能捕获对万古霉素敏感的肠杆菌和其他革兰氏阴性菌，该方法的细菌检测最低浓度为 10 CFU/ml。传统方法则利用微米级的磁性颗粒来分离纯化生物材料或药物输送，而化学交联方法可以利用受体-靶点相互作用，使其成为一种灵敏和快速检测方法[63]。

信号标记物与抗生素分子结合能快速检测微生物。作者前期将万古霉素和多黏菌素分子修饰到半导体聚合物量子点表面，利用功能化量子点复合物来对微生物进行成像和检测，发现这种功能化的量子点复合物对微生物具有显著的杀灭作用[64]。

万古霉素与磁性颗粒结合能够快速分离纯化相应微生物，但是不能对其进行快速定量检测。Chung 等利用生物正交反应来显著增强抗生素（万古霉素和达托霉素）功能，发现相对于直接把万古霉素分子负载到纳米材料表面，生物正交反应介导的微生物检测能够增加 1~2 个数量级的分析信号[65]。但这种方法对万古霉素耐受性菌种并不有效，这是因为它们之间的弱亲和性。Choi 等利用树枝状分子形成多价策略来识别和捕获耐受性的微生物，其设计了第 5 代聚酰胺树枝状分子。通过对比万古霉素敏感和万古霉素耐受性菌种的细胞壁结构，发现这种万古霉素交联的树枝状高分子能够显著增强其结合能力，把功能化树枝状高分子负载到磁性颗粒表面，可以快速分析鉴定和纯化相关的微生物[66]。

6.4.5 寡糖

寡糖是指含有 10 个以下糖苷键聚合而成的糖类化合物。最常见的寡糖是二糖，亦称双糖，是两个单糖通过糖苷键结合而成的。有很多研究者利用寡糖小分子作为识别元件来构建微生物检测探针。目前用于微生物分析和调控的活性功能小分子主要有普通糖类，如甘露糖、麦芽糖糊精、葡萄糖、蔗糖。

Lin 等把甘露糖负载到纳米金颗粒表面，这种功能化纳米金具有很好的生物相容性且稳定性强，在广泛离子强度和 pH 范围内都不产生聚集。这种功能化纳米金能够选择性地结合微生物 I 型鞭毛的甘露糖结合位点。FimH 竞争结合实验也表明甘露糖修饰纳米金结合 FimH 能力要比游离的甘露糖强。这说明 m-AuNP

是一种有效的亲和标记物和多靶点便携物[67]。为了便于微生物检测和纯化，El-Boubbou 等最先设计了一种糖原功能化磁性纳米颗粒来快速检测大肠杆菌（需 5 min），其捕获效率可达 88%。进一步研究发现，这种功能化材料可以区分三种大肠杆菌变种[68]。

通常寡糖分子功能化的纳米材料无法进入微生物体内，无法显著增强微生物检测信号。Ning 等设计了一系列基于麦芽糖糊精的荧光探针（Maltodextrin-based Imaging Probes，MDPs）。相对于传统方法来说，MDPs 可以原位检测微生物，灵敏度可以提高两个数量级。这种 MDPs 包含荧光染料和麦芽糖糊精，能够通过微生物特异性麦芽糖糊精转运通道进入微生物体内，使 MDPs 具有高灵敏度和特异性。研究者发现 MDPs 能够选择性地在微生物体内积累到毫摩尔浓度，相对于哺乳动物细胞来说，其特异性要高 1000 倍[69]。

疾病的快速诊断是非常重要的，最理想的方法是提供一种实时读取相关数据的技术。结核分枝杆菌的海藻糖酶参与细胞壁合成。通过构建一些糖库，研究者发现 Ag85 酶有广泛而普遍的底物特异性，这允许一些人工合成探针如荧光素标记海藻糖酶整合到结核分枝杆菌细胞壁上，导致微生物具有荧光。这种方法可以选择性、高灵敏度地检测结核杆菌感染哺乳动物细胞过程[70]。

6.4.6　适配体

适配体是一类特异的核酸序列，具有靶分子广、特异性强、稳定等优点。该类核酸分子在体外通过系统进化的指数富集（Systematic Evolution of ligands by Exponential Enrichment，SELEX）技术鉴定和筛选得到。相对于抗体，适配体为诊断和检测分析系统中的识别配基提供了另一种选择。适配体生物传感器是将生物识别元件和信号转换元件紧密地结合，从而检测目标化合物的分析装置。适配体生物传感器在微生物检测方面具有分析速度快、灵敏度高、专一性强等特点，在微生物检测中显示出良好的应用前景。

适配体的识别能在真实环境和食品样品中进行，适配体在修饰后能够进行信号标记和修饰，而不影响其对靶分子的亲和力。作为一段核酸序列，适配体能进行反复的变性和复性，使适配体芯片能够重复使用。除了以上优点之外，适配体可固定的特点使其在适配体传感器的应用中十分关键，适配体比抗体更易被化学方法修饰和标记，这些修饰有助于纳米颗粒和其表面的功能化。

微生物感染是导致生物死亡的重要原因之一，只有通过检测才能实现对该类疾病的诊断和治疗。由于病毒、细菌等病原微生物具有种类多、遗传变异快、引发的早期临床症状非常相似等特点，对其进行检测的方法不仅需要灵敏度高，并且要能在实际样品中实现检测才能用于预防和治疗疾病。适配体生物传感器可以更特异性地、更容易地对微生物进行快速检测，为微生物疾病的诊断和控制提供了一条新的途径。

　　病原微生物的生物大分子，具有复杂的靶结构。筛选适配体的靶分子常为病原微生物细胞表面某个特定纯化蛋白、病原微生物细胞的裂解物或完整的细胞。研究结构复杂的病原微生物需要一种针对复合靶的筛选方法。微生物适配体筛选多采用完整的细胞作为复合靶分子，但这种复合靶分子通常会带来靶分子位点多、不易筛选出高特异性核酸适配体的问题。为了解决该问题，通常使用两种或多种同源微生物，用于反向、消减筛选步骤，以得到针对目标微生物的具有高特异性的适配体。

　　目前，筛选获得的细菌适配体主要集中在大肠杆菌、沙门氏菌、金黄色葡萄球菌及结核分枝杆菌等的适配体（表 6-2）。最早筛选出的细菌适配体是炭疽杆菌孢子的适配体。大肠杆菌是人和许多动物肠道中最主要且数量最多的一种细菌，某些特殊血清型的大肠杆菌对人和动物有病原性，尤其对婴儿和幼畜（禽），常引起严重腹泻和败血症。近年来，关于筛选大肠杆菌的适配体的报道较多。沙门氏菌是引起食源性中毒的最根本的细菌，有关它的适配体也有相关研究。

表 6-2　几种细菌的适配体序列及靶点

微生物种类	适配体序列	适配体靶点	参考文献
大肠杆菌 O111：B4	5′-ATCCGTCACCCCTGCTCTCGTCGCTATGAAGTAACAAAGATAGGAGCAATCGGGTGGTGTTGGCTCCCGTAT-3′	脂多糖	[71]
大肠杆菌 K88	5′-GGCGACCCCCGGGCTACCAGACAATGTACGCAGCAAGAGTGACGGTCGTACCTCGGAGTC-3′	菌毛蛋白	[72]
大肠杆菌 O157：H7	5′-GGGAGAGCGGAAGCGUGCUGGGUCGCAGUUUGCGCGCGUUCCAAGUUCUCUCAUCACGGAAUACAUAACCCAGAGGUCGAU3′	细胞	[73]
沙门氏菌	5′-GCGGAATTCTAATACGACTCACTATAGGGAACAGTCCGAGCC-N30-GGGTCAATGCGTCATA-3′	菌毛结构蛋白	[74]
	5′-GGGAACAGUCCGAGCCUCACUGUUAUCCGAUAGCAGCGCGGGAUGAGGGUCAAUGCGUCAUAGGAUCCCGC-3′	IVB 菌毛结构蛋白	[75]
	5′-HS-TATGGCGGCGTCACCCGACGGGGACTTGACATTATGACA-G-3′	外膜蛋白	[76]
	5′-GGGAGAGCGGAAGCGUGCUGGGCC-N40-CAUAACCCAGAGGUCGAUGGAUCCCC-3′	外膜蛋白复合物	[77]
	5′-CTCCTCTGACTGTAACCACG-N40-GCATAGGTAGTCCAGAAGCC-3′	细胞	[78]
金黄色葡萄球菌	5′-TCCCTACGGCGCTAACCCCCCCAGTCCGTCCTCCCAGCCTCACACCGCCACCGTGCTACAAC-3′	细胞	[79]
	5′-GCAATGGTACGGTACTTCCTCCCACGATCTCATTAGTCTGTGGATAAGCGTGGGACGTCTATGACAAAAGTGCACGCTACTTTGCTAA-3′-(CH₂)6NH₂	细胞	[80]
	5′-biotin-C6-TATGGCGGCGTCACCCGACGGGGACTTGACATTATGACAG-3′	细胞	[81]
结核分枝杆菌	5′-GCGGAATTCTAATACGACTCACTATAGGGAACAGTCCGAGCC-N30-GGGTCAATGCGTCATA-3′	细胞	[82]
	5′-AATAGGAACTTAGAACAACCCTCTCCCTCATGTAGCGAACCCGAACCAGG-3′	EsxG 蛋白	[83]

6.4.7　分子印迹聚合物

1972 年，Wulff 等提出了"分子印迹"的概念，制备了对 D-甘油酸具有选择性的高分子印迹凝胶聚合物，使该技术取得了突破性的进展[84]。1993 年 Vlatakis 等在 *Nature* 上发表了茶碱分子印迹聚合物的研究，对分子印迹具有的特异性识别能力进行了系统性的阐述，将其称为"塑料抗体"[85]。1985 年，Glad 等利用有机硅烷单体制备了蛋白质分子印迹聚合物，其表现出对糖蛋白的亲和性[86]。由于生物化学大分子构象复杂，分子印迹技术在生物大分子的应用方面进展缓慢，直到表面分子印迹技术及抗原决定簇印迹方法的兴起，才使其成为分子印迹研究的热点。

分子印迹聚合物（Molecular Imprinting Polymer，MIP）在很多方面得到广泛的应用。

1. 化学仿生传感器

由于 MIP 对于印迹分子的高选择性，故可以作为仿生传感器的分子识别元件。这种分子识别作用可以通过信号转化器（压电晶体、电极、电阻等）输出，然后通过各种电、热、光等手段转换成可测信号，可定量分析各种小分子有机化合物。

2. 色谱分离

MIP 最广泛的应用之一是利用其特异的识别功能去分离混合物。近年来，引人瞩目的立体、特殊识别位选择性分离已经完成，其适用的印迹分子范围广，无论是小分子（氨基酸、药品和碳氢化合物等）还是大分子（蛋白质等）都已被应用于各种印迹技术中。

3. 固相萃取

通常样品的制备都包括溶剂萃取，由于分子印迹技术的出现，可以用固相萃取代替，并且可利用分子印迹聚合物选择性地富集目标分析物。由于 MIP 既可在有机溶剂中使用，又可在水溶液中使用，故与其他萃取过程相比，具有独特的优点。

4. 天然抗体模拟

MIP 与印迹分子之间作用的强度与选择性在一定程度上可以和抗原与抗体之间的作用相媲美，因而可用于抗体模拟，这种模拟抗体制备简单、成本低，在高温、酸碱及有机溶剂中具有较好的稳定性，此外还可以重复使用。

5. 模拟酶催化

例如，以吡哆醛为印迹分子，用 4-乙基咔唑为单体制备出的 MIP，它可以促进氨基酸衍生物的质子转移。

6. 控缓释药物

MIP 可以吸收大量与印迹分子结构相似的物质，可以被用来作为一种反应性控制释放载体。

van Grinsven 等开发了无标签的仿生传感器的细菌特异性和选择性检测平台。该平台依赖于细菌与合成细胞受体的重新结合，通过聚氨酯涂覆在铝片表面的印迹制成。使用热传递方法对这些表面印迹聚合物的传热电阻进行及时分析。靶细菌与合成细胞受体的重新结合导致在固体-液体界面处可测量的热阻增加。研究结果表明，传感器能够选择性地检测细菌并与表面的细菌重新结合，一方面区分死亡和活的大肠杆菌，另一方面区分革兰氏阳性菌和革兰氏阴性菌（金黄色葡萄球菌和大肠杆菌）。传感器能够测定给定样品中的细菌数量，使得能够在相对低的浓度（10^4 CFU/ml）下进行检测。将传感器暴露于仅含有少量（1%）目标细菌的混合细菌溶液中，样品通过使用简单的富集策略便可对这种微量微生物进行检测[87]。

生物传感器可以提供在许多领域，包括食品安全、临床诊断、生物安全等所需的快速细菌检测。全细胞印迹聚合物具有作为识别元件用于选择性细菌检测的生物传感器的潜力。如 Golabi 等报道了使用 3-氨基苯基硼酸作为底物通过电化学制造的细胞印迹聚合物（Cell Imprinted Polymer，CIP）[88]。具有硼酸基团的单体与顺式二醇特异性相互作用形成具有形态和化学识别能力的聚合物网络，所提出的方法特征是顺式二醇-硼基复合物的可逆性，其促进捕获的细菌释放和随后的 CIP 再生。使用表皮葡萄球菌作为 CIP 的模型靶细菌，探索用于靶细菌的无标记检测的电化学阻抗谱。修饰的电极在 $10^3 \sim 10^7$ CFU/ml 具有线性响应。选择性研究显示，CIP 可将其目标微生物与相似形状的非靶细菌进行区分。CIP 对细菌检测具有高亲和力和特异性，并提供用于除去细菌细胞的可转换界面[88]。Qi 等提出了细菌介导的生物印刷膜的选择性细菌检测：选择海洋病原体硫酸盐还原菌（SRB）作为模板细胞；掺杂有还原的石墨烯片（RGS）的壳聚糖（CS）电沉积在氧化铟锡（Indium Tin Oxide，ITO）电极上，并且将所得的 RGS-CS 杂化膜用作细菌附着的平台，进而优化电沉积条件以获得具有优异的电化学性能的 RGS-CS 杂化膜；沉积一层非导电的 CS 膜以包埋病原体，并使用丙酮冲洗掉细菌模板；进行电化学阻抗谱技术表征逐步修饰过程并检测微生物群体[89]。数据表明电荷转移电阻（R_{ct}）随着 SRB 浓度的增加而增加。在 $10^4 \sim 10^8$ CFU/ml 的浓度范围内获

得 ΔR_{ct} 与 SRB 浓度的线性关系。阻抗传感器基于尺寸和形状显示出对 SRB 的良好选择性。如果分子印迹技术与其他生物识别元件结合，则可提高细菌检测的选择性[89]。

分子印迹技术利用仿生原理进行分子识别，它具有一定的特异性、对生物活性物的高亲和性及良好的稳定性，其为生物大分子的分析应用奠定了基础。随着科学技术的发展，分子印迹技术将不再局限于蛋白质、DNA 等的识别检测，其检测对象亦包括细胞、细菌乃至病毒等带有生命体征的"模板"。另外，新材料的应用，例如，石墨烯、金属有机框架材料、富勒烯等的应用对提高大分子分析检测的灵敏度和稳定性有巨大的作用。印迹传感器的微型化和便携化，如芯片实验室等，同样是分析技术的重要发展趋势。传感器的微型化不仅表现在野外现场检测，在大规模的传染性疾病的临床检测中，同样具有广阔的应用前景。

6.4.8　其他

其他的生物化学物质如结晶紫、D-氨基酸、溶菌酶等在微生物检测中作为识别元件也得到了广泛的应用。

革兰氏阳性菌和革兰氏阴性菌在化学组成和生理性质上有很多差别，染色反应不同。一般认为革兰氏阳性菌细胞壁较厚、肽聚糖网层多且致密。遇乙醇或丙酮脱色处理时，因失水使网孔缩小，再加上它不含类脂，故乙醇处理不会出现缝隙，它与碘和结晶紫的复合物结合很牢，不易脱色，革兰氏阴性菌复合物结合程度低，吸附染料差，易脱色，这是染色反应的主要依据。Budin 等报道了生物正交反应功能团标记的结晶紫修饰的磁性纳米材料能够选择性地检测革兰氏阳性菌[90]。

20 世纪 70 年代科学家在人体中发现 D-氨基酸，但到 80 年代后期才开始广泛研究。非天然的 D-氨基酸虽然不是构成蛋白质的基本结构单元，但许多植物、微生物和高等植物中都有 D-氨基酸的存在。Kuru 等通过整合非毒性 D-氨基酸到微生物细胞壁肽聚糖结构中，追踪微生物细胞壁生长的动力学过程[91]。其进一步把荧光分子标记的 D-氨基酸整合到肽聚糖生物合成的活性位点，采用 4 种不同颜色荧光探针标记来跟踪不同肽聚糖合成和生长的过程[92]。

溶菌酶是一种能水解病原微生物中糖胺聚糖的碱性酶，主要通过破坏细胞壁中 N-乙酰胞壁酸和 N-乙酰氨基葡糖之间的 β-1,4-糖苷键，使细胞壁不溶性糖胺聚糖分解成可溶性糖肽，导致细胞壁破裂内容物逸出而使细菌溶解。溶菌酶还可与带负电荷的病毒蛋白直接结合，与 DNA、RNA、脱辅基蛋白形成复盐，使病毒失活。Zheng 等在溶菌酶表面修饰荧光素分子，通过这种功能复合物与微生物相互作用来检测微生物[93]。

6.5　结　　语

目前生物传感器的广泛应用仍面临着一些难题，如选择识别问题、信号检测器的使用寿命问题及生物传感器的微型化、便携式问题等。未来生物传感器将进一步涉及医疗保健、环境监测、食品检测、疾病诊断、发酵工业等应用领域，也会加速生物传感器市场化、商业化的进程。

参　考　文　献

[1] Selan L, Berlutti F，Passariello C，et al. Reliability of a bioluminescence ATP assay for detection of bacteria[J]. Journal of Clinical Microbiology，1992，30(7)：1739-1742.

[2] Farnleitner A H，Hocke L，Beiwl C，et al. Rapid enzymatic detection of *Escherichia coli* contamination in polluted river water[J]. Letters in Applied Microbiology，2001，33(3)：246-250.

[3] Buyer J S. Identification of bacteria from single colonies by fatty acid analysis[J]. Journal of Microbiological Methods，2002，48(2-3)：259-265.

[4] Kendall A I. Carbohydrate identification by bacterial procedures：Studies in bacterial metabolism，LXVII[J]. The Journal of Infectious Diseases，1923，32(5)：362-368.

[5] Sauer S，Kliem M. Mass spectrometry tools for the classification and identification of bacteria[J]. Nature Reviews Microbiology，2010，8(1)：74-82.

[6] Janda J M，Abbott S L. 16S rRNA gene sequencing for bacterial identification in the diagnostic laboratory：Pluses，perils，and pitfalls[J]. Journal of Clinical Microbiology，2007，45(9)：2761-2764.

[7] Barghouthi S A. A universal method for the identification of bacteria based on general PCR primers[J]. Indian Journal of Microbiology，2011，51(4)：430-444.

[8] Petti C A. Detection and identification of microorganisms by gene amplification and sequencing[J]. Clinical Infectious Diseases，2007，44(8)：1108-1114.

[9] Danielsson D，Laurell G. Rapid detection of small numbers of bacteria in water by means of fluorescent antibodies [J]. Acta Pathologica Et Microbiologica Scandinavica，1963，58：159.

[10] Zhao X，Hilliard L R，Mechery S J，et al. A rapid bioassay for single bacterial cell quantitation using bioconjugated nanoparticles[J]. Proceedings of the National Academy of Sciences of the United States of America，2004，101(42)：15027-15032.

[11] Varshney M，Yang L，Su X，et al. Magnetic nanoparticle-antibody conjugates for the separation of *Escherichia coli* O157：H7 in ground beef[J]. Journal of Food Protection，2005，68(9)：1804-1811.

[12] Naja G，Bouvrette P，Hrapovic S，et al. Raman-based detection of bacteria using silver nanoparticles conjugated with antibodies[J]. The Analyst，2007，132(7)：679-686.

[13] Li F，Zhao Q，Wang C，et al. Detection of *Escherichia coli* O157：H7 using gold nanoparticle labeling and inductively coupled plasma mass spectrometry[J]. Analytical Chemistry，2010，82(8)：3399-3403.

[14] Lee W E，Thompson H G，Hall J G，et al. Rapid immunofiltration assay of Newcastle disease virus using a silicon sensor [J]. Journal of Immunological Methods，1993，166(1)：123-131.

[15] Fung Y S，Wong Y Y. Self-assembled monolayers as the coating in a quartz piezoelectric crystal immunosensor to detect *Salmonella* in aqueous solution[J]. Analytical Chemistry，2001，73(2)：5302-5309.

[16] Farka Z，Jurik T，Pastucha M，et al. Rapid immunosensing of *Salmonella typhimurium* using electrochemical impedance spectroscopy：The effect of sample treatment[J]. Electroanalysis，2016，28(8)：1803-1809.

[17] Wang D，Wang Z，Chen J，et al. Rapid detection of *Salmonella* using a redox cycling-based electrochemical method[J]. Food Control，2016，62：81-88.

[18] Liu X，Hu Y，Zheng S，et al. Surface plasmon resonance immunosensor for fast，highly sensitive，and *in situ* detection of the magnetic nanoparticles-enriched *Salmonella enteritidis*[J]. Sensors and Actuators B：Chemical，2016，230：191-198.

[19] Su X，Li Y. A QCM immunosensor for *Salmonella* detection with simultaneous measurements of resonant frequency and motional resistance[J]. Biosensors and Bioelectronics，2005，21(6)：840-848.

[20] Bekir K，Barhoumi H，Braiek M，et al. Electrochemical impedance immunosensor for rapid detection of stressed pathogenic *Staphylococcus aureus* bacteria[J]. Environmental Science and Pollution Research，2015，22(20)：15796-15803.

[21] Boujday S，Briandet R，Salmain M，et al. Detection of pathogenic *Staphylococcus aureus* bacteria by gold based immunosensors[J]. Microchimica Acta，2008，163(3)：203-209.

[22] Subramanian A，Irudayaraj J，Ryan T. Mono and dithiol surfaces on surface plasmon resonance biosensors for detection of *Staphylococcus aureus*[J]. Sensors and Actuators B：Chemical，2006，114(1)：192-198.

[23] Zhang X，Zhang F，Zhang H，et al. Functionalized gold nanorod-based labels for amplified electrochemical immunoassay of *E. coli* as indicator bacteria relevant to the quality of dairy product[J]. Talanta，2015，132：600-605.

[24] Xu M，Wang R，Li Y. Rapid detection of *Escherichia coli* O157：H7 and *Salmonella typhimurium* in foods using an electrochemical immunosensor based on screen-printed interdigitated microelectrode and immunomagnetic separation[J]. Talanta，2016，148：200-208.

[25] Barreiros dos Santos M，Azevedo S，Agusil J P，et al. Label-free ITO-based immunosensor for the detection of very low concentrations of pathogenic bacteria[J]. Bioelectrochemistry，2015，101：146-152.

[26] Si C Y，Ye Z Z，Wang Y X，et al. Rapid detection of *Escherichia coli* O157：H7 using surface plasmon resonance (SPR) biosensor[J]. Spectroscopy and Spectral Analysis，2011，31(10)：2598-2601.

[27] Park S，Min J，Kim Y K. Chemiluminescent enzyme-linked immunosorbent assay on a strip to detect *Escherichia coli* O157：H7[J]. International Journal of Environmental Analytical Chemistry，2012，92(6)：655-664.

[28] Ngo V K T，Nguyen D G，Nguyen H P U，et al. Quartz crystal microbalance (QCM) as biosensor for the detecting of *Escherichia coli* O157：H7[J]. Advances in Natural Sciences：Nanoscience and Nanotechnology，2014，5(4)：045004.

[29] Yang Z，Sun X，Wang T，et al. A giant magnetoimpedance-based biosensor for sensitive detection of *Escherichia coli* O157：H7[J]. Biomedical Microdevices，2015，17：5.

[30] Lu Y，Liu Y，Zhao Y，et al. A novel and disposable enzyme-labeled amperometric immunosensor based on MWCNT fibers for *Listeria monocytogenes* detection[J]. Journal of Nanomaterials，2016，(2016)：1-8.

[31] Chen Q，Lin J，Gan C，et al. A sensitive impedance biosensor based on immunomagnetic separation and urease catalysis for rapid detection of *Listeria monocytogenes* using an immobilization-free interdigitated array microelectrode[J]. Biosensors and Bioelectronics，2015，74：504-511.

[32] Kim H S，Cho I H，Seo S M，et al. *In situ* immuno-magnetic concentration-based biosensor systems for the rapid detection of *Listeria monocytogenes*[J]. Materials Science and Engineering C，2012，32(2)：160-166.

[33] Shim W B，Lee C W，Kim M G，et al. An antibody-magnetic nanoparticle conjugate-based selective filtration method for the rapid colorimetric detection of *Listeria monocytogenes*[J]. Analytical Methods，2014，6(22)：9129-9135.

[34] Joung H A，Shim W B，Chung D H，et al. Screening of a specific monoclonal antibody against and detection of *Listeria monocytogenes* whole cells using a surface plasmon resonance biosensor[J]. Biotechnology and Bioprocess Engineering，2007，12(2)：80-85.

[35] Cheng C，Peng Y，Bai J，et al. Rapid detection of *Listeria monocytogenes* in milk by self-assembled electrochemical immunosensor[J]. Sensors and Actuators B Chemical，2014，190：900-906.

[36] Wang R，Ruan C，Kanayeva D，et al. TiO$_2$ nanowire bundle microelectrode based impedance immunosensor for rapid and sensitive detection of *Listeria monocytogenes*[J]. Nano Letters，2008，8(9)：2625-2631.

[37] Radhakrishnan R，Jahne M，Rogers S，et al. Detection of *Listeria monocytogenes* by electrochemical impedance spectroscopy[J]. Electroanalysis，2013，25(9)：2231-2237.

[38] Sharma H，Mutharasan R. Rapid and sensitive immunodetection of *Listeria monocytogenes* in milk using a novel piezoelectric cantilever sensor[J]. Biosensors and Bioelectronics，2013，45：158-162.

[39] Cho I H，Irudayaraj J. Lateral-flow enzyme immunoconcentration for rapid detection of *Listeria monocytogenes*[J]. Analytical and Bioanalytical Chemistry，2013，405(10)：3313-3319.

[40] Hu X，Dou W，Zhao G. Electrochemical immunosensor for *Enterobacter sakazakii* detection based on electrochemically reduced graphene oxide–gold nanoparticle/ionic liquid modified electrode[J]. Journal of Electroanalytical Chemistry，2015，756(2)：43-48.

[41] Zhang X，Dou W C，Zhan X J，et al. A novel immunosensor for *Enterobacter sakazakii* based on multiwalled carbon nanotube/ionic liquid/thionine modified electrode[J]. Electrochimica Acta，2012，61(2)：73-77.

[42] Hiraiwa M，Kim J H，Lee H Y，et al. Amperometric immunosensor for rapid detection of *Mycobacterium tuberculosis*[J]. Journal of Micromechanics and Microengineering，2015，25(5)：055013.

[43] Sajid A，Arora G，Singhal A，et al. Protein phosphatases of pathogenic bacteria：Role in physiology and virulence[J].

Annual Review of Microbiology，2015，69：527-547.

[44] Nurmalasari R，Gaffar Y S，Hartati Y W. Label-free electrochemical DNA biosensor for the detection of mycobacterium tuberculosis using Gold electrode modified by self-assembled monolayer of Thiol[J]. Procedia Chemistry，2015，17：111-117.

[45] Payne M J，Campbell S，Kroll R G. Lectin-magnetic separation can enhance methods for the detection of *Staphylococcus aureus*，*Salmonella enteritidis* and *Listeria monocytogenes*[J]. Food Microbiology，1993，10(1)：75-83.

[46] Shen Z H，Huang M C，Xiao C D，et al. Nonlabeled quartz crystal microbalance biosensor for bacterial detection using carbohydrate and lectin recognitions[J]. Analytical Chemistry，2007，79(6)：2312-2319.

[47] Lu Q Z，Lin H L，Ge S T，et al. Wireless，remote-query，and high sensitivity *Escherichia coli* O157：H7 biosensor based on the recognition action of concanavalin A[J]. Analytical Chemistry，2009，81(14)：5846-5850.

[48] Liu D，Wang X，Wang X，et al. Co_3O_4 nanocages with highly exposed{110}facets for high-performance lithium storage[J]. Scientific Reports，2013，3：2543.

[49] Liu X，Lei Z，Liu F Y，et al. Fabricating three-dimensional carbohydrate hydrogel microarray for lectin-mediated bacterium capturing[J]. Biosensors and Bioelectronics，2014，58：92-100.

[50] Li Q M，Fu Y C，Fang W H，et al. Electrochemical impedance immunosensor based on self-assembled monolayers for rapid detection of *Escherichia coli* O157：H7 with signal amplification using lectin[J]. Sensors，2015，15(8)：19212-19224.

[51] Ebrahim S，Reda M，Hussien A，et al. CdTe quantum dots as a novel biosensor for *Serratia marcescens* and Lipopolysaccharide[J]. Spectrochimica Acta Part A：Molecular and Biomolecular Spectroscopy，2015，150：212-219.

[52] Wan Y，Zhang D，Hou B. Monitoring microbial populations of sulfate-reducing bacteria using an impedimetric immunosensor based on agglutination assay[J]. Talanta，2009，80(1)：218-223.

[53] Katznelson H，Sutton M D. A rapid phage plaque count method for the detection of bacteria as applied to the demonstration of internally borne bacterial infections of seed[J]. Journal of Bacteriology，1951，61(6)：689-701.

[54] Lakshmanan R S，Hu J，Guntupalli R，et al. Detection of of *Salmonella typhimurium* using phage based magnetostrictive sensor-art. no. 62180Z[J]//Gardner P J，Fountain A W. Chemical and Biological Sensing VII. Bellingham：Spie-Int Soc Optical Engineering，2006：Z2180.

[55] Yao L，Haj-Hassan M，Ghafar-Zadeh E，et al. CMOS capacitive sensor system for bacteria detection using phage organisms. 2008 Canadian Conference on Electrical and Computer Engineering，Vols 1-4[C]. New York：Ieee，2008：836-839.

[56] Nikkhoo N，Gulak P G，Maxwell K. Rapid detection of *E. coli* bacteria using potassium-sensitive FETs in CMOS[J]. IEEE Transactions on Biomedical Circuits and Systems，2013，7(5)：621-630.

[57] Shabani A，Zourob M，Allain B，et al. Bacteriophage-modified microarrays for the direct impedimetric detection of bacteria[J]. Analytical Chemistry，2008，80(24)：9475-9482.

[58] Arya S K, Singh A, Naidoo R, et al. Chemically immobilized T4-bacteriophage for specific *Escherichia coli* detection using surface plasmon resonance[J]. The Analyst, 2011, 136(3): 486-492.

[59] Smietana M, Bock W J, Mikulic P, et al. Detection of bacteria using bacteriophages as recognition elements immobilized on long-period fiber gratings[J]. Optics Express, 2011, 19(9): 7971-7978.

[60] Chai Y T, Li S Q, Horikawa S, et al. Rapid and sensitive detection of *Salmonella typhimurium* on eggshells by using wireless biosensors[J]. Journal of Food Protection, 2012, 75(4): 631-636.

[61] Funatsu T, Taniyama T, Tajima T, et al. Rapid and sensitive detection method of a bacterium by using a GFP reporter phage[J]. Microbiology and Immunology, 2002, 46(6): 365-369.

[62] Oda M, Morita M, Unno H, et al. Rapid detection of *Escherichia coli* O157: H7 by using green fluorescent protein-labeled PP01 bacteriophage[J]. Applied and Environmental Microbiology, 2004, 70(1): 527-534.

[63] Kell A J, Stewart G, Ryan S, et al. Vancomycin-modified nanoparticles for efficient targeting and preconcentration of Gram-positive and Gram-negative bacteria[J]. ACS Nano, 2008, 2(9): 1777-1788.

[64] Wan Y, Zheng L, Sun Y, et al. Multifunctional semiconducting polymer dots for imaging, detection, and photo-killing of bacteria[J]. Journal of Materials Chemistry B, 2014, 2(30): 4818-4825.

[65] Chung H J, Reiner T, Budin G, et al. Ubiquitous detection of Gram-positive bacteria with bioorthogonal magnetofluorescent nanoparticles[J]. ACS Nano, 2011, 5(11): 8834-8841.

[66] Choi S K, Myc A, Silpe J E, et al. Dendrimer-based multivalent vancomycin nanoplatform for targeting the drug-resistant bacterial surface[J]. ACS Nano, 2013, 7(1): 214-228.

[67] Lin C C, Yeh Y C, Yang C Y, et al. Selective binding of mannose-encapsulated gold nanoparticles to type 1 pili in *Escherichia coli*[J]. Journal of the American Chemical Society, 2002, 124(14): 3508-3509.

[68] El-Boubbou K, Gruden C, Huang X. Magnetic glyco-nanoparticles: A unique tool for rapid pathogen detection, decontamination, and strain differentiation[J]. Journal of the American Chemical Society, 2007, 129(44): 13392-13393.

[69] Ning X, Lee S, Wang Z, et al. Maltodextrin-based imaging probes detect bacteria *in vivo* with high sensitivity and specificity[J]. Nature Materials, 2011, 10(8): 602-607.

[70] Backus K M, Boshoff H I, Barry C S, et al. Uptake of unnatural trehalose analogs as a reporter for *Mycobacterium tuberculosis*[J]. Nature Chemical Biology, 2011, 7(4): 228-235.

[71] Bruno J G, Carrillo M P, Phillips T. *In vitro* antibacterial effects of antilipopolysaccharide DNA aptamer-C1qrs complexes[J]. Folia Microbiologica, 2008, 53(4): 295-302.

[72] Li H, Ding X, Peng Z, et al. Aptamer selection for the detection of *Escherichia coli* K88[J]. Canadian Journal of Microbiology, 2011, 57(6): 453-459.

[73] Zelada-Guillén G A, Bhosale S V, Riu J, et al. Real-time potentiometric detection of bacteria in complex samples[J]. Analytical Chemistry, 2010, 82(22): 9254-9260.

[74] Pan Q, Zhang X, Wu H, et al. Aptamers that preferentially bind type IVB pili and inhibit human monocytic-cell invasion by *Salmonella enterica* serovar typhi[J]. Antimicrobial Agents and Chemotherapy, 2005, 49(10): 4052-

4060.

[75] Zelada-Guillén G A，Riu J，Düzgün A，et al. Immediate detection of living bacteria at ultralow concentrations using a carbon nanotube based potentiometric aptasensor[J]. Angewandte Chemie International Edition，2009，48(40)：7334-7337.

[76] Ma X，Jiang Y，Jia F，et al. An aptamer-based electrochemical biosensor for the detection of *Salmonella*[J]. Journal of Microbiological Methods，2014，98：94-98.

[77] Han S R，Lee S W. *In vitro* selection of RNA aptamer specific to *Salmonella typhimurium*[J]. Journal of Microbiology and Biotechnology，2013，23(6)：878-884.

[78] Labib M，Zamay A S，Kolovskaya O S，et al. Aptamer-based viability impedimetric sensor for bacteria[J]. Analytical Chemistry，2012，84(21)：8966-8969.

[79] Chang Y C，Yang C Y，Sun R L，et al. Rapid single cell detection of *Staphylococcus aureus* by aptamer- conjugated gold nanoparticles[J]. Scientific Reports，2013，3：1863-1869.

[80] Zelada-Guillén G A，Sebastián-Avila J L，Blondeau P，et al. Label-free detection of *Staphylococcus aureus* in skin using real-time potentiometric biosensors based on carbon nanotubes and aptamers[J]. Biosensors and Bioelectronics，2012，31(1)：226-232.

[81] Duan N，Wu S，Zhu C，et al. Dual-color upconversion fluorescence and aptamer-functionalized magnetic nanoparticles-based bioassay for the simultaneous detection of *Salmonella typhimurium* and *Staphylococcus aureus*[J]. Analytica Chimica Acta，2012，723：1-6.

[82] Chen F，Zhou J，Luo F，et al. Aptamer from whole-bacterium SELEX as new therapeutic reagent against virulent *Mycobacterium tuberculosis*[J]. Biochemical and Biophysical Research Communications，2007，357(3)：743-748.

[83] Ngubane N A C，Gresh L，Pym A，et al. Selection of RNA aptamers against the *M. tuberculosis* EsxG protein using surface plasmon resonance-based SELEX[J]. Biochemical and Biophysical Research Communications，2014，449(1)：114-119.

[84] Wulff G，Gross T，Schönfeld R. Enzyme models based on molecularly imprinted polymers with strong esterase activity[J]. Angewandte Chemie International Edition in English，1997，36(18)：1962-1964.

[85] Vlatakis G，Andersson L I，Müller R，et al. Drug assay using antibody mimics made by molecular imprinting[J]. Nature，1993，361(6413)：645-647.

[86] Glad M，Norrlöw O，Sellergren B，et al. Use of silane monomers for molecular imprinting and enzyme entrapment in polysiloxane-coated porous silica[J]. Journal of Chromatography A，1985，347：11-23.

[87] van Grinsven B，Eersels K，Akkermans O，et al. Label-free detection of *Escherichia coli* based on thermal transport through surface imprinted polymers[J]. ACS Sensors，2016，1(9)：1140-1147.

[88] Golabi M，Kuralay F，Jager E W H，et al. Electrochemical bacterial detection using poly(3-aminophenylboronic acid)-based imprinted polymer[J]. Biosensors and Bioelectronics，2016，93：87-93.

[89] Qi P，Wan Y，Zhang D. Impedimetric biosensor based on cell-mediated bioimprinted films for bacterial detection[J]. Biosensors and Bioelectronics，2013，39(1)：282-288.

[90] Budin G，Chung H J，Lee H，et al. A magnetic gram stain for bacterial detection[J]. Angewandte Chemie International Edition，2012，51(31)：7752-7755.

[91] Kuru E，Hughes H V，Brown P J，et al. *In situ* probing of newly synthesized peptidoglycan in live bacteria with fluorescent D-Amino acids[J]. Angewandte Chemie International Edition，2012，51(50)：12519-12523.

[92] Kuru E，Tekkam S，Hall E，et al. Synthesis of fluorescent D-amino acids and their use for probing peptidoglycan synthesis and bacterial growth *in situ*[J]. Nature Protocols，2015，10(1)：33-52.

[93] Zheng L，Wan Y，Yu L，et al. Lysozyme as a recognition element for monitoring of bacterial population[J]. Talanta，2016，146：299-302.

第 7 章 信号标记概述

7.1 引　　言

信号标记物是指可以标记靶点、系统、器官、组织、细胞及亚细胞结构或功能的改变或可能发生改变的物质，可用于疾病诊断、微生物感染或评价新疗法的有效性。

选择信号标记物有以下原则：①所选择的信号标记物必须具有一定的特异性；②所选择的信号标记物必须具有足够的灵敏度，即所选择的标记物的水平与外接触水平要有剂量反应关系，且在无害效应接触水平下仍能维持这种关系；③所选择的信号标记物分析的重复性及个体差异都在可接受的范围内；④所选择的信号标记物要有足够的稳定性，便于样品的运送、保存与分析。

信号标记物应该具有以下特性：①具有一定的敏感性，敏感性应高于一般生物检测指标，低剂量下就可测出，可微量操作；②具有反应的时间效应，反应要有一定的稳定时间，同时反应速率要快；③信号标记物在分子和生化水平上的效应要与高级生物学水平上的效应（如生长、繁殖）紧密相连，各级水平上的效应要有因果关系；④要求选取对受试生物损害较小的指标，技术易于掌握。

当前信号标记物主要可以分为三类：基于酶的信号标记物、基于荧光功能分子的信号标记物和基于纳米材料的信号标记物（图 7-1）。

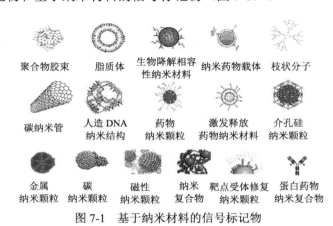

图 7-1　基于纳米材料的信号标记物

7.2　基于酶的信号标记技术

酶是指具有生物催化功能的高分子物质，在酶的催化反应体系中，反应物分子被称为底物，底物通过酶的催化转化为另一种分子。几乎所有的细胞活动都需要酶的参与，以提高效率。与其他非生物催化剂相似，酶通过降低化学反应的活化能（用 E_a 或 ΔG 表示）来加快反应速率，大多数的酶可以将其催化的反应速率提高上百万倍。酶作为催化剂，本身在反应过程中不被消耗，也不影响反应的化学平衡。与其他非生物催化剂不同的是，酶具有高度的专一性，只催化特定的反应或产生特定的构型。

酶信号标记物包括酶标记抗原和酶标记抗体。酶信号标记物质量的好坏直接关系免疫酶技术的成功与否，因此被称为关键的试剂。酶信号标记物中最常用的是酶标记抗体，由酶与特异性抗体经适当方法连接而成。高质量的酶标记抗体主要特征是纯度好、活性强及亲和力高。凡无毒性又能呈现有色化学反应的酶，原则上均可作为信号标记物。但作为信号标记物的酶应满足下列要求：①来源方便，易于纯化；②活性较高，性质稳定；③酶活性和用量能用简单方法测定。目前在免疫酶技术中常用的酶为辣根过氧化物酶和碱性磷酸酶，其次还有 β-半乳糖苷酶、葡糖氧化酶和溶菌酶等（表 7-1）。

表 7-1　基于酶信号标记物的生物传感器快速检测微生物种类一览表

酶种类	生物传感器类型	微生物种类	检测范围 /(CFU/ml)	检测限 /(CFU/ml)	参考文献
辣根过氧化物酶	磁性生物传感器	副溶血性弧菌 *Vibrio parahemolyticus*	$10^1 \sim 10^6$	10	[1]
	阵列电化学传感器	大肠杆菌 *E. coli*	$10^2 \sim 10^5$	1	[2]
	磁性生物传感器	铁还原菌 *Shewanella oneidensis*	$5.0 \times 10^3 \sim 5.0 \times 10^6$	5.0×10^3	[3]
	电化学生物传感器	大肠杆菌 *E. coli*	$10^2 \sim 10^4$	10^2	[4]
	化学发光传感器	大肠杆菌 O157：H7 *Escherichia coli* O157：H7	$4.3 \times 10^3 \sim 4.3 \times 10^5$	1.2×10^3	[5]
	磁性生物传感器	沙门氏菌 *Salmonella*	$10^5 \sim 10^7$	19	[6]
	磁性生物传感器	大肠杆菌 O157：H7 *Escherichia coli* O157：H7	$10^2 \sim 10^5$	10^2	[7]
	酶生物传感器	金黄色葡萄球菌 *Staphylococcus aureus*	$10^1 \sim 10^6$	9	[8]
	电化学生物传感器	大肠杆菌 *E. coli*	$2.0 \times 10^2 \sim 2.0 \times 10^6$	2×10^2	[9]
	磁性生物传感器	鼠伤寒沙门氏菌 *Salmonella typhimurium*	$0 \sim 10^4$	10	[10]
碱性磷酸酶	电化学生物传感器	牛分枝杆菌 *Mycobacterium bovis*	$10^4 \sim 10^6$	3.5×10^3	[11]
	噬菌体介导生物传感器	大肠杆菌 *E. coli*	—	2×10^5	[12]

续表

酶种类	生物传感器类型	微生物种类	检测范围 /(CFU/ml)	检测限 /(CFU/ml)	参考文献
碱性磷酸酶	电化学生物传感器	肠炎沙门氏菌 *Salmonella enterica*	$6.0 \times 10^2 \sim 6.0 \times 10^6$	600	[13]
	免疫层析生物传感器	大肠杆菌 *E. coli*	—	10^3	[14]
β-半乳糖苷酶	免疫试纸条	大肠杆菌 BL21 *E. coli* BL21	$10^2 \sim 10^7$	20	[15]
葡糖氧化酶	电化学生物传感器	大肠杆菌 O157：H7	$10^1 \sim 10^6$	$10^{1.72}$	[16]
溶菌酶	DNA 生物传感器	大肠杆菌 *E. coli*	$5 \times 10^1 \sim 5 \times 10^8$	50	[17]

7.2.1　辣根过氧化物酶

过氧化物酶，通常来源于辣根，因此称为辣根过氧化物酶（Horseradish Peroxidase，HRP），是临床检验试剂中的常用酶。该产品不但广泛用于多个生化检测项目，也广泛应用于免疫类试剂盒。过氧化物酶作为多个试剂盒显色体系的关键成分，对试剂盒的质量有重要影响。

辣根过氧化物酶比活性高、稳定、分子量小、易提纯，所以最为常用。辣根过氧化物酶广泛分布于植物中，辣根中含量高，它是由无色的酶蛋白和棕色的铁卟啉结合而成的糖蛋白，其糖含量占 18%。辣根过氧化物酶是由多个同工酶组成，分子量为 40 000，等电点为 3～9，酶催化的最适 pH 因供氢体的不同而稍有差异，一般在 pH 5 左右。辣根过氧化物酶的辅基和酶蛋白最大吸收光谱分别为 403 nm 和 275 nm，一般以 $OD_{403\,nm}/OD_{275\,nm}$ 的值 RZ（德文 Reinheit Zahl）表示酶的纯度。高纯度的酶的 RZ 应在 3.0 左右（最高可达 3.4），其中 RZ 越小，表明非酶蛋白含量就越高。

辣根过氧化物酶最早应用于酶联免疫反应中，用来检测病原微生物。Prusak-Sochaczewski 等研究了酶联免疫吸附测定对食品中沙门氏菌检测的适用性。他们用辣根过氧化物酶标记抗体，在检测系统中使用邻苯二胺作为底物，开发了用于检测鼠伤寒沙门氏菌的改进的 ELISA 方法，其过程需要 24 h 富集食物样品中的细菌，改进技术能够检测出 5×10^4 个沙门氏菌[18]。

辣根过氧化物酶结合磁珠的捕获与富集技术可获得高灵敏度的微生物检测方法。Sen 等提出使用微系统提取、捕获和检测土壤样品中的大肠杆菌 O157：H7，其用磁珠捕获富集的微生物，用辣根过氧化物酶识别和检测微生物。该系统采用提取和混合芯片、保留和反应芯片，以及检测芯片。提取和混合芯片直接从土壤样品中提取细菌溶液，并与磁珠混合。保留和反应芯片使用磁体捕获细菌并将其附着到微流控室中，随后细菌结合辣根过氧化物酶，其最终与底物溶液反应产生荧光团。检测芯片依靠微流控流动池和一对光纤来测量荧光团引起的荧光，荧光强度与土壤样品中的细菌浓度成正比[19]。

最近，辣根过氧化物酶与电化学技术结合，通过获得的电流信号来检测微生物。Halford 等报道了一种基于辣根过氧化物酶的直接检测和鉴定细菌的电化学生物传感器方法。该方法基于捕获和检测探针与核糖体 RNA 的夹心杂交。捕获探针负载到传感器表面，检测探针连接到辣根过氧化物酶上。将 3，3′，5，5′-四甲基联苯胺底物加入具有结合到其表面的捕获靶-检测器复合物的电极系统中时，底物被辣根过氧化物酶氧化并被工作电极还原，进而产生电流[2]。

7.2.2　碱性磷酸酶

碱性磷酸酶催化生物或化学分子脱掉 5′磷酸基团，使 5′-P 末端转换成 5′-OH 末端。

当前基于酶联免疫反应原理，可利用碱性磷酸酶作为酶标记物，检测病原微生物。Husson 等用碱性磷酸酶标记的大肠杆菌和志贺菌的特异性单克隆抗体识别病原微生物，并允许在临床样品中鉴定大肠杆菌。该方法共 4 个步骤：①通过使用温和的方式裂解细胞，在 10 min 内释放碱性磷酸酶；②将细胞裂解物转移到抗体包被表面；③加入磷酸对硝基苯酯底物；④在 410 nm 下检测碱性磷酸酶活性。在样品中检测到的大肠杆菌的比例如下：血培养物中为 91%，培养物分离物中为 95.4%，尿样品中为 96.8%[20]。

碱性磷酸酶可与磁性颗粒结合来检测大肠杆菌。例如，用碱性磷酸酶标记的抗体来检测大肠杆菌 O157：H7，先用大肠杆菌 O157：H7 抗体标记目标细菌，然后使用免疫磁珠或抗体标记的链霉亲和素包被的磁珠捕获大肠杆菌。将免疫磁珠捕获的细菌洗涤并分配到微量培养板中，再分析碱性磷酸酶对硝基-苯酚磷酸盐的酶催化水解。这种方法被应用于检测牛肉汉堡包中的细菌[21]。

7.2.3　β-半乳糖苷酶

β-半乳糖苷酶（GAL）是细胞溶酶体中的水解酶，在肾近曲小管上皮细胞中含量较高。尿中 GAL 活性可反映肾实质，特别是肾小管的早期损伤，与尿中 N-乙酰-β-D-氨基葡萄糖苷酶（NAG）一同测定作尿酶谱分析，有助于病程观察和预后评价。对遗传学领域来说，其对人类 β-半乳糖苷酶缺陷病的诊断（包括产前诊断）和基础研究也是重要的指征。

最近，研究者使用氯酚红-β-D-吡喃半乳糖苷（CPRG）作为显色物质来检测微生物。Sicard 等探索聚-L-精氨酸在溶液中络合时释放的氯酚红的荧光响应，通过氯酚红的磺酸根基团发生结合，导致电荷转移，形成复合物。该方法的主要优点是能够利用光谱红色端的激发和发射波长进行检测，避免了使用紫外线吸收染料如 4-甲基伞形基-β-D-吡喃半乳糖苷时造成的干扰，用于快速和灵敏地检测大肠杆菌，适用于饮用水规定限值测试[22]。

乳糖加工可能在乳糖不耐症中起作用。β-半乳糖苷酶是催化结肠中乳糖发酵第一步的细菌酶。He 等提出一种方法来区分和鉴定粪便中是否具有 β-半乳糖苷酶活性的细菌，其结合了菌落过滤试验并将 5-溴-4-氯-3-吲哚基-β-D-吡喃半乳糖苷（X-gal）作为底物用于区分和荧光原位杂交技术鉴定。该方法适用于来自非持久性受试者粪便的乳糖酶。在 28 个粪便样品中，发现总培养细菌的 80.6%具有 β-半乳糖苷酶活性，这表明细菌 β-半乳糖苷酶在结肠中的含量是丰富的[23]。

7.2.4　葡糖氧化酶

葡糖氧化酶是食品工业中一种重要的工业用酶，广泛用于食品脱氧、面粉改良、防止食品褐变等方面，在食品快速检测及生物传感器上也有广泛应用。

1967 年，Updike 与 Hicks 首次将葡糖氧化酶膜覆盖在铂电极上制成酶传感器，用于定量检测血清中葡萄糖的含量，成功地制成了第一支葡萄糖生物传感器。葡糖氧化酶是生物大分子，其氧化还原活性中心被包埋在酶蛋白分子里面，它与电极表面直接进行电子传递比较困难，即使能够进行，传递速率也很低。电子传递介体的引入克服了这一缺陷，它的作用就是把葡糖氧化酶氧化，使之再生后循环使用，而电子传递介体本身被还原。Morales 等使用大肠杆菌作为模型细菌，优化生长培养基的组成，向培养基中加入浓度为 4.0×10^{-4} mol/L 的葡萄糖，在孵育 7 h 后达到 6.5 CFU/ml 的检测限，细菌的检测不影响生物传感器的寿命。证明了在复合生物传感器的葡萄糖消耗测量中检测金黄色葡萄球菌和霍乱沙门氏菌的可行性[24]。

Zhang 等使用葡糖氧化酶和漆酶的双重信号扩增检测大肠杆菌 O157：H7。与基于辣根过氧化物酶的生物传感器相比，漆酶在强碱性介质中表现出高催化活性，与鲁米诺系统相兼容。其进一步使用大肠杆菌 O157：H7 抗体-葡糖氧化酶复合物催化底物葡萄糖，产生过氧化氢。通过测量过氧化氢形成后的荧光强度来检测大肠杆菌 O157：H7[5]。

7.2.5　溶菌酶

溶菌酶（Lysozyme）又称胞壁酸酶（Muramidase）或 N-乙酰胞壁质聚糖水解酶（N-acetylmuramide glycanohydrlase），是一种能水解致病菌中糖胺聚糖的碱性酶，主要通过破坏细胞壁中的 N-乙酰胞壁酸和 N-乙酰氨基葡糖之间的 β-1，4 糖苷键，使细胞壁不溶性糖胺聚糖分解成可溶性糖肽，导致细胞壁破裂内容物逸出而使细菌溶解。溶菌酶还可与带负电荷的病毒蛋白直接结合，与 DNA、RNA 及脱辅基蛋白形成复盐，使病毒失活。因此，该酶具有抗菌、消炎、抗病毒等作用。

溶菌酶可与 DNA 结合作为功能化探针来检测微生物的基因片段。本书将特异性 DNA 链作为目标链，验证了 DNA-溶菌酶连接产物的合成及对整个平台的可行性检测。在没有 DNA-溶菌酶连接产物或目标 DNA 链存在的条件下，整个平台没有产生荧光信号。相反，在有 DNA-溶菌酶连接产物或目标 DNA 链存在的条件下，整个平台产生了较强的荧光信号，这说明，DNA-溶菌酶连接产物不仅保持了溶菌酶的催化特性，同时保持了 DNA 链超强的特异性连接性能[16]。

7.3　基于荧光功能分子的信号标记技术

荧光功能分子是指在紫外-可见-近红外区有特征荧光，并且其荧光性质（激发和发射波长、强度、寿命、偏振等）可随所处环境的性质如极性、折射率、黏度等改变而变化的一类荧光性分子。目前常用的荧光探针有荧光素类探针、分子信标等。荧光探针除应用于核酸和蛋白质的定量分析外，在核酸染色、DNA 电泳、核酸分子杂交、定量 PCR 技术及 DNA 测序方面都有着广泛的应用。目前，检测荧光探针的方法主要有单点测定和电荷耦合装置（CCD）荧光成像（包括用于微区分析的激光扫描共聚焦显微镜成像）。由于光电倍增管点扫描时间较长，激光照射强度高，很难抓住荧光的早期变化，而 CCD 荧光成像的面阵大，成像视野广，成像时间可以调节，检测效果比较好。

7.3.1　荧光素类探针

1. 异硫氰酸荧光素

异硫氰酸荧光素（Fluorescein Isothiocyanate，FITC）纯品为黄色或橙黄色结晶粉末，易溶于水和乙醇溶剂。FITC 有两种异构体，其中异构体 I 在效率、稳定性及与蛋白质结合等方面的性能更优良。FITC 分子量为 389.4，最大吸收光波长为 490～495 nm，最大发射光波长为 520～530 nm，呈现明亮的黄绿色荧光。FITC 在冷暗干燥处可保存多年，是目前应用最广泛的荧光素。其主要是利用了人眼对黄绿色较为敏感的特点，通常切片标本中的绿色荧光少于红色。

2. 四乙基罗丹明

四乙基罗丹明（Rhodamine B，RB200）为橘红色粉末，不溶于水，易溶于乙醇和丙酮，性质稳定，可长期保存。最大吸收光波长为 570 nm，最大发射光波长为 595～600 nm，呈现橘红色荧光。

3. 四甲基异硫氰酸罗丹明

四甲基异硫氰酸罗丹明（Tetramethyl Rhodamine Isothiocynate，TRITC）为罗丹明的衍生物，是紫红色粉末，较稳定。最大吸收光波长为 550 nm，最大发射光波长为 620 nm，呈现橙红色荧光，与 FITC 的黄绿色荧光对比鲜明，可配合用于双重标记或对比染色。因其荧光猝灭慢，也可用于单独标记染色。

4. 酶作用后产生荧光的物质

某些化合物本身无荧光效应，一旦经酶作用便形成具有强荧光的物质。例如，4-甲基伞酮-β-D 半乳糖苷受 β-半乳糖苷酶的作用分解成 4-甲基伞酮，产物可发出荧光，激发光波长为 360 nm，发射光波长为 450 nm。其他如碱性磷酸酶的底物 4-甲基伞酮磷酸盐和辣根过氧化物酶的底物对羟基苯乙酸等均可与酶作用后产生具荧光的物质。

5. 镧系螯合物

某些 3 价稀土镧系元素如铕（Eu3）、铽（Tb3）、铈（Ce3）等的螯合物经激发后也可发射特征性的荧光，其中以 Eu3 应用最广。Eu3 螯合物的激发光波长范围宽，发射光波长范围窄，荧光衰变时间长，最适合用于分辨荧光免疫测定。

6. 藻红蛋白

藻红蛋白（P-phycoerythrin，PE）是在红藻中发现的一种可进行光合作用的自然荧光色素，是分子质量为 240 kDa 的蛋白质，最大吸收峰为 564 nm，当使用 488 nm 激光激发时其发射荧光峰值约为 576 nm，对于单激光器的流式细胞仪来说，推荐使用（585±21）nm 的带通滤光片，双激光器的流式细胞仪推荐使用（575±13）nm 的带通滤光片。FL2 探测器可检测 PE。

7. 多甲藻叶绿素蛋白

多甲藻叶绿素蛋白（PerCP）是在甲藻和薄甲藻的光学合成器中发现的，是一种蛋白复合物，分子质量约为 35 kDa，最大激发光波长在 490 nm 附近，当被波长 488 nm 氩离子激光激发后，发射光的波长约为 677 nm。FL3 探测器可检测 PerCP。

8. 碘化丙啶

碘化丙啶（Propidium Iodide，PI）可选择性地嵌入核酸（DNA、RNA）的双螺旋碱基对中。在对 DNA 染色时，需用 RNase 对细胞进行处理，以排除 RNA 对 DNA 荧光定量精度的影响。在 488 nm 激光激发下，PI 的发射光波长为 610～

620 nm。FL2 探测器可检测 PI。

9. BODIPY 类荧光素

BODIPY 类荧光素是由 Molecular Probes 公司开发，用来替代那些有部分缺陷的传统荧光素，普遍具有荧光产量高、pH 敏感性低（无离子变化）、光稳定性强及发射波谱窄的优点，已被广泛用于核酸、脂肪酸、磷脂及各种受体的检测中。同时，由于 BODIPY 类荧光素在电泳过程中对序列片段影响小，故已被逐渐用于 DNA 自动测序的过程中。但相对而言，BODIPY 类荧光素并不特别适合标记蛋白质。

7.3.2　分子信标

分子信标（Molecular Beacon，MB）是一种在 5′和 3′末端自身形成一个 8 个碱基对左右的发夹结构的茎环双标记寡核苷酸探针，两端的核酸序列互补配对，因此标记在一端的荧光基团与标记在另一端的猝灭基团紧紧靠近，发生光诱导电子转移导致荧光基团荧光被猝灭。分子信标的茎环结构中，"环"一般为 15～30 个核苷酸的长度，并与目标序列互补；"茎"一般为 5～7 个核苷酸的长度，并相互配对形成茎的结构。标记分子信标的荧光基团标记在探针的一端，猝灭剂则标记在另一端。在复性温度下，在模板不存在时形成茎环结构，加热变性会使互补配对的茎环双链解开，如果有模板存在"环"序列将与模板配对。与模板配对后，分子信标将成链状而非发夹状，使得荧光基团与猝灭剂分开。当荧光基团被激发时，因猝灭作用被解除，发出激发光子。荧光强度与溶液中模板的量成正比。该探针可用于 PCR 定量分析。

对于标记分子信标来说，自由状态时，发夹结构的两个末端荧光分子与猝灭分子距离较小（约为 7～10 nm）。此时发生荧光共振能量转移，使荧光分子发出的荧光被猝灭分子吸收并以热能的形式散发，荧光几乎完全被猝灭，荧光本底极低。当分子信标与序列完全互补的靶标分子结合形成双链杂交体时，信标茎干互补区被拉开，荧光分子和猝灭分子距离增大。根据 Foerster 理论，中心荧光能量转移效率与二者距离的 6 次方成反比。杂交后，分子信标的荧光几乎 100% 恢复，且所检测到的荧光强度与溶液中靶标的量成正比。免标记分子信标是通过反应后分子信标被打开，原本封闭在茎部的特定的能与染料结合的 DNA 序列被释放出来并与染料结合，造成检测信号的变化，进而对目标分子进行检测。目前检测信号通常有比色和荧光两种。

分子信标的设计一般包括三个部分：①环状区：一般为长度 15～30 个碱基对的序列，能与目标分子特异性结合；②信标茎干区：通常为长度 5～8 个碱基对的互补序列，茎干区与杂交后环状区-目标分子的双链结构之间呈热力学平衡关系，使分子信标的杂交特异性明显高于常规的线状探针；③荧光基团和猝灭基团：荧光基团一般连接在分子信标的 5′端，猝灭基团连接在 3′端。分子信标中常用 4-(4′-二甲基氨基偶氮苯基)苯甲酸（DABCYL）作为猝灭基团，得克萨斯红（Texas Red）、荧光素（Fluoresein）等作为荧光基团。

特定 DNA 序列的检测在许多领域中都有重要作用，其应用包括临床诊断、环境、生物和食品等领域。基因序列的分析和基因多态性的研究在检测转基因材料中起主要作用，增加了诊断的可靠性。生物传感器技术提供了高选择性的基因修饰生物杂交的实时监测技术。这种独特的发夹结构和信号机制为 MB 提供了几个优点。作为敏感、无标记的检测工具，MB 已被应用于遗传学、疾病机制、分子相互作用、聚合酶链反应和连接酶反应的实时监测研究等领域。MB 还可用于各种生物技术（如监测酶切割和 DNA 点突变的检测），可以与靶序列形成杂交体，所述靶序列与探针序列完全互补并可以区分单个错配核苷酸的存在。它们也可以区分遗传等位基因和识别单核苷酸多态性是否存在。MB 的特征已被有效地用于生物体的突变状态或基因分型、药物发现和与点突变相关的遗传疾病的研究。MB 已经被应用在各种条件下检测病毒、细菌和其他微生物，以及检测食源性病原体。

近红外荧光探针通过可切割的肽与猝灭剂连接。肽用作蛋白酶的特异性配体，切割后，激活并检测近红外染料的荧光。使用与绿色荧光蛋白和红色荧光蛋白融合的可切割肽进一步进行基于 FRET 的蛋白酶测定。在 SNP 的分析中使用 MB 存在一些限制，因为没有在检测之前对目标物质进行预标记的过程。应当指出，在将 MB 结合到含有 SNP 的靶上时形成的双链体的去稳定化不足以防止"茎"变性，特别是因为"茎"仅通过少量的碱基对结合在一起。

Bélanger 等使用热循环仪研制了快速实时荧光 PCR 方法，用于检测产生志贺毒素的大肠杆菌，以及其他产生志贺毒素的细菌。他们通过多序列比对设计了两对 PCR 引物，能够有效地扩增志贺毒素基因 Stx1 和 Stx2 的所有变体。此外，还使用具有不同荧光团的两种分子信标来作为每个扩增子的特异性内部探针。结果表明用来自不同位置的多种 STEC 菌株的纯化基因组 DNA 进行测定，可达到每个 PCR 约 10 个基因组拷贝的分析灵敏度，该结果是通过测试 27 个患者的粪便样品进行的验证。在这些样品中，26 个 Stx1 或 Stx2 的 PCR 结果呈阳性。与培养结果相比，灵敏度和阴性预测值均为 100%，特异性为 92%，阳性预测值为 96%。这种实时 PCR 测定法简单、快速、灵敏、具有特异性，并且允许直接从粪便样品检测所有产生志贺毒素的细菌[25]。Cao 等使用分子信标在高度特异性的均相溶液中分析 RNA[26]，采用作为信号报告物的分子信标探针，以及具有与报告物和分析的 RNA 互补的片段的两条 DNA 衔接子链，其中一条衔接子链使用其长的 RNA 结合臂来解旋 RNA 的二级结构，另一条具有短 RNA 结合臂的衔接子链仅与完全互补的位点杂交，以此提高识别特异性，实时检测大肠杆菌 16S rRNA，检测限为 0～0.1 nmol/L。通过将枯草芽孢杆菌与大肠杆菌 16S rRNA 序列的区分来证明分析的高特异性[26]。Gerasimova 等提出一种基于使用等速电泳和分子信标的快速检测和鉴定细菌性尿道感染的技术。从细菌裂解物中直接提取 16S rRNA，使用分子信标来实现细菌特异性序列的检测。该方法可在细菌培养物及临床的患者尿液样品中检测到大肠杆菌[27]。Xi 等提出使用 DNA 和肽核酸（PNA）分子信标作为微流控设备中的敏感指标，可用于在聚二甲基硅氧烷微流控装置中实时定量研究杂交动力学，也可用于实时研究 rRNA 目标在微流控通道的杂交动力学，使用 PNA 分子信标作为检测探针能够开发集成的荧光传感器，用于快速现场检测、定量环境和临床样品中的微生物病原体鉴定[28]。

7.4　基于纳米材料的信号标记技术

　　纳米技术是用单个原子、分子制造物质的科学技术，其主要针对的是尺寸为 1～100 nm 的颗粒，该尺寸处在以原子、分子为代表的微观世界和宏观物体交界的过渡区域，这样的系统既非典型的微观系统亦非典型的宏观系统，突出表现为表面效应、体积效应、量子效应和宏观量子隧道效应。当前，研究者们认为纳米颗粒在生物医学、光学、电子学等领域均具有广泛的应用潜力，进而在这方面作了比较多的研究。纳米颗粒因具有一些不同于宏观物质的特性，受到了科研工作者的关注。研究者们观测到纳米颗粒具有一些和尺寸相关的物理性质，如半导体纳米颗粒的量子束缚。

　　纳米探针是一种能探测单个活细胞的新型超微生物传感器，探头尺寸为纳米量级（1～100 nm）。作为生物传感技术领域迅猛发展起来的一种新型传感器，纳米探针具有体积小、能在细胞内实时测量、对细胞无损伤或微损伤等诸多特点，是研究单细胞最基本的技术，在生物、医学、环境监测等领域得到了广泛应用（表 7-2）。

表 7-2　基于纳米材料的信号标记技术检测微生物

纳米材料类型	检测原理	微生物种类	检测范围/(CFU/ml)	检测限/(CFU/ml)	参考文献
纳米金	抗原抗体识别	大肠杆菌 O157：H7 E. coli O157：H7	$10^1\sim10^6$	10	[29]
	抗原抗体识别	沙门氏菌 DT104 Salmonella DT104	$10^2\sim10^7$	100	[30]
	静电作用	大肠杆菌 O157：H7 E. coli O157：H7	$1\times10^3\sim4\times10^3$	100	[31]
	静电作用导致拉曼光谱分析	大肠杆菌 DH5α E.coli DH5α	$1.1\times10^7\sim1.3\times10^8$	—	[32]
	适配体识别	金黄色葡萄球菌 Staphylococcus aureus	$10^2\sim10^4$	100	[33]
	核酸探针杂交	副溶血性弧菌 Vibrio parahaemolyticus	$10^2\sim10^7$	100	[34]

纳米材料类型	检测原理	微生物种类	检测范围 / （CFU/ml）	检测限 / （CFU/ml）	参考文献
量子点	生物素与亲和素介导的抗原抗体识别	大肠杆菌 O157：H7 *E. coli* O157：H7	$5.2 \times 10^6 \sim 3.3 \times 10^8$	—	[35]
	Zn-DPA-微生物磷脂膜识别	大肠杆菌 K12 *E. coli* K12		—	[36]
	甘露糖识别微生物	大肠杆菌 *E. coli*	$10^4 \sim 10^8$	10^4	[37]
	抗原抗体识别	金黄色葡萄球菌 *Staphylococcus aureus*	$10^3 \sim 10^6$	10^3	[38]
	抗体免疫磁分离	牛分枝杆菌 *Mycobacterium bovis*	$10^3 \sim 10^8$	10^3	[39]
	适配体识别	大肠杆菌 O157：H7 *E. coli* O157：H7	—	100	[40]
	抗体免疫磁分离	鼠伤寒沙门氏菌 *Salmonella typhimurium*	$2.9 \times 10^3 \sim 2.9 \times 10^7$	10^3	[41]
磁性纳米材料	核酸探针杂交	大肠杆菌 *E. coli*	$10^0 \sim 10^8$	1	[42]
	疫苗介导识别	结核分枝杆菌 *Mycobacterium tuberculosis*	$10^1 \sim 10^3$	6	[43]
	疫苗介导识别	结核分枝杆菌 *Mycobacterium tuberculosis*	$50 \sim 10^4$	50	[44]

7.4.1　纳米金

　　纳米金是指金的微小颗粒，通常在水溶液中以胶体金的形态存在。最经典的制备纳米金的方法是柠檬酸钠还原法[45]。根据还原剂的种类和浓度的不同，可以在实验室条件下制备出不同粒径的纳米金，并且方法简单、原料成本低。纳米金在 510～550 nm 可见光谱范围内有一定吸收峰，吸收波长随金颗粒直径增大而增加。当粒径逐渐增大时，其表观颜色依次呈现出淡橙黄色（<5 nm）、酒红色、深红色和蓝紫色。纳米金的性质主要取决于颗粒的直径及其表面特性。由于其直径为 1～100 nm，而大多数重要的生物分子（如蛋白质、核酸等）的尺寸都在这一尺度范围内，所以可以利用纳米金作探针进入生物组织内部探测生物分子的生理功能，进而在分子水平上揭示生命过程，它独特的颜色变化也是其应用于生物化学的重要基础。

　　纳米金由于其良好的生物相容性和无毒副作用，近年来被广泛应用于生物分析化学领域，已在生物分子标记和检测、纳米生物传感器和纳米生物芯片等技术的开发和应用方面取得了重要的进展。纳米金之所以被广泛应用于微生物检测，是因为纳米金作为信号标记物可提供一种简单、快速的颜色诊断的方法。绝大多数实验依赖于表面等离子共振的原理来检测纳米材料聚集状态的变化。纳米金的尺寸和形貌决定了其吸收峰值，球形的纳米材料（9～99 nm）吸收峰为 517～575 nm。棒状纳米金具有两个吸收峰，一个是横带，约为 520 nm，另一个是竖带，在红外区。对于生物传感器技术来说，竖带的吸收峰更加灵敏。星状纳米金也被用于微生物比色检测，其吸收峰依赖于颗粒尺寸和聚合度。小的颗粒更加稳定，大的颗粒灵敏度更高，因此颗粒尺寸的优化是非常重要的。通常球形纳米金（13～20 nm）吸收峰为 520 nm，用于微生物的检测。

　　吸收峰波长对于两个颗粒之间距离非常敏感。一旦聚集，单个颗粒的表面等离子共振偶联在一起，且吸收谱产生移动，当移动足够大的时候就会导致颜色的变化，这有利于便携式诊断。随着尺寸的增加，吸收峰波长展示红移，最初非聚集状态下的纳米材料是红色，随着纳米颗粒聚集，展示蓝色。带负电荷（柠檬酸）的纳米金和带正电荷（CTAB）的纳米金是非常稳定的。如果加入盐（NaCl），纳米材料之间的静电排斥则会被屏蔽，进而导致纳米材料聚集和显色，见图 7-2。

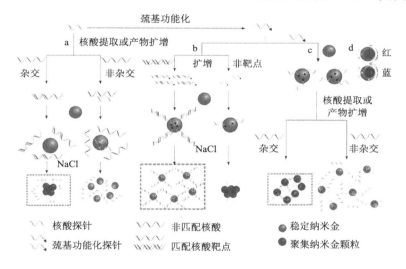

图 7-2　用功能化或非功能化纳米金快速检测微生物核酸 DNA 示意图[46]

a. 使用非功能化纳米金检测非巯基 DNA 探针，b. 使用非功能化纳米金检测巯基 DNA 探针，
c. 用功能化纳米金检测巯基探针对，d. 纳米金数字成像

1. 非功能化纳米金检测微生物

　　可通过加入 NaCl 这种非功能化纳米金来检测微生物基因扩增产物。在盐存在的条件下，纳米金将会聚集进而导致溶液颜色从红色变为蓝色，除非纳米金能够被核酸稳定。目前，两种方法被用于稳定纳米金：一种方法是核酸吸附在纳米金表面，或者巯基末端核酸探针与纳米金复合物与靶点核酸杂交；另一种方法是带电荷的纳米金与靶点核酸反应导致纳米材料聚集。

　　来自微生物的 DNA 吸附到纳米金表面可用于检测微生物。沙门氏菌属是一大群寄生于人类和动物肠道内且生化反应和抗原构造相似的革兰氏阴性菌的统称。FDA 要求在食品药品管理中必须进行沙门氏菌的诊断和检测，对于管理者来说需要一种高灵敏度方法来检测低水平的病原微生物。Prasad 等利用单链 DNA 探针与非功能化纳米金结合研制出一种显色反应，以检测经过 PCR 扩增的微生物靶点 DNA。他们进一步用这种基于 PCR 的显色反应检测了不同食物样本。相对于传统对照培养方法来说，该方法的显色反应特异性和灵敏度分别为 89.15%和99.04%。检测食物中沙门氏菌的时间为 8 h，灵敏度比凝胶电泳技术灵敏度高 10倍[45]。Deng 等进一步发现 DNA 长度超过 100 个碱基对时，其能够避免盐导致15nm 的纳米金颗粒聚集，颜色信号响应能够用肉眼观察到[46]。

巯基修饰探针与非功能化纳米金材料结合是检测微生物 DNA 的主要方法。沙眼衣原体是微生物，可引起生物疾病，其毒力蛋白编码基因与巯基修饰的探针结合，可用 13 nm 的纳米金材料响应以检测人尿液样本[47]。研究者在 PCR 扩增微生物靶点基因过程中，加入了巯基功能化的引物。PCR 扩增之后，再加入未修饰的纳米金材料，进而使巯基功能化 DNA 与纳米金材料形成稳定的复合物，携带有大量负电荷的长链 DNA 能够加强纳米金材料之间静电排斥和空间位阻，避免纳米金材料聚集。Fu 等用同样的方法来检测沙门氏菌和假单胞李斯特菌，两种病原微生物检测限分别是 0.015 ng/ml 和 0.013 ng/ml[48]。

借助巯基季铵盐的作用能够显著催化纳米金材料产生聚集。Liu 等借助乙酰胆碱酶催化产生的巯基季铵盐使非功能化纳米金聚集显色来检测病原微生物。其首先把乙酰胆碱酶与微生物抗体偶联，这种乙酰胆碱酶能够催化底物硫代乙酰胆碱，产生硫代胆碱。硫代胆碱能够导致带负电纳米金材料产生聚集，从而使纳米金从红色变为蓝色[49]。非功能化纳米金材料具有一定的优势，比如，只需要一步反应即可完成实验，简化了实验步骤。目前这种方法的主要限制是盐的浓度优化，需要避免纳米金颗粒的聚集。

2. 核酸功能化纳米金检测微生物基因片段

纳米金容易与巯基功能化的核酸探针共价交联，形成核酸功能化纳米金探针。目前主要有两种方法得到了广泛应用：一是用盐诱导功能化探针聚集。这种方法结合靶点 DNA，在高盐度条件下形成双螺旋结构。如果在没有靶点 DNA 的情况下则会产生聚集。二是用两个 DNA 探针来捕获和检测靶点分子：①两种不同类型的核酸功能化纳米金探针与靶点 DNA 混合，如果有靶点分子存在，则会产生聚集，其他情况下胶体溶液保持稳定；②纳米金标记信号放大则是利用纳米金催化银沉淀，具体来讲就是捕获探针首先负载靶点 DNA，然后检测探针标记纳米金连接到靶点 DNA 末端，再加入银增强溶液来放大信号[50]。

对于单探针纳米金材料来说，Bruno 等设计了靶向 *M. tuberculosis* 的 *rpoB* 基因探针的纳米金颗粒（14 nm），这种功能化纳米金材料能够鉴定堪萨斯分枝杆菌。

为了进行多样本的分析和检测，其采用蜡基油墨制作成 384 孔的纸质微孔板[51]。Chan 等设计了 23S rRNA 和 *mecA* 等靶点的纳米金探针来检测耐甲氧苯青霉素的金黄色葡萄球菌。这种方法的灵敏度和检测限与实时 PCR 实验相当，但成本更低[52]。RNA 探针也被用于单探针纳米金材料检测微生物，Mollasalehi 首先用 NASBA 扩增技术扩增 *Salmonella enterica* serovar typhimurium 的 RNA，用其匹配的 RNA 探针负载的纳米金材料来检测病原微生物[53]。有研究者利用适配体来识别整个微生物细胞。Wu 等在纳米金表面修饰针对特定微生物识别的适配体，当加入 *E. coli* O157：H7 或 *S. typhimurium* 时，检测体系的颜色就会发生变化[54]。

对于双探针纳米金检测微生物来说，Gill 等设计了针对 *Helicobacter pylori* 的 *Ure C* 基因的靶点两端的纳米金探针，同时也借助嗜热的解旋酶依赖性等温扩增来扩增靶点 DNA[55]。Jyoti 等设计了一对靶向 *E. coli* O157：H7 的 *Stx2* 基因的纳米金探针，通过可视化显色来鉴定微生物[56]。Majdinasab 等研制了一对靶向 *S. typhimurium* 的 *inv A* 基因来检测病原微生物，通过 PCR 对照实验发现这个实验特异性非常好，并且灵敏度能够和凝胶电泳媲美。大多数实验专注于单个微生物检测，最近也有研究者设计纳米金探针检测多种微生物，利用 16S rDNA 序列来作为检测靶点[57]。Wang 等设计了一对靶向 16S rDNA 的 12 个碱基对的纳米金探针，这种方法可以检测 *Pseudomonas aeruginosa*、*Staphylococcus aureus*、*Staphylococcus epidermidis*、*Klebsiella pneumoniae*、*Serratia marcescens* 和 *Bacillus cereus*。这种方法采用通用的探针来检测微生物，但是不能确定污染微生物种类[58]。功能化的纳米金材料增加了其应用范围，如基于溶液体系方法和基于免疫层析方法的检测。功能化纳米金材料的主要限制在于纳米金的修饰和改造很容易产生聚集。

3. 蛋白功能化纳米金检测微生物

蛋白功能化纳米金能够检测特定的病原微生物。抗体-抗原结合导致微生物周围纳米金聚集，进而产生颜色变化。另外一种常用方法类似传统酶联免疫反应，蛋白功能化纳米金作为信号催化标记物，进一步增强信号和显色。

当前，侧流免疫层析法检测微生物主要基于纳米金颜色信号的变化，这种方法的灵敏度低于传统酶学的层析方法。Cho 等借助于亲和素和生物素相互作用来增强纳米金材料检测微生物的灵敏度，测试卡能够检测 *E. coli* O157：H7（100 CFU/ml），通过相应的信号放大技术，检测的灵敏度可以增加 1000 倍。他们测试了 19 种不同微生物，证明这种测试卡具有很好的特异性[59]。

传统的酶联免疫反应对于低浓度的病原微生物并不敏感。Seo 等借助抗体修饰的核酸-纳米金复合物作为信号靶点来检测兔热病杆菌。与 ELISA 反应类似，病原微生物首先吸附在 96 孔板上，再加入抗体交联的 DNA 修饰的纳米金。用二硫苏糖醇来释放纳米金表面的 DNA，加入与 DNA 匹配的 RNA 探针，这个 RNA

探针含有 FITC 荧光素分子和荧光猝灭基团。一旦 RNA 探针和释放的 DNA 结合，最后加入 RNase H 裂解 RNA 探针，导致荧光产生。这种方法的灵敏度比传统 ELISA 高 37 倍[60]。

借助磁性颗粒富集分离技术，Wang 等首先用抗体功能化磁性颗粒从样本中分离出 E. coli O157：H7，再与抗体功能化纳米金结合，最后通过测量吸附在微生物表面的纳米金的量，进而测量微生物浓度，这种方法的灵敏度是 10 CFU/ml，检测限范围为 10～10^6 CFU/ml[29]。相对于传统方法，这种方法的检测时间能够缩短到 1 h。抗体标记纳米金材料能够直接检测微生物细胞，减少了样本准备步骤，可以快速检测微生物。相对于 ELISA 反应，这种方法制备的免疫层析卡使用方便，无须任何复杂的操作。

4. 小分子功能化纳米金检测微生物

除了蛋白质和核酸，一些基于静电作用、共价交联或受体介导相互作用的小分子也被用于负载到纳米金表面，进而用于检测病原微生物。小分子负载到纳米金表面，在特定的微生物表面聚集，从而导致溶液颜色发生变化。

通常，小分子功能化纳米金是通过基于带有巯基的化合物直接与纳米金胶体反应制备得到的。Raj 等利用半胱氨酸的巯基与纳米金结合，制备得到带有正电荷的纳米金胶体，半胱氨酸功能化纳米金能够与 E. coli O157：H7 细胞静电吸引，纳米金等离子吸附则会产生红移[31]。Pylaev 等利用 CTAB 功能化的纳米金检测微生物靶点 DNA。DNA 探针被吸附到 CTAB-功能化纳米金表面，进而来检测 B. anthracis。小分子与纳米金的共价交联也被用于多种微生物检测[61]。Su 等在纳米金表面负载一层纳米铂，纳米铂具有过氧化物酶活性，其催化 TMB 显色。纳米金-铂复合物与微生物结合，再加入 TMB 和双氧水，来检测微生物浓度[62]。

为了使纳米金在临床中得到使用，有必要简化检测过程，并使其对用户友好。当前要实现这一目标，存在以下几种可能：使用基于免疫侧吸测试条的检测、基于手机的检测器和一次性微流控芯片。其中基于免疫侧吸测试条的传感器便宜且易于使用，直接将条带的颜色与参照标准进行比较。为了拓宽检测的范围，建议使用多种形状和尺寸的纳米金，使得可以检测每种感兴趣的病原体。这种颜色输出也可以结合手机进行比色分析，目前 Smith 等研制的用于敏感测定领域的手机光谱仪正在开发中。由于手机被广泛使用，这样的光谱仪可以更容易地由公众操作；便携式检测器的另一种可能性是使用一次性微流控装置，该装置可使所有检测部件包括在芯片内。此外，通过在纸基微流控装置纳入纳米金，可以提高其灵敏度和准确性，用户可以通过单个按钮的按压就能够获得理想结果，减少测定时间和简化生物传感器，将其应用于复杂介质是未来研究的方向之一。

7.4.2　量子点

　　量子点是指激子在空间三个维度上都被束缚，性质介于宏观半导体物质与分散单分子之间的半导体纳米颗粒。在胶体环境中，人们可以合成多种量子点，包括 CdSe、CdS、InAs 和 InP 等。如果量子点直径为 2～10 nm（相当于 10～50 个原子排成一排的长度），则一个量子点内总共包含的原子数目为 100～100 000 个。胶体合成法相对简单、便宜、低毒害，利用这种方法，人们可以大量制备量子点。另外，一些量子点也可以用电化学的方法来合成。有一些量子点被包埋在另一种具有相对较大能隙的物质中，形成核壳结构，如 CdSe-ZnS 核壳结构（在 300 K 时，CdSe 和 ZnS 能隙分别为 1.73 eV 和 3.6 eV）。量子点光学特性是其颜色会随颗粒大小而变化，同种物质，颗粒大小不同，其发光颜色也不同。颗粒越大，其发射光子的能量越低，颜色越红，反之亦然。这是由于量子点的能隙与其颗粒大小的平方呈负相关，即较大的量子点具有更多空间排布更紧密的能级，这允许其吸收能量更低的光子，即谱线更靠近红色区域的光子。量子点由于其相对较高的量子产率，在光学领域有重要应用，因其颗粒大小的可调节性，量子点在许多应用中都展现出了一定的优势。

　　用于检测细菌的基于有机染料或蛋白质的荧光团的光学生物传感器受普通荧光团的主要缺点（如光稳定性差和低强度）的限制，并且它们没有多色应用。量子点可以克服这些限制，因为量子点光稳定性强，量子产率高且尺寸可调，能组成可调的发射光谱，允许同时鉴定多个样品。

　　量子点的这些性质将分子成像和定量细胞分析的灵敏度提高了 1～2 个数量级。多功能量子点纳米颗粒探针在复杂的体内条件下是亮度高且稳定。量子尺寸的新特性产生于量子尺寸约束，这是由 Ekimov 和 Onushchenko 在 1982 年首次报道的，当时他们观察到了嵌在透明绝缘基质中的 CuCl 纳米晶体的尖锐和离散的吸收峰，10 年后，他们开发了用于合成分散在有机溶剂中的高品质 CdSe 量子点。

　　20 世纪 90 年代，加利福尼亚大学伯克利分校的阿尼维斯特研究组[63]和印第安纳大学的聂书明研究组[64]分别发表了各自的研究结果，提出将量子点作为生物信号标记的研究方法。他们的工作证明量子点作为一种新型荧光材料，可以取代有机荧光染料，其优异的荧光性能为生命科学研究带来新的突破。

　　开发量子点用于生物检测和生物成像获得了广泛关注。这些量子点和生物大分子之间的尺寸相近性可以允许纳米技术与生物学的结合，促进了医学、分子生物学和细胞生物学的发展和进步。具体来讲就是通过用高亲和性聚合物包被纳米材料或通过配体交换，获得高质量水溶性量子点。水溶性量子点可以与小蛋白质、肽、核酸、碳水化合物、聚合物和其他小分子连接。

生物功能化的量子点在微流控芯片的生物分析和真核细胞的荧光标记中应用广泛。然而，这些光致发光量子点在细菌中的使用以前鲜有报道，并且它们的尺寸（3～10 nm）使得很难了解它们是否抑制附着分子的细菌识别，以及它们是否能够通过细菌细胞壁。目前，CdSe 量子点已经广泛用于针对各种细菌和真菌的菌株和代谢特异性微生物标记。

Hahn 等将半导体量子点用于检测致病性大肠杆菌 O157：H7 血清型的单个细胞。纳米探针由与链霉亲和素结合的 CdSe/ZnS 核/壳 QDs 组成，灵敏度比使用普通有机染料的测定灵敏度高出两个数量级。在连续激发条件下，这些量子点保持强荧光强度数小时，而典型的有机染料可在几秒钟内漂白，因此，该方法允许在基于单细胞荧光测定中更快速和准确地鉴定大肠杆菌 O157：H7。正是这种基于抗体-抗原和链霉亲和素-生物素相互作用的间接量子点标记方法足够灵活才得以扩展到其他系统，并且在同时多色检测方案中具有很大的应用潜力[35]。

Dogan 等已经开发了将快速和灵敏的夹心测定与免疫磁性分离和荧光技术相结合来检测大肠杆菌的技术。通过制备直径为（3±1）nm 的壳聚糖包被的 CdTe 量子点来构建荧光标记。优化磁性纳米颗粒和 CdTe 量子点的量以获得最佳灵敏度。通过对细菌，即产气肠杆菌、溶解性肠杆菌、金黄色葡萄球菌和绿脓假单胞菌采用相同的方案，其并没有干扰该方法的选择性。结果发现，该方法对靶大肠杆菌的分析时间小于 120 min[65]。

Chen 等开发了 ZnO@PEP-MPA 荧光纳米探针，由牛血清白蛋白稳定的 ZnO 量子点与抗菌肽片段和近红外染料组成。纳米探针 ZnO@PEP-MPA 表现出低细胞毒性，且可以以高特异性和低检测限区分细菌感染与无菌炎症。基于 ZnO@PEP-MPA 的平台，通过用万古霉素修饰 ZnO@PEP-MPA，建立了一种新纳米复合材料 Van@ZnO-PEP-MPA，其表现出增强的抗菌活性和理想的生物相容性。因此，Van@ZnO-PEP-MPA 具有实现细菌感染的有效非侵入性诊断的潜力，为疾病的治疗提供了重要的指导信息[66]。

微生物核酸靶点的分析具有超灵敏的检测限。Huang 等探索了与量子点结合的寡核苷酸微阵列作为荧光标记。合成靶向 16S rRNA 基因的寡核苷酸探针以产生寡核苷酸微阵列，用生物素标记的 PCR 产物随后使用寡核苷酸微阵列进行杂交。用包被有链霉亲和素的 CdSe/ZnS 量子点温育后，用微阵列扫描仪检测荧光信号。结果显示了对所评估的细菌种类的特异性杂交谱。使用来自食物的细菌病原体的 216 个菌株，测试微阵列系统的特异性、稳定性和灵敏度。与用作荧光标记的量子点结合的寡核苷酸微阵列可以区分属或种属水平的细菌生物体，具有高特异性和稳定性。进一步测试了 105 个食品样品，并获得了与传统生化方法一致的结果。这表明基于量子点的寡核苷酸微阵列有可能成为检测和鉴定食品中病原微生物的一种有效的工具[67]。

Hahn 等利用 CdSe/ZnS 核/壳生物缀合物组成的半导体量子点分析致病性大肠杆菌 O157：H7。当量子点用作致病性大肠杆菌 O157：H7 血清型的荧光团标记时，检测限非常低。利用量子点在细胞混合物中标记大肠杆菌 O157：H7 形成了更高的准确度，并更接近用流式细胞术检测病原体的理想荧光团。量子点在流式细胞术领域也取得了巨大进步，其中单源激发和同时检测多色物种，而不会使实验装置或数据分析复杂化，可进一步用于原核病原体检测和真核细胞特征的研究[68]。

量子点的独特性质使其在新兴的纳米技术和纳米医学的新领域得到广泛应用。纳米颗粒在多功能纳米结构和纳米装置中的生物检测和应用中已经取得了突破性进展。比如，MRI 和超灵敏光学成像之间的相关性有助于在操作中识别单个微生物，但不提供视觉引导，而磁性或放射性量子点探针的发展可以解决这个问题；Fe_2O_3 和 FePt 纳米颗粒和顺磁性钆螯合物与量子点结合，可作为多模态成像探测器，以便治疗疾病并实时监测它们。

7.4.3　磁性纳米材料

磁性纳米材料是指材料尺寸限度在纳米级，通常是 1～100 nm 的准零维超细磁性微粉、一维超薄膜或二维超细纤维（丝）或由它们组成的固态或液态磁性材料。磁性纳米材料的研究和应用得到了广泛的发展，如磁性分离和纯化、磁共振成像对比剂、磁性药物靶向载体、磁性转染、磁性纳米颗粒的多功能化和应用。

磁性纳米颗粒（MNP）由于具有粒径小、比表面积大、表面有许多悬空键等特点，可以很容易地进行表面修饰，将多种反应性功能基（如羧基、氨基、巯基、生物素、单克隆抗体等）通过共聚、表面改性附于其表面，使其具有一些特殊的性质。磁性分离技术是利用生物素与亲和素系统、免疫亲和系统及化学共价结合等的特异性反应，在外加磁场的定向控制下，磁性纳米颗粒通过亲和吸附、清洗及解吸等操作，可以从复杂的生物体系中分离到目标生物分子（如蛋白质、核酸等），具有磁性分离方便、特异性亲和吸附及灵敏度高等众多优点。

另外，磁性纳米材料作为信号标记物也有大量的研究。磁共振成像技术是利用生物体内不同组织在外加磁场下产生不同的磁共振信号来成像，磁共振信号的强弱取决于组织内水分子中质子的弛豫时间，成分中的一些未成对电子自旋产生的局部磁场能够缩短或增加临近水分子中质子的弛豫时间，增大邻近区域的磁共振信号强度，提高成像的对比度。例如，超顺磁性氧化铁粒子主要应用于分子和细胞成像。

传统磁性纳米材料可作为富集、分离和纯化的工具。具有磁性功能的纳米材料作为信号标记物在生物传感器领域得到广泛的应用，其中具有代表性的是哈佛医学院 Ralph Weissleder 课题组的研究。相对于传统检测技术，磁信号标记技术有着显著优势，主要归因于生物样本中可以忽略的磁信号背景。当感兴趣的细胞被磁性材料标记，这些生物材料将获得比较高的对比度。当前基于磁性纳米标记的技术有超导量子干涉仪、磁阻传感器、霍尔传感器和诊断磁共振传感器。

超导量子干涉仪需要磁性材料标记靶点靠近传感器元件，诊断磁共振传感器测量核磁共振作为检测信号来源。生物样本被置于核磁共振磁场，其创造一个局部磁场进而改变磁性颗粒表面水分子的松弛率，这种机制简化了靶点分子分析的步骤。通过优化纳米磁性材料和微型化核磁共振检测器，使该方法的检测敏感性得到了显著的提升。

由于它们的尺寸小，MNP 呈现与本体材料不同的物理性质。最突出的特征是MNP 组合的超顺磁性行为，称为超顺磁性。对于大多数磁性材料，直径小于 20 nm 的 MNP 具有单磁畴，其磁矩限制在由磁各向异性定义的特定方向上。在足够高的温度下，热波动可以克服各向异性势垒并自发地翻转 MNP 的磁矩。因此，MNP 组装结构在没有外部磁场的情况下显示可忽略的剩余磁矩，但磁矩随着外部磁场的增加而增长。这种超顺磁性能确保 MNP 不会在物理作用下自发聚集。MNP 通常由无机磁性核和生物相容性表面涂层组成，其可以用功能性配体修饰以形成具有分子特异性的 MNP。

通过产生具有强空间依赖性的局部磁偶极子，MNP 有效地破坏水质子的自旋-自旋弛豫中的相互干扰。净效应是指磁共振信号的变化，其被测量的长边（T1，自旋-晶格）和横向（T2，自旋-自旋）弛豫时间缩短。MNP 降低 T2 和 T1 的能力分别定义为横向（r2）和纵向（r1）弛豫。通常，因为 MNP 的横向弛豫率（r2）大于它们的纵向弛豫率（r1），所以 T2 常在基于 NMR 的生物传感器中得到应用。具有更高的 r2 弛豫率，需要更少数量的纳米颗粒以产生可检测的 T2 变化，可利用靶点的 MNP 来检测生物样品的自旋-自旋 T2 弛豫时间。根据靶点双标记物的大小，测定可以采取两种形式。对于小分子分析物如代谢物、寡核苷酸和蛋白质的检测，可以利用磁弛豫切换效应。磁弛豫切换效应依赖于解决方案中 MNP 的组织状态的变化。当 MNP 在溶液中聚类时，聚集体将采用不同的 r2 值，导致相应的 T2 变化。对于较大的生物靶标如细菌、哺乳动物细胞或细胞组分，用功能性MNP 进行细胞的双标记，并去除未结合的 MNP。磁矩的这种增益（1/T2 的变化）与结合的 MNP 的数量成比例，并且还指示相关生物标志物的丰度。

为了提高检测灵敏度，许多不同类型的 MNP 常作为标记物，用于微生物分析。除了在水性介质中具有良好的稳定性之外，新一代的 MNP 被设计为具有非常高的横向弛豫率（r2），以便诱导显著的 T2 变化。根据球模型，MNP 的横向弛豫率与 $\tau d \cdot M^2$ 成比例，其中 τd 是颗粒周围水分子的残留时间，M 是颗粒磁化强度。因此，增强 r2 的方法集中在使用磁性更强的材料合成更大的 MNP。

最近，有研究提出一种独特的 16 nm 铁芯/铁氧体壳 MNP，含有元素铁作为核（不是氧化铁）且具有保护性氧化物壳。通过热分解五羰基铁形成 Fe 核来合成，用氧气控制氧化形成保护性铁氧体壳，这导致形成了更薄的壳且保留更大的 Fe 核。由于它们具有大的铁芯，超顺磁性颗粒显示出高磁化强度（763 kA/m）。其弛豫类似于 $MnFe_2O_4$ 纳米颗粒[43]。这种纳米材料结合微型核磁共振技术可以快速检测微生物。

　　磁性纳米信号标记物灵敏检测的关键是微型核磁共振（μNMR）系统，其优点如下：第一，通过减少样品体积进而有效地增加分析物浓度来降低检测限；第二，微型 NMR 探针每单位电流产生更强的射频磁场，导致每单位样品体积更高的信噪比；第三，对于较小的线圈，对静态磁场的空间均匀性的要求变得较不严格，使得可以使用小的便携式磁网。该系统还集成了几种尖端技术，即纳米材料、生物共轭化学和微加工技术。作为一种新颖的技术，它提供了许多协同优势，例如，高检测灵敏度，快速目标测量与最小的样品处理，以及复杂样本中检测极低目标浓度。基于磁性标记信号的生物传感器平台检测原理图如图 7-3 所示。

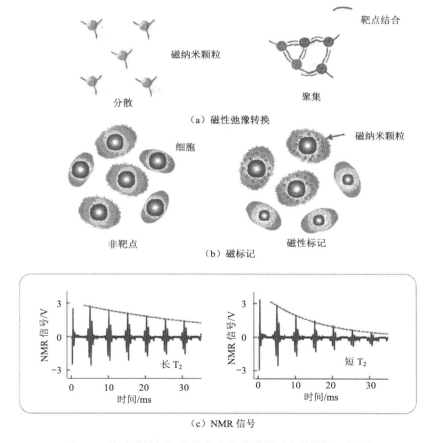

图 7-3　基于磁性标记信号的生物传感器平台检测原理图[42]

Ralph Weissleder 课题组报道了用于常见临床病原体的快速检测和表型的新核磁共振诊断平台。该平台利用磁性纳米颗粒和寡核苷酸探针的特异性来检测病原体的核酸。首先假设来自微生物的核糖体 RNA 序列信息可以用于磁性-DNA 测定，磁性检测策略允许接近无背景的检测，简化了测定步骤，检测更快。对于细菌检测，选择 16S rRNA 作为靶标记，单个细菌含有许多 16S rRNA 链（$1 \times 10^3 \sim 1 \times 10^5$ 个链）。这些链具有跨物种及物种特异性可变区的高度序列共有性（物种分型很重要）。基于上述前提，建立了一系列的引物和探针用以扩增和检测常见细菌类型中感兴趣的特定区域。使用微型核磁共振（μNMR）系统检测微生物浓度，其仅需要小体积的样品用于检测（约 2 μl），并且还能够在现场护理设置中支持快速、高通量的操作[42]。目前已有公司（T2 biosystem 公司）专门研制基于磁性纳米材料标记物的检测的仪器和配套的试剂盒。2014 年，美国食品药品监督管理局授权该公司销售 T2Dx 仪器。这是 FDA 批准的第一个产品，其能够在 3～5 h 内（其他方法通常需要 2～6 d）进行脓毒病病原体的物种特异性检测，并且无须血培养。目前该公司正在开发三个诊断产品：T2Bacteria Panel、T2HemoStat Panel 和 T2Lyme Panel，分别专注于细菌性脓毒症感染、止血和莱姆病。

7.4.4　碳纳米管

碳纳米管（Carbon Nanotube，CNT），又名巴基管，是一种具有特殊结构（径向尺寸为纳米量级，轴向尺寸为微米量级，管子两端基本上都封口）的一维量子材料。碳纳米管主要由呈六边形排列的碳原子构成的数层到数十层的同轴圆管组成。碳纳米管具有许多异常的力学、电学和化学性能。层与层之间保持固定的距离，约 0.34 nm，直径一般为 2～20 nm。根据碳六边形沿轴向的不同取向可以将碳纳米管分成锯齿型、扶手椅型和螺旋型三种。其中螺旋型的碳纳米管具有手性，而锯齿型和扶手椅型碳纳米管没有手性。近些年随着碳纳米管及纳米材料研究的深入，其广阔的应用前景也不断地展现出来。

Bardhan 等利用碳纳米管作为细菌探针，通过荧光成像检测病原性感染，证明使用 M13 噬菌体功能化的 SWNT 可以区分 F'-阳性和 F-阴性细菌菌株。通过进一步修改，负载抗细菌抗体在 M13 SWNT，使其易于检测特定 F-阴性细菌。研究结果表明金黄色葡萄球菌肌内感染的检测，荧光强度比背景增强约 3.4 倍。与常规染料相比，SWNT 探针提供了更强的金黄色葡萄球菌感染性心内膜炎的成像[69]。

Andrade 等提出用一种基于碳纳米管和抗菌肽开发纳米结构的生物传感器进行细菌检测。首先将抗菌肽 clavanin A 化学固定在 CNT 表面用于检测肺炎克雷伯菌、粪肠球菌、大肠杆菌和枯草芽孢杆菌；其次使用电化学阻抗谱技术来评估基于碳纳米管的生物传感器灵敏度；最后用原子力显微镜分析证实了用于细菌识别的生物传感器功能。这种传感器能够区分革兰氏阳性菌和革兰氏阴性菌[70]。

Ondera 等研制了一种快速和稳定的表面增强拉曼散射纳米材料，其使用纳米金附加单壁碳纳米管的无标记方法来检测细菌，证实了用 AuNP @ f3-SWCNT 功能化单克隆大肠杆菌抗体在水中快速检测大肠杆菌，具有良好的选择性。此外，AuNP @ f3-SWCNT 杂化纳米材料具有光热病原体杀伤效应[71]。

Upadhyayula 等研究了使用单壁碳纳米管（SWCNT）聚集体作为用于饮用水处理中的病原体识别的荧光传感器的技术。在单壁碳纳米管上吸附高浓度的金黄色葡萄球菌 SH1000 和大肠杆菌 pKV-11。随后用荧光发射抗体涂覆纳米管，用共聚焦显微镜检测细菌，能清楚地看到吸附在荧光改性的碳纳米管上的细菌细胞。疏水性单壁碳纳米管具有优异的细菌吸附能力和荧光检测能力[72]。这是设计用于水系统中病原体识别的荧光生物传感器的一个重要的进步。

7.4.5 其他纳米材料

其他纳米材料在微生物检测中也得到了有效的利用，如纳米银、碳颗粒及半导体聚合物等。

Riding 等研究了多壁碳纳米管（MWCNT）、富勒烯（C60）和富勒烯烟灰在革兰氏阴性菌检测中的影响，应用衰减全反射傅里叶变换红外光谱来导出效应的特征光谱指纹。对于每种纳米颗粒类型均可观察到光谱改变中的浓度依赖性响应。MWCNT 和富勒烯烟灰产生与脂质、酰胺 II 和 DNA 类似的改变，改变的程度随纳米颗粒尺寸的变化而变化，短 MWCNT 比长 MWCNT 具有更强的毒力，富勒烯烟灰是毒力最小的[73]。

受当前临床需求的驱动，市场上出现了许多诊断和治疗纳米材料。Wan 等研究了一种基于抗生素的多功能半导体聚合物点的微生物检测工具，其可以高灵敏度地检测细菌并选择性地杀死革兰氏阳性菌或革兰氏阴性菌，在室温下表现出良好的柔韧性和稳定性，其容易被生物分子改造。上述成果不仅证明了一种简便的用于细菌检测的生物共轭探针方法，也为病原体的光致杀伤的检测提供了强大且可靠的平台。因此该方法在很多方面具有更广泛的应用潜力，如抗菌应用、细菌诊断和实时图像测定[74]。

表面增强拉曼散射（Surface-Enhanced Raman Scatting，SERS）已被用于检测由多克隆抗体修饰银纳米颗粒捕获的细菌。通过使用大肠杆菌的特异性抗体来确保 SERS 技术的选择性。由于 SERS 增强机制取决于金属表面的接近度，8 nm 被认为是细菌和纳米颗粒表面之间的最佳距离。使用主成分分析验证光谱再现性以区分对应于吸附到纳米颗粒上的生物分子和细菌簇。与正常拉曼光谱相比，SERS 技术使检测强度增强了 20 多倍[75]。

　　Mechery 等设计了染料掺杂的胶体二氧化硅纳米颗粒组合的简单和便携的流动通道光学检测系统，其允许单个细菌细胞的快速检测而无须样品富集。该系统通过将激光激发探针体积减少到几皮升，使其在微毛细管流动通道中具有单分子检测能力。将特异性单克隆抗体固定在纳米颗粒上以形成纳米颗粒-抗体复合物。当生物共轭纳米颗粒识别细菌表面上的抗原时，该纳米颗粒结合靶细菌，提供用于检测个体细菌细胞的发光信号。由发光和光稳定二氧化硅纳米颗粒提供的高灵敏度使进一步富集细菌样品和信号扩增变得不再那么重要[76]。

7.5 结　　语

　　生物传感器领域正在开发灵敏度更高、更便捷且能够实时连续监测的低成本便携式设备。这些对于细菌鉴定和检测非常重要，实现超灵敏检测，提高对单分子检测的敏感性对于预防病原体感染是至关重要的。在这方面，基于纳米材料信号标记的生物传感器具备高灵敏度，同时检测多个靶点的良好优势。纳米材料由于其比表面积与体积比较大，进而增加了固定在表面上的生物分子的量，并且使结合位点数量最大化。因此，纳米材料使信号极大地增强。此外，生物传感器领域的未来发展还应该集成微流控和微光学部件，以期能够在单个手持设备中进行定位样品处理，从而达到现场分析的要求。

参 考 文 献

[1] Wu S，Wang Y，Duan N，et al. Colorimetric aptasensor based on enzyme for the detection of *Vibrio parahemolyticus*[J]. Journal of Agricultural and Food Chemistry，2015，63(35)：7849-7854.

[2] Halford C，Gau V，Churchill B M，et al. Bacterial detection & identification using electrochemical sensors[J]. Journal of Visualized Experiments：JoVE，2013(74)：e4282.

[3] Wen J，Zhou S，Chen J. Colorimetric detection of Shewanella oneidensis based on immunomagnetic capture and bacterial intrinsic peroxidase activity[J]. Scientific Reports，2014，4：5191.

[4] Paniel N，Baudart J. Colorimetric and electrochemical genosensors for the detection of *Escherichia coli* DNA without amplification in seawater[J]. Talanta，2013，115：133-142.

[5] Zhang Y，Tan C，Fei R，et al. Sensitive chemiluminescence immunoassay for E. coli O157：H7 detection with signal dual-amplification using glucose oxidase and laccase[J]. Analytical Chemistry，2014，86(2)：1115-1122.

[6] Laube T，Cortés P，Llagostera M，et al. Phagomagnetic immunoassay for the rapid detection of *Salmonella*[J]. Applied Microbiology and Biotechnology，2014，98(4)：1795-1805.

[7] Kim H S，Oh B K. A rapid and sensitive immunoassay for detection of E. coli O157：H7 using multienzyme—Au

nanoparticle complex[J]. BioChip Journal, 2014, 8(1): 1-7.

[8] Yuan J, Wu S, Duan N, et al. A sensitive gold nanoparticle-based colorimetric aptasensor for *Staphylococcus aureus*[J]. Talanta, 2014, 127: 163-168.

[9] Zhang X, Lu W, Han E, et al. Hybrid nanostructure-based immunosensing for electrochemical assay of *Escherichia coli* as indicator bacteria relevant to the recycling of urban sludge[J]. Electrochimica Acta, 2014, 141(28): 384-390.

[10] Mun S, Choi S J. Detection of Salmonella typhimurium by antibody/enzyme-conjugated magnetic nanoparticles[J]. BioChip Journal, 2015, 9(1): 10-15.

[11] Chen Z F, Wang W H, Li H, et al. Rapid detection of *Mycobacterium bovis* in milk by a nanobiosensor[J]. International Journal of Applied Research in Veterinary Medicine, 2015, 13(2): 93-99.

[12] Jackson A A, Hinkley T C, Talbert J N, et al. Genetic optimization of a bacteriophage-delivered alkaline phosphatase reporter to detect *Escherichia coli*[J]. The Analyst, 2016, 141(19): 5543-5548.

[13] Wang D, Wang Z, Chen J, et al. Rapid detection of *Salmonella* using a redox cycling-based electrochemical method[J]. Food Control, 2016, 62: 81-88.

[14] Alcaine S D, Law K, Ho S, et al. Bioengineering bacteriophages to enhance the sensitivity of phage amplification-based paper fluidic detection of bacteria[J]. Biosensors and Bioelectronics, 2016, 82: 14-19.

[15] Hossain S M Z, Ozimok C, Sicard C, et al. Multiplexed paper test strip for quantitative bacterial detection[J]. Analytical and Bioanalytical Chemistry, 2012, 403(6): 1567-1576.

[16] Xu M, Wang R, Li Y. An electrochemical biosensor for rapid detection of *E. coli* O157: H7 with highly efficient bi-functional glucose oxidase-polydopamine nanocomposites and Prussian blue modified screen-printed interdigitated electrodes[J]. Analyst, 2016, 141(18): 5441-5449.

[17] Zeng Y, Wan Y, Zhang D. Lysozyme as sensitive reporter for fluorometric and PCR based detection of *E. coli* and *S. aureus* using magnetic microbeads[J]. Microchimica Acta, 2016, 183(2): 741-748.

[18] Prusak-sochaczewski E, Luong J H T. An improved ELISA method for the detection of *Salmonella typhimurium*[J]. Journal of Applied Bacteriology, 1989, 66(2): 127-135.

[19] Sen A, Harvey T, Clausen J. A microsystem for extraction, capture and detection of *E. coli* O157: H7[J]. Biomedical Microdevices, 2011, 13(4): 705-715.

[20] Husson M O, Mielcarek C, Izard D, et al. Alkaline phosphatase capture test for the rapid identification of *Escherichia coli* and *Shigella* species based on a specific monoclonal antibody[J]. Journal of Clinical Microbiology, 1989, 27(7): 1518-1521.

[21] Tu S I, Patterson D, Briggs C, et al. Detection of immunomagnetically captured *Escherichia coli* O157: H7 by antibody-conjugated alkaline phosphatase[J]. Journal of Industrial Microbiology and Biotechnology, 2001, 26(6): 345-349.

[22] Sicard C, Shek N, White D, et al. A rapid and sensitive fluorimetric β-galactosidase assay for coliform detection using chlorophenol red-β-D-galactopyranoside[J]. Analytical and Bioanalytical Chemistry, 2014, 406(22): 5395-5403.

[23] He T，Priebe M G，Vonk R J，et al. Identification of bacteria with β-galactosidase activity in faeces from lactase non-persistent subjects[J]. FEMS Microbiology Ecology，2005，54(3)：463-469.

[24] Morales M D，Serra B，Prada A G V，et al. An electrochemical method for simultaneous detection and identification of *Escherichia coli，Staphylococcus aureus* and *Salmonella choleraesuis* using a glucose oxidase-peroxidase composite biosensor[J]. The Analyst，2007，132(6)：572-578.

[25] Bélanger S D，Boissinot M，Ménard C，et al. Rapid detection of Shiga toxin-producing bacteria in feces by multiplex PCR with molecular beacons on the smart cycler[J]. Journal of Clinical Microbiology，2002，40(4)：1436-1440.

[26] Cao J，Feng C，Liu Y，et al. Highly sensitive and rapid bacteria detection using molecular beacon—Au nanoparticles hybrid nanoprobes[J]. Biosensors and Bioelectronics，2014，57：133-138.

[27] Gerasimova Y V，Kolpashchikov D M. Detection of bacterial 16S rRNA using a molecular beacon-based X sensor[J]. Biosensors and Bioelectronics，2013，41(1)：386-390.

[28] Xi C，Boppart S A，Raskin L. Use of molecular beacons for the detection of bacteria in microfluidic devices[C]// Becker H，Woias P. Microfluides，BioMEMS，and Medical Microsystems，2003，4982：170-177.

[29] Wang Y，Alocilja E C. Gold nanoparticle-labeled biosensor for rapid and sensitive detection of bacterial pathogens[J]. Journal of Biological Engineering，2015，9：16-22.

[30] Lin Y，Hamme I A T. Gold nanoparticle labeling based ICP-MS detection/measurement of bacteria，and their quantitative photothermal destruction[J]. Journal of Materials Chemistry B，2015，3(17)：3573-3582.

[31] Raj V，Vijayan A N，Joseph K. Cysteine capped gold nanoparticles for naked eye detection of *E. coli* bacteria in UTI patients[J]. Sensing and Bio-Sensing Research，2015，5(C)：33-36.

[32] Ma Q，Gong N，Li Y，et al. Gold nanoparticles as dual functional sensor to detect *E.coli* DH5α as a model for Gram-negative bacteria[J]. Journal of the Chinese Chemical Society，2015，62(6)：521-527.

[33] Chang Y C，Yang C Y，Sun R L，et al. Rapid single cell detection of *Staphylococcus aureus* by aptamer-conjugated gold nanoparticles[J]. Scientific Reports，2013，3：1863-1869.

[34] Arunrut N，Kampeera J，Sirithammajak S，et al. Sensitive visual detection of AHPND bacteria using loop-mediated isothermal amplification combined with DNA-functionalized gold nanoparticles as probes[J]. Plos One，2016，11(3)：e0151769.

[35] Hahn M A，Tabb J S，Krauss T D. Detection of single bacterial pathogens with semiconductor quantum dots[J]. Analytical Chemistry，2005，77(15)：4861-4869.

[36] Leevy W M，Lambert T N，Johnson J R，et al. Quantum dot probes for bacteria distinguish *Escherichia coli* mutants and permit in vivo imaging[J]. Chemical Communications，2008(20)：2331-2333.

[37] Mukhopadhyay B，Martins M B，Karamanska R，et al. Bacterial detection using carbohydrate-functionalised CdS quantum dots：A model study exploiting *E. coli* recognition of mannosides[J]. Tetrahedron Letters，2009，50(8)：886-889.

[38] Yaohua H，Chengcheng W，Bing B，et al. Detection of *Staphylococcus aureus* using quantum dots as fluorescence labels[J]. International Journal of Agricultural and Biological Engineering，2014，7(1)：77-83.

[39] Liandris E, Gazouli M, Andreadou M, et al. Detection of pathogenic *Mycobacteria* based on functionalized quantum dots coupled with immunomagnetic separation[J]. Plos One, 2011, 6(5): e20026.

[40] Bruno G J, Richarte A. Aptamer-quantum dot lateral flow test strip development for rapid and sensitive detection of pathogenic *Escherichia coli* via intimin, O157-specific LPS and shiga toxin 1 aptamers[J]. Current Bionanotechnology, 2015, 1: 80-86.

[41] Yang L, Li Y. Quantum dots as fluorescent labels for quantitative detection of *Salmonella typhimurium* in chicken carcass wash water[J]. Journal of Food Protection, 2005, 68(6): 1241-1245.

[42] Chung H J, Castro C M, Im H, et al. A magneto-DNA nanoparticle system for rapid detection and phenotyping of bacteria[J]. Nature Nanotechnology, 2013, 8(5): 369-375.

[43] Lee H, Yoon T J, Weissleder R. Ultrasensitive detection of bacteria using core–shell nanoparticles and an NMR-filter system[J]. Angewandte Chemie International Edition, 2009, 48(31): 5657-5660.

[44] Liang G, Chen H, Zhang S, et al. Magnetic nanosensors for highly sensitive and selective detection of bacillus Calmette-Guérin[J]. The Analyst, 2012, 137(3): 675-679.

[45] Prasad D, Shankaracharya, Vidyarthi A S. Gold nanoparticles-based colorimetric assay for rapid detection of *Salmonella* species in food samples[J]. World Journal of Microbiology and Biotechnology, 2011, 27(9): 2227-2230.

[46] Deng H, Zhang X, Kumar A, et al. Long genomic DNA amplicons adsorption onto unmodified gold nanoparticles for colorimetric detection of Bacillus anthracis[J]. Chemical Communications, 2013, 49(1): 51-53.

[47] Jung Y L, Jung C, Parab H, et al. Direct colorimetric diagnosis of pathogen infections by utilizing thiollabeled PCR primers and unmodified gold nanoparticles[J]. Biosensors and Bioelectronics, 2010, 25(8): 1941-1946.

[48] Fu Z, Zhou X, Xing D. Rapid colorimetric gene-sensing of food pathogenic bacteria using biomodification-free gold nanoparticle[J]. Sensors and Actuators B: Chemical, 2013, 182: 633-641.

[49] Liu D, Wang Z, Jin A, et al. Acetylcholinesterase-catalyzed hydrolysis allows ultrasensitive detection of pathogens with the naked eye[J]. Angewandte Chemie International Edition, 2013, 52(52): 14065-14069.

[50] Betala P A, Appugounder S, Chakraborty S, et al. Rapid colorimetric detection of proteins and bacteria using silver reduction/precipitation catalyzed by gold nanoparticles[J]. Sensing and Instrumentation for Food Quality and Safety, 2008, 2(1): 34-42.

[51] Bruno V, Diana M, João P, et al., Au-nanoprobes for detection of SNPs associated with antibiotic resistance in *Mycobacterium tuberculosis*[J]. Nanotechnology, 2010, 21(4): 415101.

[52] Chan W S, Tang B S F, Boost M V, et al. Detection of methicillin-resistant *Staphylococcus aureus* using a gold nanoparticle-based colourimetric polymerase chain reaction assay[J]. Biosensors and Bioelectronics, 2014, 53: 105-111.

[53] Mollasalehi H, Yazdanparast R. Non-crosslinking gold nanoprobes for detection of nucleic acid sequence-based amplification products[J]. Analytical Biochemistry, 2012, 425(2): 91-95.

[54] Wu W H, Li M, Wang Y, et al. Aptasensors for rapid detection of *Escherichia coli* O157: H7 and *Salmonella typhimurium*[J]. Nanoscale research letters, 2012, 7: 658.

[55] Gill P，Alvandi A H，Abdul-Tehrani H，et al. Colorimetric detection of *Helicobacter pylori* DNA using isothermal helicase-dependent amplification and gold nanoparticle probes[J]. Diagnostic Microbiology and Infectious Disease，2008，62：119-124.

[56] Jyoti A，Singh S P，Yashpal M，et al. Rapid detection of enterotoxigenic *Escherichia coli* gene using bioconjugated gold nano-particles[J]. Journal of Biomedical Nanotechnology，2011，7：170-171.

[57] Majdinasab M，Aminlari M，Sheikhi M H，et al. Detection of *invA* gene of *Salmonella* by DNA-gold nanoparticles biosensor and its comparison with PCR[J]. Journal of Experimental Nanoscience，2013，8：223-239.

[58] Wang Z，Lee J H，Lu Y. Label-free colorimetric detection of lead ions with a nanomolar detection limit and tunable dynamic range by using gold nanoparticles and DNAzyme[J]. Advanced Materials，2008，20：3263-3267.

[59] Cho I H，Bhunia A and Irudayaraj J. Rapid pathogen detection by lateral-flow immunochromatographic assay with gold nanoparticle-assisted enzyme signal amplification[J]. International Journal of Food Microbiology，2015，206：60-66.

[60] Seo S H，Lee Y R，Ho Jeon J，et al. Highly sensitive detection of a bio-threat pathogen by gold nanoparticle-based oligonucleotide-linked immunosorbent assay[J]. Biosensors and Bioelectronics，2015，64：69-73.

[61] Pylaev T，Khanadeev V，Khlebtsov B，et al. Colorimetric and dynamic light scattering detection of DNA sequences by using positively charged gold nanospheres：A comparative study with gold nanorods[J]. Nanotechnology，2011，22：285501.

[62] Su H，Ma Q，Shang K，et al. Gold nanoparticles as colorimetric sensor：A case study on *E. coli* O157：H7 as a model for Gram-negative bacteria[J]. Sensors and Actuators B：Chemical，2012，161：298-303.

[63] Alivisatos A P. Semiconductor clusters，nanocrystals，and quantum dots[J]. Science，1996，271：933.

[64] Chan W C，Nie S. Quantum dot bioconjugates for ultrasensitive nonisotopic detection[J]. Science，1998，281：2016-2018.

[65] Dogan Ü，Kasap E，Cetin D，et al. Rapid detection of bacteria based on homogenous immunoassay using chitosan modified quantum dots[J]. Sensors and Actuators B：Chemical，2016，233：369-378.

[66] Chen H，Zhang M，Li B，et al. Versatile antimicrobial peptide-based ZnO quantum dots for *in vivo* bacteria diagnosis and treatment with high specificity[J]. Biomaterials，2015，53：532-544.

[67] Huang A，Qiu Z，Jin M，et al. High-throughput detection of food-borne pathogenic bacteria using oligonucleotide microarray with quantum dots as fluorescent labels[J]. International Journal of Food Microbiology，2014，185：27-32.

[68] Hahn M A，Keng P C，Krauss T D. Flow cytometric analysis to detect pathogens in bacterial cell mixtures using semiconductor quantum dots[J]. Analytical Chemistry，2008，80：864-872.

[69] Bardhan N M，Ghosh D，Belcher A M. Carbon nanotubes as *in vivo* bacterial probes[J]. Nature Communications，2014，5：4918.

[70] Andrade C A S，Nascimento J M，Oliveira I S，et al. Nanostructured sensor based on carbon nanotubes and clavanin A for bacterial detection[J]. Colloids and Surfaces B：Biointerfaces，2015，135：833-839.

[71] Ondera T J，Hamme Ii A T. Gold nanopopcorn attached single-walled carbon nanotube hybrid for rapid detection and

killing of bacteria[J]. Journal of Materials Chemistry B，Materials for Biology and Medicine，2014，2：7534-7543.

[72] Upadhyayula V K K，Ghoshroy S，Nair V S，et al. Single-walled carbon nanotubes as fluorescence biosensors for pathogen recognition in water systems[J]. Research Letters in Nanotechnology，2008，2008：5.

[73] Riding M J，Martin F L，Trevisan J，et al. Concentration-dependent effects of carbon nanoparticles in Gram-negative bacteria determined by infrared spectroscopy with multivariate analysis[J]. Environmental Pollution，2012，163(4)：226-234.

[74] Wan Y，Zheng L，Sun Y，et al. Multifunctional semiconducting polymer dots for imaging，detection，and photo-killing of bacteria[J]. Journal of Materials Chemistry B，Materials for Biology and Medicine，2014，2(30)：4818-4825.

[75] Naja G，Bouvrette P，Hrapovic S，et al. Raman-based detection of bacteria using silver nanoparticles conjugated with antibodies[J]. Analyst，2007，132(7)：679-686.

[76] Mechery S J，Zhao X J，Wang L，et al. Using bioconjugated nanoparticles to monitor E. coli in a flow channel[J]. Chemistry–An Asian Journal，2006，1(3)：384-390.

第 8 章 阻抗生物传感器

8.1 引 言

电化学阻抗谱（Electrochemical Impedance Spectroscopy，EIS）是指给电化学系统施加一个频率可变的小振幅交流信号，测量交流信号电压与电流的比值（系统的阻抗）随正弦波频率 ω 的变化，或者是阻抗的相位角 Φ 随 ω 的变化，进而分析电极过程动力学、双电层和扩散等因素，研究电极材料、固体电解质、导电高分子及腐蚀防护等机制。

电化学阻抗谱方法（以下简称阻抗法）是一种以小振幅的正弦波电位（或电流）为扰动信号的电化学测量方法。小振幅的电信号一方面可避免对体系产生大的影响，另一方面使得扰动信号与体系的响应之间近似呈线性关系，测量结果的数学处理变得简单。交流阻抗法就是以不同频率的小振幅正弦波扰动信号作用于电极系统，通过电极系统的响应与扰动信号之间的关系得到电极阻抗，然后推测电极的等效电路，进而分析电极系统所包含的动力学过程及其机制，最后通过等效电路中有关元件的参数值估算电极系统的动力学参数，如电极双电层电容、电荷转移过程的反应电阻及扩散传质过程参数等。

一个电极体系在小幅度的扰动信号作用下，各种动力学过程的响应与扰动信号之间呈线性关系，因而每个动力学过程可以用电学上的一个线性元件或几个线性元件的组合来表示。如电荷转移过程可以用一个电阻来表示，双电层充放电过程用一个电容的充放电过程来表示。这样就可以将电化学动力学过程用一个等效电路来描述，通过对电极系统的扰动响应求得等效电路各元件的数值，从而推断电极体系的反应机制。

同时，阻抗法又是一种频率域的测量方法，它利用测量得到的频率范围很宽的阻抗谱来研究电极系统，因而能比其他常规的电化学方法得到更多的动力学信息及电极界面结构信息。

阻抗法通过测量目标分子与受体（抗体、DNA、蛋白质和其他生物识别元素）相互结合界面的信号，得到细菌生长导致培养基的电导率变化，以及目标分子在水性介质中导致的培养基电导率变化，以及介电电泳捕获细菌在电极表面上标记的酶引起离子浓度的变化。

8.2　阻抗微生物学

8.2.1　阻抗微生物学概述

作为传感技术基本方法之一，阻抗法已经在微生物学领域中作为检测或定量细菌的方法之一。阻抗微生物学是用于检测细菌生长的一种常用方法，它是通过测量培养基或由细菌生长产生的溶液电阻抗的变化来完成检测的。这种基于生长的阻抗法能够区分活细胞和死细胞，可以在 24 h 内完成检测。1992 年，AOAC 批准阻抗法作为筛选食品样品中沙门氏菌的第一种方法。

在过去几年中，一些新技术与阻抗法结合，使得阻抗法能够更准确地检测细菌的生长，这些新技术包括使用不同的电极系统和等效电路的阻抗元件。此外，微加工技术制备的微加工微阵列电极也在阻抗检测和微型化的阻抗微生物学芯片中得到应用。

有研究者将阻抗法与生物传感器技术结合用于细菌检测，这类检测细菌的阻抗生物传感器是通过分析电路阻抗元件的信号来获取数据的。与基于生长的阻抗法相比，阻抗生物传感器能够将分析时间降低至 1～2 h。特别在微加工和机电纳米技术领域，这些微制造的生物传感器与细菌细胞的大小相匹配，在没有任何扩增步骤的情况下，能够对细菌在其表面上的结合情况进行检测。

在阻抗微生物学中，阻抗变化通常使用浸没在培养基或反应物溶液中的一对电极进行测量。按测量方式，可以分成直接测量和间接测量两类。

直接测量是将一对金属电极直接浸入接种有测试细菌的培养基中，而后监测培养基中细菌代谢引起的阻抗的动态变化。培养基中的阻抗变化主要依赖活细胞释放的代谢产物。离子通过细菌释放到生长环境中有两种主要途径。一种途径是能量代谢，细菌消耗氧和糖并产生二氧化碳和有机酸。细菌能够将非离子化葡萄糖转化为两分子乳酸增加培养基的电导率，进一步的代谢将乳酸和三个氧分子转变为碳酸，较小和更多活动的碳酸氢根离子是比乳酸根离子更有效的离子导体。另一种途径是细胞膜的离子交换。离子通过主动运输穿过嵌入细胞膜中的离子通道，进而调节膜电位和细胞内外部的渗透差。这些离子的释放能够引起介质的离子变化及随后介质的电导率变化，这些变化是测量相对阻抗变化的基础。

相对于直接测量，间接测量是将电极浸入单独的溶液（KOH 溶液）而不是接种的生长培养基中。由细菌代谢产生的气体（主要是 CO_2）被 KOH 溶液吸收，这导致了碱性溶液电导率的降低。

如图 8-1 所示，阻抗体系通过测量在特定温度下微生物增长产生的电导、电容或阻抗变化来检测微生物。在阻抗增长曲线初始阶段，阻抗值变化相对稳定，接着开始降低，阻抗值降低超过峰值的时间点被定义为检测时间。通常，当微生物数量达到 $10^6 \sim 10^7 \, \mathrm{CFU/ml}$ 时，这种检测信号才可以获得。当微生物数量达到 $10^8 \, \mathrm{CFU/ml}$ 时，阻抗值最终达到了稳定期。阻抗增长曲线形状与典型微生物增长曲线近似。理论分析与实验观察相一致，且表面检测时间（t_d）与初始微生物浓度（C_0）成比例关系。

$$\log(C_0) = -\alpha t_d + \beta \qquad (8-1)$$

式中，α 和 β 是与特定微生物、培养基和生长状况相关的常数。

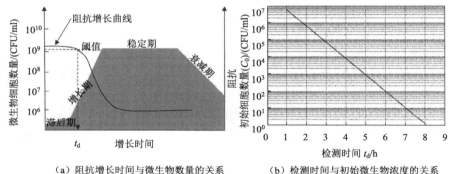

（a）阻抗增长时间与微生物数量的关系　　（b）检测时间与初始微生物浓度的关系

图 8-1　阻抗体系关系图[2]

8.2.2　经典阻抗法

20 世纪 70 年代 Ur 和 Brown 等发表了一系列关于利用阻抗法研究微生物生长的论文。同时 Eden 和 Torry 的工作促进了阻抗法成为一种新的微生物快速检测技术。直接阻抗法的基础是监测培养基中的阻抗变化，如培养基基本成分。培养基是传统微生物学研究的基础，对阻抗微生物学同等重要。首先，培养基必须支持细菌的选择性生长，为阻抗法的选择性提供基础；其次，必须调试培养基以提供最佳的阻抗信号，可以预测弱缓冲介质能够产生比强缓冲介质更大的电导率变化。

沙门氏菌的检测一直是阻抗微生物学的一个重要问题。在已经发表的关于沙门氏菌检测的阻抗微生物学相关论文中，研究重点在于阻抗信号的优化和沙门氏菌的选择性生长。沙门氏菌的初始阻抗检测培养基中含有亚硒酸盐-胱氨酸、三甲基氧化胺及半乳糖醇[2]。由于会产生一些阴性结果，培养基中的半乳糖醇被甘露醇替代[3]，因为甘露醇或脱氧核糖相比于半乳糖醇能够获得更大的阻抗变化。也有研究者开发了新的选择性培养基，该培养基可以支持沙门氏菌的生长而抑制其他非沙门氏菌株的生长[4]。

间接阻抗法不需要特殊配制的阻抗介质，因而有时比直接阻抗法简单、成本更低。目前几种微生物分析仪器是基于经典阻抗微生物学原理设计而成的，这些系统包括 Bactometer（Bio Merieux，Nuertingen，德国）、Malthus 系统（Malthus Instruments Ltd.，Crawley，英国）、快速自动化细菌阻抗技术（Don Whitley Scientific Ltd.，Shipley，英国）和 Trac（Sy-Lab，Purkersdorf，奥地利）。Russell 等使用这些微生物分析仪器检测肉和鱼中的微生物总菌落数[5]，并进一步在含有 10 ppm[①] 萘啶酮酸和 10 ppm 吖啶黄的培养基中进行金黄色葡萄球菌的选择性阻抗检测。目前阻抗法也已被用于检测其他细菌种类，如肠杆菌科的大肠杆菌、李斯特菌和单核细胞性李斯特菌等。此外，阻抗法也可监测细菌的生长行为，有研究发现不同微生物种类在相同培养条件下具有不同的阻抗生长曲线。

8.2.3 等效电路分析

单从电学的观点来看，电阻器和电容器串联的简单等效电路足以表示两个电极浸入导电介质中时阻抗测试系统的行为。等效电路中的元件应该具有物理电化学的基础。通常，两个电极之间的阻抗可以由图 8-2 所示的简单串联电路表示。其由两个电极之间的溶液电阻器和每个电极的双层电容器组成。

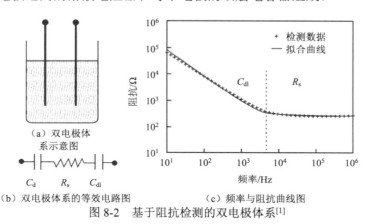

（a）双电极体系示意图

（b）双电极体系的等效电路图　　（c）频率与阻抗曲线图

图 8-2 基于阻抗检测的双电极体系[1]

基于等效电路，当交流正弦电位施加到被测系统时，系统的阻抗（Z）是其电阻（R_s）、电容（C_{dl}）和所施加的频率（f）的函数。

$$|Z| = \sqrt{\left(R_s^2 + \left(\frac{1}{\pi f C_{dl}} \right)^2 \right)} \tag{8-2}$$

式（8-2）解释了阻抗增长曲线的规律，当细菌在培养基中生长时阻抗总是降

---

① 1 ppm=0.001‰。

低。阻抗降低的原因来自两方面：R_s 的降低和 C_{dl} 的增加。细菌将大的和不带电荷的分子代谢成培养基中小的带电荷的分子，这导致培养基的 R_s 值降低。双层电容的增加与电极表面的直接邻近处的离子组成变化有关。双层电容的值取决于许多因素，包括电极电位、温度、离子浓度、离子类型和电极表面性质（如电极粗糙度、吸附等）。在这种情况下，双层电容可以用式（8-3）表示。

$$C_{dl} = \frac{\varepsilon_{dl} A}{d} \tag{8-3}$$

式中，ε_{dl} 是双层电容的介电常数，$\varepsilon_{dl} = \varepsilon_0 \cdot \varepsilon_p$；$\varepsilon_0$ 是自由空间的介电常数，ε_p 是分离离子电荷和电极的层的有效介电常数；A 是电极面积，d 是双层电容的厚度。在细菌生长之前，培养基含有不带电荷或带弱电底物，如乳糖。在生长时，这些化合物转化成小的高带电离子。导致双层电容中的极性分子和小带电分子的数量增加，这增强了介电常数 ε_{dl}，并同时减小了双层电容的厚度 d。这些变化导致了双层电容增加，阻抗减小。

式（8-2）是表明细菌生长期间的频率依赖阻抗测量的最佳解释。如图 8-2（c）所示，总阻抗在 10 Hz～10 kHz 的低频范围内随着频率的增加而线性地减小，而在 10 kHz～1 MHz 的高频范围内，总阻抗与频率无关。在低频（10 kHz）下，由于双层电容提供高的阻抗，它成为总阻抗的主要来源，使得可以忽略中等电阻，该区域被定义为可检测电极阻抗的双层电容区域；当在高频范围时，双层电容几乎不提供阻抗，其对总阻抗的贡献接近零。因此，对高频下的总阻抗的唯一贡献是与频率无关的中等电阻，该区域被定义为介质中的离子传导信号的电阻区域。在细菌生长期间电极双层的变化和培养基的变化都可以通过测量不同频率下的阻抗来检测。这两种组分的频率依赖特性已经用于检测细菌生长的不同阻抗系统。

8.2.4 　十字交叉阵列微电极分析微生物

通常使用大尺寸的金属棒或线作为电极浸入介质中以测量阻抗。为了使传感器小型化并提高灵敏度，微电极技术已被认为是潜在的与传统检测系统结合的方法。微电极有利于提高反应速率，与大电极相比，只需低浓度的电活性离子即可形成双层电容。即使在低电导率溶液中微电极也可以进行阻抗测量。

在微电极中，十字交叉阵列微电极（Interdigitated Array Microelectrodes，IDAM）在电压降低、快速建立稳态、快速反应动力学和信噪比方面具有显著的优点。IDAM 由一系列平行的微电极组成，其中交叉的微电极连接在一起，形成一组交叉电极（图 8-3）。由于正极和负极非常接近，微量的离子物质可以在电极之间有效地循环，导致非常大的收集效率（＞0.98），使 IDAM 能够检测少量电极产物。此外，IDAM 消除了对参考电极的影响，并且提供了用于获得稳态电流响应的简单装置，与 3 个或 4 个电极系统相比，其测量更加简单，它们的低响应时间也有利于快速检测。单个微带"指状物"的典型尺寸为高度为 0.1～0.2 μm，宽度为 1～20 μm，长度为 2～10 mm，"手指"间有 1～20 μm 的间隙。

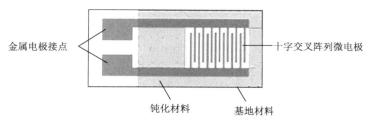

图 8-3　十字交叉阵列微电极分析系统图[6]

　　十字交叉阵列微电极的电极材料对于阻抗系统的灵敏度和选择性是至关重要的。用于阻抗检测的 IDAM 由金、铂、钛、铬、碳和氧化铟锡制成。它们可在各种基材上制备，但最常用的是硅、石英/玻璃和氧化铝。电极可被制备成不同的形状，如平面指状电极、八边形指状环电极、环状阵列电极和 3D 微网。为了避免制造工艺的复杂性，通常使用一种材料制造电极，也有一些文献报道了不同材料组合的使用效果。

　　选择制造电极的材料取决于应用状态，涉及离子种类、材料对环境的惰性，以及对制造工艺的适用性。例如，因为高透明度和低电阻，氧化铟锡可用于光电子器件的制备。氧化铟锡用作氧化电极并且对阴离子物质具有选择性，为了获得高灵敏度的电化学检测信号，其可以与高反应性金属结合，以减少氧化产物并提供连续的氧化还原循环。与贵金属电极相比，碳材料在金属电极上反应较慢，具有更宽的电位窗，该特征将改善氧化还原活性生物分子的电化学反应的灵敏度。

　　为了评估 IDAM 的灵敏度和整体工作的效果，研究者已经评估了许多参数，如电极数量、宽度、高度、长度及电极之间的间隙（或间隔）。最初，有研究者认为只有电极的间隙和宽度的比例是提高 IDAM 灵敏度的关键，后来发现电极的高度和材料也是重要影响因素。与其他参数相比，电极数量对信噪比没有显著的影响，因为信号值与整个阵列的表面积成比例，并且背景噪声与电极的面积也有关系。电极数量的增加不仅增加了信号值，也增加了背景噪声，导致信噪比没有变化。在具有较小电极宽度的电极组合的球形和垂直扩散场中，信噪比随着电极宽度的减小而增加。

　　研究电极间隔对 IDAM 性能的影响发现，低至 800 nm 间隔的器件中，氧化还原循环效率约为 40%。由于增强的氧化还原循环效率，电极的接近引起了灵敏度的增加并缩短了响应时间，快速地建立了稳态，建立了快速的反应动力学并减少了离子扩散回本体的量。电极的高度与总信号和信噪比直接相关。信噪比在电极高度的某个值达到峰值，然后呈下降趋势。信号值和信噪比增加是由于电极高度的增加而具有了更多表面积的结果。

1. 负载生物识别元件的 IDAM

为了研究不同的目标分析物（细菌细胞或核酸），可通过表面修饰技术将生物识别元件（抗体或核酸）固定在电极材料的表面。Yang 等研制了快速检测大肠杆菌 O157：H7 的无标记电化学阻抗生物传感器，该传感器是将大肠杆菌抗体固定到氧化铟锡十字交叉阵列（IDA）微电极上（图 8-4）。大肠杆菌与抗体功能化 IDA 微电极表面的结合增加了电子传递电阻。电子传递电阻与大肠杆菌细胞的浓度相关，在浓度为 $4.36\times10^5\sim4.36\times10^8$ CFU/ml 时，检测限为 10^6 CFU/ml[8]。

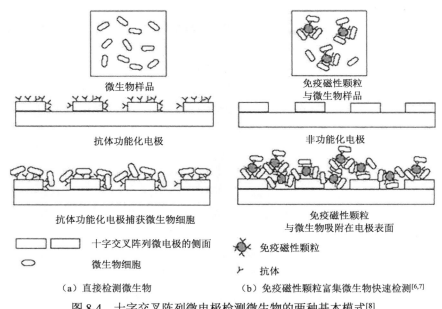

微生物样品　　　　　　　　　　　　免疫磁性颗粒
　　　　　　　　　　　　　　　　　与微生物样品

抗体功能化电极　　　　　　　　　　非功能化电极

抗体功能化电极捕获微生物细胞　　　免疫磁性颗粒
　　　　　　　　　　　　　　　与微生物吸附在电极表面

☐　☐　十字交叉阵列微电极的侧面　　✦　免疫磁性颗粒

◯　　微生物细胞　　　　　　　　　　Y　抗体

（a）直接检测微生物　　　　　（b）免疫磁性颗粒富集微生物快速检测[6,7]

图 8-4　十字交叉阵列微电极检测微生物的两种基本模式[8]

Radke 等通过使用 3-巯基甲基二甲基乙氧基硅烷和异型双功能交联剂琥珀酰亚胺酯对传感器表面进行硅烷化，将微生物抗体负载在金 IDAM 表面。微电极之间的最佳宽度和间距分别被确定为 3 μm 和 4 μm。通过将微电极浸入悬浮在大肠杆菌 O157：H7 的样品中进行阻抗测量，发现生物传感器对大肠杆菌 O157：H7 检测具敏感性，检测限范围为 $10^5\sim10^7$ CFU/ml[9]。另外，该方法能够将纯培养物的最低检测限从 10^5 CFU/ml 提高到 10^4 CFU/ml。在非靶细菌存在的条件下，传感器对大肠杆菌 O157：H7 的检测具有选择性[10]。

也有一些文献报道使用核酸作为电极功能化的生物识别元件。Elsholz 等开发了用于鉴定和定量 5 种不同病原体（大肠杆菌、铜绿假单胞菌、粪肠球菌、金黄色葡萄球菌和表皮葡萄球菌）的基于 16S rRNA 的寡核苷酸微阵列测试系统。巯基修饰的寡核苷酸探针固定在金 IDAM 上，通过杂交介导对靶微生物 16S rRNA 的特异性进行检测。生物素标记的寡核苷酸与探针序列杂交，并随后与抗生物素蛋白-碱性磷酸酶复合物结合。加入底物后即可产生电信号，并且信号强弱与分析物浓度成比例关系。大肠杆菌总 RNA 的检测限为 0.5 ng/μl，使用该全自动系统的检测时间小于 25 min[11]。

2. 非特异性识别元件的 IDAM

非特异性识别元件的 IDAM 是指电极表面上不使用生物识别元件，而是在阻抗测量之前使用生物识别元件功能化磁珠用于细胞的特异性分离和浓缩。以前的研究表明，当抗体固定在电极的表面时，不能高效地利用电极。固定在 ITO 电极表面的大肠杆菌抗体对大肠杆菌 O157：H7 仅显示 16%的捕获效率，并且在玻璃表面功能化的抗沙门氏菌抗体对于沙门氏菌结合小于 1%。Varshney 等开发了一种基于金 IDAM 的无标记阻抗生物传感器，用于检测食品中的大肠杆菌 O157：H7。该传感器借助抗体功能化的磁性纳米颗粒复合物分离大肠杆菌 O157：H7 细胞，是首先在低电导率甘露醇溶液中分离细菌细胞，然后将浓缩的样品均匀地铺展在 IDAM 的表面。在纯培养物和磨碎的牛肉样品中，这种阻抗生物传感器的检测限分别为 7.4×10^4 CFU/ml 和 8.0×10^5 CFU/ml。与不使用磁性颗粒相比，该方法提高了 35%的灵敏度。Yang 等将 IDAM 阻抗生物传感器与流动测试的技术结合，在纯培养物和磨碎的牛肉样品中，其检测限分别为 1.6×10^2 CFU/ml 和 1.2×10^3 CFU/ml[8]。这种基于纳米颗粒的免疫磁性分离靶细菌方法，避免了样品制备过程中的过滤和离心环节，具有在阻抗测量之前从粗样品中分离和浓缩细菌细胞的优点，可以减少由样本中的非目标物引起的背景噪声，提高信噪比。此外，电极芯片可以重复使用多次，并且在电极的表面上没有直接存在生物识别元件。

3. 检测微生物生长过程中的代谢产物

细菌生长过程中代谢产物的检测也称为阻抗微生物学。该技术可应用于微生物的检测和监测、抗生素的检测、食品添加剂的分析、食品卫生、临床医学、药学及微生物学等各种领域。这种定量微生物学是通过测量微生物生长期间培养基的电导率的变化而实现的。微生物生长可将培养基（如酵母、蛋白胨和糖）中的不带电荷或弱带电物质转化为高电荷物质（如氨基酸、醛、酮、酸和其他代谢产物）来增加培养基的电导率。由于只有活细菌可以引起培养基电导率的变化，阻抗微生物学可用于区分活细菌和死细菌。然而，区分受损的细菌细胞和代谢活性细菌细胞仍然是一个难题。

理想的培养基不但能够促进细菌生长，同时其底物的电导率对培养基的整体电导率没有显著影响。Gomez 等设计了基于金 IDAM 的流动池，以检测活细菌的代谢活性。用低电导率培养基来培养大肠杆菌和单核细胞性李斯特菌，在芯片外孵育 2 h 后，可以区分细胞死活情况。

在生物传感器中，系统的特异性取决于生物识别元件。在阻抗微生物学中，可以利用选择性培养基赋予系统特异性。Varshney 等使用基于 ITO IDAM 的选择性培养技术检测牛奶样品中的沙门氏菌。补充含有三甲胺氧化物和甘露醇的亚硒酸盐半胱氨酸肉汤，用于鼠伤寒沙门氏菌的选择性生长，该系统检测范围为 $4.8 \times 10^5 \sim 5.4 \times 10^5 \, CFU/ml$[7]。Varshney 进一步介绍了非选择性培养基与磁性颗粒结合使用的技术。抗沙门氏菌抗体包被的免疫磁珠可用于从样品中分离鼠伤寒沙门氏菌。实验结果观察到阻抗系统能够在生长时间为 8 h 和 1.5 h 时分别检测到 $10 \, CFU/ml$ 和 $10^6 \, CFU/ml$ 的鼠伤寒沙门氏菌[12]。

有研究将介电电泳与阻抗微生物学设计的金 IDAM 微流控生物芯片设备相结合用于检测李斯特菌。阻抗微生物学可实时监测细菌细胞的生物活性、代谢产物和其他相关的动力学，这是任何其他阻抗技术都难以实现的。该技术还有利于区分活细菌细胞和死细菌细胞，这对于检测由细菌细胞产生的毒素对食物的污染非常重要。另外，电极的表面可以重复多种不同的测试，因为在电极的表面上没有使用生物识别元件。

8.3　常见阻抗生物传感器在微生物检测中的应用

有研究者通过在固体电极的表面固定生物受体（如抗体、核酸、噬菌体和凝集素）来设计阻抗生物传感器。阻抗生物传感器通过检测阻抗的变化或者电极界面电容或电导和电纳的变化来验证细菌和生物受体的结合能力。细菌细胞膜由双层脂质组成，其中脂质分子的极性基团面向外部，而疏水性烃链面向内部。天然细胞膜（厚度 5~10 nm）显示膜电容为 $0.5 \sim 1.3 \, \mu F/cm^2$，膜电阻为 $10^2 \sim 10^5 \, \Omega \cdot cm^2$。根据生物受体的类型，阻抗生物传感器分为四类，包括基于抗体的阻抗生物传感器、基于核酸的阻抗生物传感器、基于噬菌体的阻抗生物传感器和基于凝集素的阻抗生物传感器。阻抗生物传感器检测病原微生物见表 8-1。

表 8-1　阻抗生物传感器检测病原微生物

电极类型	工作原理	微生物种类	线性范围 /(CFU/ml)	检测限 /(CFU/ml)	参考文献
十字交叉阵列微电极	多克隆抗体识别（[Fe(CN)$_6$]$^{3-/4-}$ 探针）	大肠杆菌 O157：H7 E. coli O157：H7	$4.36\times10^5\sim4.36\times10^8$	10^6	[8]
	多克隆抗体识别（[Fe(CN)$_6$]$^{3-/4-}$ 探针）	大肠杆菌 O157：H7 E. coli O157：H7	$10^4\sim10^7$	10^4	[10]
	阻抗微生物学分析	鼠伤寒沙门氏菌 Salmonella typhimurium	—	4.8×10^5	[12]
	免疫磁分离技术	沙门氏菌 Salmonella	$10^1\sim10^6$	10	[13]
	介电电泳阻抗与阻抗技术	大肠杆菌 O157：H7 E. coli O157：H7	$10^5\sim10^7$	10^5	[14]
普通工作电极	多克隆抗体负载在 ITO 电极表面	大肠杆菌 E. coli	$10^2\sim10^7$	10^2	[15]
	凝集素识别微生物表面糖原	大肠杆菌 O157：H7 E. coli O157：H7	$10^3\sim10^8$	10^3	[16]
	抗菌肽识别微生物	变异链球菌 Streptococcus mutans	$10^5\sim10^7$	10^5	[17]
	内溶素识别微生物	李斯特菌 Listeria	$10^5\sim10^8$	10^5	[18]
	噬菌体识别微生物	大肠杆菌 E. coli B	$10^3\sim10^6$	50	[19]
	多克隆抗体识别微生物	硫酸盐还原菌 Sulfate-reducing bacteria	$1.8\times10^1\sim1.8\times10^7$	18	[20]

8.3.1　基于抗体的阻抗生物传感器

通过将抗体固定在电极表面上，测量阻抗性能的变化来检测细菌细胞浓度的抗体生物传感器，称为阻抗免疫传感器。抗体是最常用的生物识别元件，其主要优点是灵敏度高和可选择性。

当前，研究者开发了一些用于改善阻抗免疫传感器灵敏度的方法：①改善抗体在电极表面上的固定方法；②改善电极性能以提高灵敏度；③使用酶标记和纳米材料来放大检测信号；④使用分析阻抗变化的最佳等效电路；⑤使用有利于浓缩样品的介电电泳技术。

抗体固定在电极表面是非常关键的步骤。固定方法是构建阻抗生物传感器的关键，抗体固定在电极表面上的效率可以影响阻抗生物传感器的分析性能。常见的在电极上固定抗体的方法包括：物理吸附、自组装单层膜（Self-assembled Monolayer，SAM）和生物素-链霉亲和素系统。物理吸附是最简单直接的固定方法，其取决于生物分子与固体基质的非特异性相互作用。这些非特异性相互作用包含各种非共价键，如离子键、氢键、疏水作用和范德瓦耳斯力。Varshney 等用氧化铟锡十字交叉阵列微电极直接检测大肠杆菌[21]。该装置对大肠杆菌的检测范围为 $4.3\times10^5\sim4.36\times10^8$ CFU/ml，检测限为 10^6 CFU/ml，这是由于电极稳定性低且固定在电极上的生物识别元件的活性降低，导致检测细菌减少。

　　SAM 被认为是将抗体固定在阻抗免疫传感器上的理想方法[22]，为有机分子在多种底物上产生超薄和有序的生物单分子膜提供了方便、灵活的途径[23]。Geng 等使用巯基乙酸形成 SAM 来固定大肠杆菌抗体[24]。在 SAM 上缩合抗体可增强免疫传感器的稳定性，研究检测发现阻抗信号的线性响应为 $3.0 \times 10^3 \sim 3.0 \times 10^7$ CFU/ml，检测限为 1.0×10^3 CFU/ml[24]。但 SAM 存在一些缺点，如由于高表面能、电场诱导导致的热解离和非特异性吸附。此外，生物素-链霉亲和素（抗生物素蛋白）也被用于抗体固定构建阻抗免疫传感器。有研究比较了两种不同抗体固定方式的效果：一种是使用抗体氨基和含羧酸的 SAM 分子之间的化学键进行固定，另一种是基于连接生物素标记的抗体与 SAM 上的链霉亲和素进行固定，通过上述设计制造的生物传感器可以检测到低浓度的大肠杆菌（$10^1 \sim 10^7$ CFU/ml）。尽管生物素-链霉亲和素（亲和素）系统是将生物识别元件固定在固体支持物表面上的有效方法，但是该方法也有一些缺点，如涉及的试剂的成本较高且需要接头层附接到电极表面。

　　传统方法常使用 3 个或 4 个宏观尺寸的金属电极系统来测量阻抗。随着纳米技术的发展，微电极已被用于制造阻抗免疫传感器，使得传感器变得更加灵敏和小型化。Wang 等设计了一种新型的基于 TiO$_2$ 纳米线束的阻抗免疫传感器，其能够高灵敏、特异性和快速地检测单核细胞性李斯特菌。这种阻抗免疫传感器能够检测到浓度低至 4.7×10^2 CFU/ml 的单核细胞性李斯特菌，检测时间仅为 50 min。并且实验没有观察到来自非目标食源性病原体如大肠杆菌 O157：H7、鼠伤寒沙门氏菌和金黄色葡萄球菌的显著干扰[25]。

　　除了使电极更加小型化之外，一些新的电极材料也可用于构建阻抗免疫传感器，以增强用于细菌检测的生物传感器的性能。据报道，由大孔硅（3D）结构制成的电极可以用作细菌检测的有效捕获平台，并且发现获得的灵敏度比平面（2D）传感器更灵敏。Wan 等开发了一种基于抗体功能化泡沫镍的 3D 免疫传感器作为阻抗分析平台检测硫酸盐还原菌，可以检测硫酸盐还原菌浓度范围为 $2.1 \times 10^1 \sim 2.1 \times 10^7$ CFU/ml[26]。为了扩增检测信号及降低检测限，Ruan 等报道了使用辣根过氧化物抗体标记的用于信号扩增的阻抗免疫传感器快速检测微生物。具有辣根过氧化物的抗体在电极表面产生不溶性的沉淀，形成绝缘的沉淀层，便于阻碍电子转移而放大阻抗信号，该传感器的线性响应为 $6 \times 10^4 \sim 6 \times 10^7$ CFU/ml，检测限为 6×10^3 CFU/ml[27]。

　　用于曲线拟合的实验数据和能提取关于阻抗变化参数的必要信息的等效电路对分析电化学阻抗谱是非常重要的，一些研究者致力于优化等效电路。Roy 等开发了一个生物分子兼容的等效电路模型，建立了一种快速、低成本的方法检测细菌，以提高固定和捕获效率。该方法用于检测固定在电极表面上的实际抗体数量和捕获在金表面上的大肠杆菌 K12 菌的浓度[28]。

最近，一些研究人员将介电电泳阻抗测量（DEPIM）技术用于细菌检测的阻抗生物传感器[29]。DEPIM 利用正介电泳力将悬浮的生物细胞以珍珠链的形式捕获到电极上，用以测量阻抗信号。由于介电电泳的作用，其可以在比传统阻抗方法更短的时间内检测细菌。另外，有研究者基于 DEPIM 方法结合抗原-抗体反应开发了特异性细菌选择性检测方法[30]。在通过正介电电泳捕获细菌之前，将抗体固定在电极芯片上。细菌被吸引到电极间隙，并与固定的抗体结合。该方法能够从非目标细菌的混合悬浮液中选择性地检测目标细菌。

8.3.2　基于核酸的阻抗生物传感器

近年来，核酸分析已成为鉴定食物和环境中病原微生物的重要方法。由于每个生物体都具有独特的核酸序列，任何能够自我复制的微生物均可以容易地被识别[4]。与抗体相比，由核酸形成的生物识别层具有许多优点：第一，该方法可以高纯度地化学合成核酸，避免批次间的变化；第二，在合成期间，它们可以利用一些官能团（如—HS、—NH_2、生物素等）进行化学修饰，使其可以容易地固定在电极表面上；第三，核酸在 DNA 双链体的简单退火之后具高度稳定性且可重复使用，符合生物传感器重复利用的需要。

由于具有广泛的物理、化学和生物活性，利用基于核酸的生物传感器来检测食物病原体技术被大量报道[4]。基于核酸的阻抗生物传感器包含与其细菌样品特异序列互补的杂交核酸探针，并可将生物分子识别信号转换为阻抗信号。Pinar 等开发了一种用于快速和选择性检测炭疽芽孢杆菌（炭疽杆菌）的阻抗生物传感器。将与炭疽芽孢杆菌相关的核酸探针固定在金或石墨电极表面上，通过使用电化学阻抗谱测定探针和靶序列之间的信号响应[31]。

有研究者开发了既不需要标记也不需要扩增靶 DNA 的方法。该方法是使用电化学阻抗谱（EIS）在飞摩尔浓度下检测细菌基因组 DNA 片段，主要通过探针优化、调整电极结构和 DNA 切割来实现，避免在核酸测定中使用 PCR 步骤，使用丝网印刷电极实现微生物序列特异性鉴别，几分钟就可以得到结果[32]。

Zainudin 等利用基于石墨烯纳米片的无标记 DNA 阻抗生物传感器检测大肠杆菌 O157：H7。其中大肠杆菌的 DNA 探针通过碳二亚胺连接固定在石墨烯纳米片上。测量时，大肠杆菌的互补 DNA 与固定化的 pDNA 的杂交增加了石墨烯纳米片的电子转移电阻。该传感器显示线性响应范围为 $1.0 \times 10^{-10} \sim 1.0 \times 10^{-14}$ mol/L，检测限为 0.7×10^{-15} mol/L[33]。

Abdalhai 等使用 DNA 生物传感器快速检测病原微生物基因[34]，具有固定和捕获探针基因的系统分别被巯基和氨基修饰后，与靶 DNA 互补。固定和杂交后，使用多壁碳纳米管-壳聚糖-铋改性的电极来检测病原微生物的靶点 DNA（金黄色葡萄球菌），以增加电极的灵敏度。结果显示，使用 DNA 传感器的检测限为

3.17×10^{-14} mol/L，而牛肉样品的检测限为 1.23 ng/ml，DNA 生物传感器表现出高灵敏度和快速反应，可用于食品检测。

基于核酸的阻抗测量生物传感器在现场细菌检测领域中发挥着越来越重要的作用，但也存在一些缺点。例如，基于核酸的阻抗测量生物传感器产生的 EIS 信号易受带负电的磷酸主链和氧化还原阴离子之间的排斥影响，使得 DNA 杂交反应难以定量。此外，该方法不能将活细胞与死细胞进行区分。

8.3.3　基于噬菌体的阻抗生物传感器

基于噬菌体的阻抗生物传感器由包裹遗传物质（DNA 或 RNA）的外部蛋白质外壳制成。它们可以识别所结合细菌表面上的特定位点。由于识别是高度特异性的，所以可以用于细菌的分型。在各种条件下（如在酸性或碱性范围内，甚至在核酸酶或蛋白水解酶存在的条件下），基于噬菌体的阻抗生物传感器能够快速和选择性地检测细菌。此外，使用噬菌体的成本比使用抗体的成本更低。

由于这些优点，噬菌体是理想的制备阻抗生物传感器的生物识别元件。通常将 T4 噬菌体共价固定在功能化的丝网印刷的碳电极上来检测大肠杆菌。随着细菌浓度从 10^2 CFU/ml 增加到 10^8 CFU/ml，阻抗信号减少，这与在阻抗免疫传感器中将完整细菌简单附着到电极表面所观察到的信号表现相反。这是因为由噬菌体攻击产生的细菌裂解可导致离子（如 K^+ 和 Na^+）的释放，进而引起电极表面附近介质的导电性增加[35]。Gervais 等开发了一种阻抗测定生物传感器，用于通过生物素-链霉亲和素系统固定噬菌体，噬菌体在传感器表面上可以高灵敏度和更快速地检测微生物[36]。Webster 等开发了一种基于噬菌体的阻抗微电极阵列生物传感器检测细菌。结果表明，减少电极的宽度和间隙，以及使用具有较低的相对介电常数的工作溶液可以增加阻抗生物传感器的灵敏度[37]。

Moghtader 等使用噬菌体作为生物探针与纳米金棒（GNR）结合来检测细菌。大肠杆菌用作靶细菌，也用于其特异性 T4 噬菌体的繁殖。EIS 测量在由三电极系统组成的电化学电池中进行，噬菌体在室温下简单地吸附在电极上，这些携带噬菌体的电极用于大肠杆菌的阻抗检测。在大肠杆菌存在的情况下，随着时间的增加，R_{ct} 值也在增大，并在约 25~30 min 内达到最大值，在噬菌体侵入电极表面上的细菌裂解后开始降低，而非靶点的细菌则无显著信号变化[41]。

Shabani 等提出了一种通过集成传感器与磁操纵来制备阻抗生物传感器，进而快速检测病原微生物的方法。该方法使用 T4 噬菌体包被的磁性材料，从样品中选择性地捕获和浓缩大肠杆菌 K12，进而增加功能化的丝网印刷阵列电极的灵敏度。荧光流式细胞仪测量表明，用噬菌体功能化的磁珠与细菌的结合是可行的。丝网印刷的阻抗测量传感器与磁性操纵系统的结合提高了系统的灵敏度，将大肠杆菌 K12 的检测限从 10^4 CFU/ml 降低至 10^3 CFU/ml。该方法增强了细菌检测的特异性，使用户能够避免非特异性吸附及可检测更复杂样品中的细菌[39]。

García-Aljaro 等基于对在金属微电极上建立的宿主生物膜感染时发生的阻抗变化的分析，开发了噬菌体的快速检测方法。噬菌体 *Φ*X174 和大肠杆菌分别被选为噬菌体和宿主菌株的模型。在 PBS 和奶样品中初次接种噬菌体后的 6 h，监测由噬菌体感染和随后的宿主菌株裂解引起的在微电极表面发生的非法拉第阻抗变化，记录了由于噬菌体感染过程导致的生物膜电容的量值减小[40]。Mejri 等开发了使用 T4 噬菌体作为特异性受体和表面等离子共振作为测定平台检测大肠杆菌的方法。他们使用二硫双琥珀酰亚胺丙酸酯的自组装单层将 T4 噬菌体共价固定在金表面来检测大肠杆菌 K12。当 1.5×10^{11} CFU/ml 的 T4 噬菌体用于固定时获得最大的宿主细菌量，该传感器检测限范围为 $7 \times 10^2 \sim 7 \times 10^8$ CFU/ml[41]。

8.3.4 基于凝集素的阻抗生物传感器

凝集素作为生物传感器中的生物识别元件已被证明是非常有发展前景和有效的。凝集素的本质是植物或动物蛋白质或糖蛋白，可以作为细菌细胞表面的主要结构组分，多糖结构的单糖和寡糖组分可选择性、可逆地结合。这些碳水化合物在细菌表面的识别可用于靶细菌的特异性鉴定。这样的检测系统优于抗体或核酸系统，因为后者总是需要具备有关目标和特定试剂的知识，然而当其身份未知时，检测系统则难以进行相应的工作。此外，凝集素比抗体小得多，它们允许更高密度的碳水化合物作为感应元件，具有更高的灵敏度和更低的非特异性吸附特性。Gamella 等报道了凝集素修饰的丝网印刷金电极用于大肠杆菌细菌的无阻碍标记检测。将生物素化的凝集素固定在金电极上，然后通过 EIS 确定细菌和凝集素之间的选择性结合。阻抗生物传感器具有良好的性能，检测限范围为 $5.0 \times 10^3 \sim 5.0 \times 10^7$ CFU/ml。凝集素与来自微生物表面的寡糖组分的选择性相互作用可被用来进行它们的检测和鉴定[42]。电化学阻抗谱用于细菌与凝集素结合的传感器的响应，该络合物在溶液中形成，然后吸附到金电极表面上。在没有伴刀豆凝集素 A（concanavalin A，ConA）的情况下传感器上没有观察到细菌的固定，这表明不存在非特异性细菌吸附到金电极上。用在 9 种凝集素和 3 种不同细菌（大肠杆菌、金黄色葡萄球菌和草分枝杆菌）之间形成的复合物修饰的金电极的阻抗反应来评价该方法的选择性。当不同的凝集素用作识别元件时，发现不同的反应曲线，主成分分析可用来进行细菌分类和区分。

Wang 等开发了使用凝集素作为生物受体的新型表面等离子共振（SPR）生物传感器，用于大肠杆菌 O157：H7 的快速检测。当使用来自普通小麦的凝集素作为结合分子时，得出了用于测定大肠杆菌 O157：H7 的检测限为 3×10^3 CFU/ml。因此，基于凝集素的 SPR 生物传感器对于检测大肠杆菌 O157：H7 是敏感、可靠和有效的，其在食品安全分析中具有很广阔的应用前景[43]。

有研究使用伴刀豆凝集素 A 和聚苯胺薄膜开发出了新的电化学传感器，该传感器允许检测两种特定细菌毒素：脂多糖和脂磷壁酸。聚苯胺薄膜上负载的 ConA 凝集素依然具有活性，能够响应电极的电化学阻抗，其对于凝集素-毒素相互作用的程度是呈线性关系的。因此，该检测系统提供了适当的仿生界面用于检测革兰氏阳性菌和革兰氏阴性菌的特定成分。

8.4　结　　语

阻抗生物传感器已被用于监测食源性病原微生物，与其他方法相比，它有几个主要优点：①无标签——简化了组装过程并降低了成本；②快速——检测时间通常小于 30 min；③实现阻抗器件小型化——该方法已被证明可最大化阻抗信号、最小化测试样品的体积，以及增加灵敏度；④达到低至 SPR 和 ELISA 的检测限——在与纳米颗粒或微流控技术结合后，实现比标准免疫测定法更低的检测限；⑤当生物识别元件固定在电极上是使用的强化学键如 SAM 时，该平台可重复循环利用，降低使用成本。尽管阻抗生物传感器具有许多优点，但它们仍然具有一些限制性。经过 20 年的发展，以阻抗为基础的生物传感器的产品没有被广泛地商业化。因此，应进一步地努力开发出可用于食源性病原微生物检测的阻抗生物传感器领域的商业产品，这需要在稳定性、减小体积、增加灵敏度及降低成本等方面进行改进。

参 考 文 献

[1] Yang L，Bashir R. Electrical/electrochemical impedance for rapid detection of foodborne pathogenic bacteria[J]. Biotechnology Advances，2008，26(2)：135-150.

[2] Easter M C，Gibson D M. Rapid and automated detection of *Salmonella* by electrical measurements[J]. Journal of Hygiene，1985，94(3)：245-262.

[3] Gibson D M. Some modification to the media for rapid automated detection of *Salmonellas* by conductance measurement[J]. Journal of Applied Bacteriology，1987，63(4)：299-304.

[4] Ogden I D. A conductance medium to distinguish between *Salmonella* and *Citrobacter* spp.[J]. International Journal of Food Microbiology，1988，7(4)：287-297.

[5] Russell S M，Fletcger D L，Cox N A. The effect of incubation temperature on recovery of mesophilic bacteria from broiler chicken carcasses subjected to temperature abuse[J]. Poultry Science，1994，73(7)：1144-1148.

[6] Kim G，Morgan M，Hahm B K，et al. Interdigitated microelectrode based impedance biosensor for detection of salmonella enteritidis in food samples[J]. Journal of Physics：Conference Series，2008，100(5)：052044.

[7] Varshney M，Li Y. Interdigitated array microelectrodes based impedance biosensors for detection of bacterial cells[J]. Biosensors and Bioelectronics，2009，24(10)：2951-2960.

[8] Yang L，Li Y，Erf G F. Interdigitated array microelectrode-based electrochemical impedance immunosensor for detection of *Escherichia coli* O157：H7[J]. Analytical Chemistry，2004，76(4)：1107-1113.

[9] Radke S M，Alocilja E C. Design and fabrication of a microimpedance biosensor for bacterial detection[J]. IEEE Sensors Journal，2004，4(4)：434-440.

[10] Radke S M，Alocilja E C. A high density microelectrode array biosensor for detection of *E. coli* O157：H7[J]. Biosensors and Bioelectronics，2005，20(8)：1662-1667.

[11] Elsholz B，Wörl R，Blohm L，et al. Automated detection and quantitation of bacterial RNA by using electrical microarrays[J]. Analytical Chemistry，2006，78(14)：4794-4802.

[12] Yang L，Li Y，Griffis C L，et al. Interdigitated microelectrode (IME) impedance sensor for the detection of viable *Salmonella typhimurium*[J]. Biosensors and Bioelectronics，2004，19(10)：1139-1147.

[13] Yang L，Li Y. Detection of viable *Salmonella* using microelectrode-based capacitance measurement coupled with immunomagnetic separation[J]. Journal of Microbiol Methods，2006，64(1)：9-16.

[14] Hamada R，Takayama H，Shonishi Y，et al. Improvement of dielectrophoretic impedance measurement method by bacterial concentration utilizing negative dielectrophoresis[J]. Journal of Physics：Conference Series，2011，307(1)：012031.

[15] Santos M B D，Sporer C，Sanvicens N，et al. Detection of pathogenic bacteria by electrochemical impedance spectroscopy：Influence of the immobilization strategies on the sensor performance[J]. Procedia Chemistry，2009，1(1)：1291-1294.

[16] Maalouf R，Fournier-Wirth C，Coste J，et al. Label-free detection of bacteria by electrochemical impedance spectroscopy：Comparison to surface plasmon resonance[J]. Analytical Chemistry，2007，79(13)：4879-4886.

[17] Lillehoj P B，Kaplan C W，He J，et al. Rapid，electrical impedance detection of bacterial pathogens using immobilized antimicrobial peptides[J]. Journal of Laboratory Automation，2013，19(1)：42-49.

[18] Tolba M，Ahmed M U，Tlili C，et al. A bacteriophage endolysin-based electrochemical impedance biosensor for the rapid detection of *Listeria* cells[J]. The Analyst，2012，137(24)：5749-5756.

[19] Zhou Y，Ramasamy R P. Phage-based electrochemical biosensors for detection of pathogenic bacteria[J]. ECS Transactions，2015，69(38)：1-8.

[20] Wan Y，Lin Z，Zhang D，et al. Impedimetric immunosensor doped with reduced graphene sheets fabricated by controllable electrodeposition for the non-labelled detection of bacteria[J]. Biosensors and Bioelectronics，2011，26(5)：1959-1964.

[21] Yang L，Li Y，Erf G F. Interdigitated array microelectrode-based electrochemical impedance immunosensor for detection of *Escherichia coli* O157：H7[J]. Analytical Chemistry，2004，76(4)：1107-1113.

[22] Escamilla-Gomez V，Campuzano S，Pedrero M，et al. Gold screen-printed-based impedimetric immunobiosensors for direct and sensitive *Escherichia coli* quantisation[J]. Biosensors and Bioelectronics，2009，24(11)：3365-3371.

[23] Yang L, Li Y. AFM and impedance spectroscopy characterization of the immobilization of antibodies on indium-tin oxide electrode through self-assembled monolayer of epoxysilane and their capture of *Escherichia coli* O157：H7[J]. Biosensors and Bioelectronics, 2005, 20(7)：1407-1416.

[24] Geng P, Zhang X, Meng W, et al. Self-assembled monolayers-based immunosensor for detection of *Escherichia coli* using electrochemical impedance spectroscopy[J]. Electrochimica Acta, 2008, 53(14)：4663-4668.

[25] Wang R, Ruan C, Kanayeva D, et al. TiO$_2$ nanowire bundle microelectrode based impedance immunosensor for rapid and sensitive detection of *Listeria monocytogenes*[J]. Nano Letters, 2008, 8(9)：2625-2631.

[26] Wan Y, Zhang D, Wang Y, et al. A 3D-impedimetric immunosensor based on foam Ni for detection of sulfate-reducing bacteria[J]. Electrochemistry Communications, 2010, 12(2)：288-291.

[27] Ruan C, Yang L, Li Y. Immunobiosensor chips for detection of *Escherichia coli* O157：H7 using electrochemical impedance spectroscopy[J]. Analytical Chemistry, 2002, 74(18)：4814-4820.

[28] Roy C C, Dev Das R. A biomolecule compatible electrical model of microimpedance affinity biosensor for sensitivity improvement in cell detection[J]. Sensors and Actuators A：Physical, 2010, 157(2)：280-289.

[29] Yang L, Banada P P, Chatni M R, et al. A multifunctional micro-fluidic system for dielectrophoretic concentration coupled with immuno-capture of low numbers of *Listeria monocytogenes*[J]. Lab on A Chip, 2006, 6(7)：896-905.

[30] Suehiro J, Ohtsubo A, Hatano T, et al. Selective detection of bacteria by a dielectrophoretic impedance measurement method using an antibody-immobilized electrode chip[J]. Sensors and Actuators B：Chemical, 2006, 119(1)：319-326.

[31] Kara P, Meric B, Ozsoz M. Application of impedimetric and voltammetric genosensor for detection of a biological warfare：Anthrax[J]. Electroanalysis, 2008, 20(24)：2629-2634.

[32] Corrigan D K, Schulze H, Henihan G, et al. Development of a PCR-free electrochemical point of care test for clinical detection of methicillin resistant *Staphylococcus aureus* (MRSA)[J]. The Analyst, 2013, 138(22)：6997-7005.

[33] Zainudin N, Hairul A R M, Yusoff M M, et al. Impedimetric graphene-based biosensor for the detection of *Escherichia coli* DNA[J]. Analytical Methods, 2014, 6(19)：7935-7941.

[34] Abdalhai M H, Fernandes A M, Bashari M, et al. Rapid and sensitive detection of foodborne pathogenic bacteria (*Staphylococcus aureus*) using an electrochemical DNA genomic biosensor and its application in fresh beef[J]. Journal of Agricultural and Food Chemistry, 2014, 62(52)：12659-12667.

[35] Shabani A, Zourob M, Allain B, et al. Bacteriophage-modified microarrays for the direct impedimetric detection of bacteria[J]. Analytical Chemistry, 2008, 80(24)：9475-9482.

[36] Gervals L, Gel M, Allain B, et al. Immobilization of biotinylated bacteriophages on biosensor surfaces[J]. Sensors and Actuators B：Chemical, 2007, 125(2)：615-621.

[37] Webster M S, Timoshkin I V, Macgregor S J, et al. Computer aided modelling of an interdigitated microelectrode array impedance biosensor for the detection of bacteria[J]. IEEE Transactions on Dielectrics and Electrical Insulation, 2009, 16(5)：1356-1363.

[38] Moghtader F, Congur G, Zareie H M, et al. Impedimetric detection of pathogenic bacteria with bacteriophages using

gold nanorod deposited graphite electrodes[J]. RSC Advances，2016，6(100)：97832-97839.

[39] Shabani A，Marquette C A，Mandeville R，et al. Magnetically-assisted impedimetric detection of bacteria using phage-modified carbon microarrays[J]. Talanta，2013，116：1047-1053.

[40] García-Aljaro C，Muñoz-Berbel X，Muñoz F J. On-chip impedimetric detection of bacteriophages in dairy samples[J]. Biosensors and Bioelectronics，2009，24(6)：1712-1716.

[41] Mejri M B，Baccar H，Baldrich E，et al. Impedance biosensing using phages for bacteria detection：Generation of dual signals as the clue for in-chip assay confirmation[J]. Biosensors and Bioelectronics，2010，26(4)：1261-1267.

[42] Gamella M，Campuzano S，Parrado C，et al. Microorganisms recognition and quantification by lectin adsorptive affinity impedance[J]. Talanta，2009，78(4-5)：1303-1309.

[43] Wang Y，Ye Z，Si C，et al. Monitoring of *Escherichia coli* O157：H7 in food samples using lectin based surface plasmon resonance biosensor[J]. Food Chemistry，2013，136(3-4)：1303-1308.

第9章 电流型生物传感器

9.1 引　言

　　电流型生物传感器只能检测电化学活性分析物，即只能够在电极上氧化或还原所分析的生物。其所用的电极由金、铂或碳构成。这些元素以特定图案和厚度的薄膜状的油墨形式沉积在丝网印刷的电极基板（玻璃、塑料或陶瓷）上。不同的油墨可用于获得不同尺寸和形状的生物传感器。丝网印刷的电化学电池因成本低，可以大规模生产，被广泛用于开发电流型生物传感器。该生物传感器为一次性使用产品，因此能够降低污染并防止电极结垢，从而避免灵敏度降低。电流型生物传感器通常依赖将电化学非活性分析物催化转化为电化学活性产物的酶系统，辣根过氧化物酶（HRP）和碱性磷酸酶（AP）是常用的酶。这类生物传感器的一个主要缺点是潜在干扰物会使电活性化合物产生假电流值。这种限制可通过使用能够控制化合物进入电极的选择性膜来克服。基于抗体、DNA 和微生物代谢的生物传感器是用于食源性病原微生物检测的潜在电流型生物传感器。图 9-1 为电流型生物传感器示意图，其中检测系统包括工作电极、参比电极和对电极，恒电位仪控制工作电极的电位。

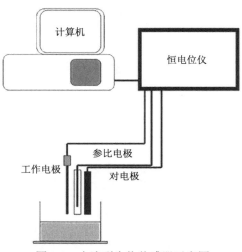

图 9-1　电流型生物传感器示意图

9.2　电流型生物传感器常见类型

9.2.1　免疫传感器

　　电流型生物传感器是一种常用的生物传感器，因具有鉴定物质的特异性、敏感性和稳定性等优点被广泛应用[1]。电流型生物传感器将传统的免疫测试和电流型传感技术融合在一起，使传统的免疫生物化学分析发生了根本性的变化。电流型生物传感器集二者优点于一体，不仅减少了检测时间，提高了传感器的灵敏度和检测精度，也使测定过程变得简单和方便，易于实现仪器的自动化，因而有着广阔的应用前景。当前随着生物工程技术的发展，已经研制出能对各种微生物抗原分泌单克隆抗体的融合细胞，由这些融合细胞产生的单克隆抗体，已广泛进入生物学及其分析化学等领域。

　　尿液是最丰富且容易获得的体液。尿液为诊断人类疾病，特别是泌尿系统疾病的非侵入性诊断提供了理想的途径。电流型生物传感器具有极高的灵敏度和低成本检测多种靶分子（包括核酸和蛋白质生物标志物）的能力，非常适于尿液诊断。Pan 等使用电流型生物传感器检测尿道感染（UTI）的生物标志物——乳铁蛋白。从尿液中检测乳铁蛋白的夹心电流进行免疫测定，检测限为 145 pg/ml。这一结果表明第一代集成传感器平台不但能够定量地进行病原体鉴定和宿主免疫反应，而且检测速度更快，因而在临床诊断上，比当前标准更有意义[2]。Li 等开发了用于快速检测热灭活的大肠杆菌 O157：H7 的电流型生物传感器。大肠杆菌 O157：H7 抗体与传感器单层共价结合，通过酶联免疫吸附（ELISA）测量其生物活性。在最佳条件下，热灭活的大肠杆菌 O157：H7 的校准曲线的工作范围为 $4.12 \times 10^2 \sim 4.12 \times 10^5$ CFU/ml，总测定时间小于 45 min[3]。

　　Sesal 使用基于 Au 电极的十字交叉阵列的电流型生物传感器检测水样品中的粪肠球菌。粪肠球菌抗体通过基于自组装单层的偶联反应固定在电极上。利用增加传感器的电导率来验证靶细菌在表面固定化抗体上的特异性结合。粪肠球菌检测显示粪肠球菌能够对固定化抗体进行特异性吸附，并引起传感器电流值的明显增加。粪肠球菌抗体在电极表面上能够以高灵敏度的方式检测靶细菌，检测限小于 1.0×10^3 CFU/ml，响应时间为 200 s。Sesal 还研究了温度对传感器检测粪肠球菌性能的影响，表明响应曲线具温度依赖性，传感器灵敏度随温度增加而降低[4]。

　　Li 等设计了超灵敏度的电流型生物传感器用于检测热灭活的大肠杆菌 O157：H7。免疫检测平台首先由富勒烯、二茂铁（Fc）和硫醇化壳聚糖复合纳米层组成，以提供丰富的—SH 功能团并保持良好的生物相容性，再将 Au 纳米颗粒涂覆的

SiO₂ 纳米复合材料（Au-SiO₂）组装在 CHI-SH/Fc/C-60 复合材料上，最后将链霉亲和素包被在 Au-SiO₂ 表面。通过生物素和亲和素之间的共价反应固定大肠杆菌抗体，通过 C-60 和 Au-SiO₂ 的表面积增强负载的抗体量，使用葡糖氧化酶负载的 Pt 纳米链标记信号抗体。结果显示使用夹心型免疫反应，热灭活的大肠杆菌 O157：H7 的检测范围为 $3.2×10^1～3.2×10^6$ CFU/ml，检测限低至 15 CFU/ml，这种方法可加速疾病诊断、治疗及病原体的预防[5]。

　　结核病（TB）防控是一个重要的公共卫生问题，特别是不发达国家和地区需要使用准确和快速的诊断来更好地控制疾病传播。Hiraiwa 等设计了一种电流型生物传感器，使用微电极免疫测定法快速、低成本地检测痰中结核分枝杆菌（MTB）。痰中的 MTB 被特异性捕获在功能化的电极表面上并通过电流对其进行检测。结果表明电极表面的电流信号随浸入深度的增加而发生线性变化。为了增强信噪比，样品处理和漂洗步骤都使用去离子水作为电流分析测量的介质。当应用于培养 MTB 细胞时，检测限为 100 CFU/ml，与前文的荧光检测方法一致[6]。Krithiga 等制造了用于检测水中铜绿假单胞菌的电流型生物传感器，将单克隆抗体固定在用钙交联果胶（CCLP）-纳米金颗粒（Au NP）/玻璃碳电极修饰的表面上，进而结合 IgG-HRP 复合物进行电化学检测，并使用磷酸盐缓冲液电解质中的氢醌和过氧化氢观察反应，检测范围为 $10^1～10^7$ CFU/ml，检测限为 $9×10^2$ CFU/ml[7]。

　　兔热病（Tularemia）是由革兰氏阴性菌和土拉热弗朗西丝菌引起的高度传染性人畜共患疾病。由于其具有毒性高、传播性强、死亡率高和培养简单等特点，兔热病被认为是威胁生命的潜在生物武器。不同的电流型微生物传感器为检测土拉热弗朗西丝菌提供了基础条件。第一种方法：土拉热弗朗西丝菌抗体用于检测识别在细菌外膜中发现的脂多糖。这种方法使用羧基末端的烷基硫醇的自组装单层与抗体共价交联。第二种方法：产生抗体的 F（ab）片段，并直接化学吸附到金电极表面。这种方法可获得较高的捕获效率和更高的灵敏度，能够检测 4.5 ng/ml 脂多糖抗原和 31 CFU/ml 的土拉热弗朗西丝菌。自动化微流控装置只需要消耗微量的试剂，而且所需的温育时间也显著降低。用户只需一步添加样品，从样品添加到读数操作时间不到一分钟，并且相比于第一种方法测定灵敏度增加了 3 倍[8]。

　　Xiang 等使用高度分散在壳聚糖水凝胶和改性玻璃碳电极中的高密度纳米金颗粒（AuNP）开发了用于检测沙门氏菌的超敏电流型生物传感器。复合膜已在溶液中氧化，并用作固定捕获抗体（Ab1）以用于生物识别的平台。在沙门氏菌悬液和辣根过氧化物酶（HRP）缀合的二抗（Ab2）溶液中孵育后，构建了夹心电流型微生物传感器。通过比较复合膜与壳聚糖膜的电化学信号，表明构建的传感器检测范围为 $10^1～10^5$ CFU/ml，具有 5 CFU/ml 的检测限。这种生物传感器已经表现出良好的选择性和可重复性，可用于潜在的沙门氏菌污染的临床诊断[9]。

　　食品中病原微生物的存在对人的健康和食品制造商一直是很大的威胁。因此，对能够灵敏和快速地检测这些病原体的检测方法的需求十分迫切。电化学生物传感器与整合的双功能葡糖氧化酶（GOx）-聚多巴胺（PDA）基聚合物纳米复合材料（PMNC）和普鲁士蓝（PB）改性丝网印刷微电极可快速检测大肠杆菌 O157：H7。首先通过多巴胺（DA）的自聚合合成核-壳磁珠（MB）-GOx@PDA PMNC。纳米金粒子（AuNP）通过生化合成分散在 PMNCs 的表面，进一步实现高效吸附抗体（AB）和 GOx。最终产物 AB/GOxext/AuNP/MB-GOx@PDA PMNC 用于从食品基质中分离靶细菌的载体，以及用作电化学测量的放大器。通过过滤步骤除去未结合的 PMNC，并将其转移到葡萄糖溶液中以允许酶反应发生，而后用电化学方法检测电流响应。这种方法构建的生物传感器能够检测大肠杆菌 O157：H7，检测限为 10^2 CFU/ml。双功能 PMNC 包含高负载的酶，并且可以利用细菌细胞上的结合位点，能够有效地扩增测量信号。这种生物传感器表现出良好的特异性、重现性和稳定性，并对食源性病原体的检测有很大的应用价值[10]。

　　基于滚环扩增（RCA）耦合过氧化物酶模拟 DNAzyme 放大，Guo 等开发了一种简单、无标签、低成本的电流型生物传感器来检测大肠杆菌。大肠杆菌与包括两个 G-四联体单元的环形探针互补的引物序列可用于识别靶标和触发基于 RCA 的聚合酶延伸。由于 RCA 偶联 DNA 酶扩增策略，靶大肠杆菌的存在导致在电极上形成许多 G-四联体寡聚体，其在 K^+ 和血红素的帮助下折叠成 G-四联体-血红素复合物，能够响应 H_2O_2 并产生强的电化学响应。这项工作是第一次将 RCA 偶联的过氧化物酶模拟 DNAzyme 整合到用于检测病原微生物的电化学测定中。在最佳条件下，提出的生物传感器对大肠杆菌显示出超高的灵敏度，检测限为 8 CFU/ml。此外，生物传感器还显示对靶大肠杆菌的高选择性，并且具有快速、低成本、简化操作的优点，而且不需要电化学标记步骤和额外的不稳定试剂[11]。

　　基于氧化还原循环结合免疫磁性分离和预浓缩的电化学方法被开发用于沙门氏菌的快速检测。与其他方法如荧光和化学发光相比，检测的限度通常较差。有研究者开发了一种快速且具有低检测限的电化学方法，利用免疫试剂预浓缩和氧化还原循环两步策略来扩增信号。先用抗沙门氏菌抗体修饰的磁珠从磷酸盐缓冲液和农业水中分离、预浓缩沙门氏菌，然后将与碱性磷酸酶缀合的抗沙门氏菌抗体用于标记磁珠捕获的沙门氏菌。碱性磷酸酶将底物 1-抗坏血酸 2-磷酸催化为电活性物质 1-抗坏血酸，而三（2-羧基乙基）膦（TCEP）促进电极上 AA 的再生以形成氧化还原循环导致信号放大。该方法的检测限在缓冲液和农业用水中分别约为 7.6×10^2 CFU/ml 和 6.0×10^2 CFU/ml，当农业水预富集 4 h，检测限为 10 CFU/ml[12]。

9.2.2　DNA生物传感器

　　DNA 由于其巨大的分子识别潜力特别适合应用于生物传感器。DNA 生物传感器通常依赖于在表面上固定单链 DNA 探针，通过杂交识别其互补 DNA 靶点（图 9-2）。

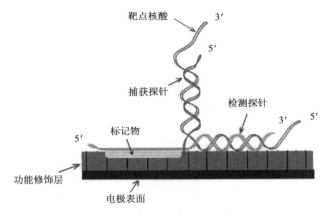

图 9-2　DNA 生物传感器示意图[13]

　　DNA 生物传感器是将单链 DNA 探针固定在电极上，并测量由杂交反应引起的电信号的变化。新型诊断系统研究的主要趋势之一是开发 DNA 丝网印刷微阵列以产生涂覆有不同探针的高密度微型传感器阵列，用于同时检测多个 DNA 靶序列。

　　2004 年，有研究者利用 DNA 连接的纳米金催化银沉积过程来检测不同微生物核酸靶点，设计了用于快速检测病原体的便携式生物分析微装置。该研究使用被图案化的氧化铟锡涂覆的玻璃电极，以及使用电位依赖性电聚合步骤分析每个电极的特异性 DNA 探针，将纳米金颗粒标记物与杂交的 PCR 扩增子结合，然后沉积金属银，实现固定的探针和靶病原体 PCR 产物之间的 DNA 杂交识别，通过电位溶出分析测定沉积在纳米金颗粒上的银负载量[14]。

　　使用辣根过氧化物酶标记的微生物抗体与纳米材料（磁性材料、纳米金等）结合是当前工作的重点。HRP 催化产生的过氧化氢分子能够被电化学技术检测出来，纳米材料则能够增强传感器的信号。例如，Li 等利用基于 $Fe_2O_3@Au$ 核-壳纳米粒子的生物传感器检测大肠杆菌的 DNA。该 DNA 生物传感器的基础是夹心检测策略，其包括固定在磁性纳米颗粒上的捕获探针，以及用辣根过氧化物酶标记的靶标探针。一旦加入磁场，这些夹心复合物将会被磁场分离，负载在 MNP 表面的 HRP 催化酶底物会产生电化学信号。其可以检测高于 0.01 pmol/L 的 DNA 靶标和高于 500 CFU/ml 的大肠杆菌，并且不需要任何核酸扩增步骤[15]。Li 等开发了一种 DNA 生物传感器用于大肠杆菌 O157：H7 的电流检测，基于 GOx-Thi-Au@SiO$_2$ 纳米复合材料和 DNA 酶的信号放大策略，开发的 DNA 生物传感器可以响应大肠杆菌 DNA 0.02～50.0 nmol/L[16]。

　　Barreda-García 等将不对称解旋酶依赖性 DNA 扩增偶联应用到电化学检测，建立了用于定量检测特定 DNA 序列的高灵敏度且稳定的方法。该方法依赖在磁珠上捕获扩增的单链 DNA 序列，随后进行扩增后杂交测定以使其具有特异性。

在 65℃扩增 84 bp 的结核分枝杆菌特异性序列，90 min 后提供 3×10^6 bp 的扩增结果。该系统可在小于 4 h 的等温条件下成功检测和可靠地对特定 DNA 进行定量检测，相当于 50 μl 样品中的 15 个拷贝的靶基因。该测定已经应用在痰液、胸膜液和尿液样品中结核分枝杆菌的检测[17]。

Das 等制作了一个负载有机硅烷 3-巯基丙基三甲氧基硅烷的丝网印刷电极（SPE）和能够电化学沉积纳米金颗粒的沙门氏菌检测装置。该装置使用 Vi 基因作为分子标记的自组装层，使用亚甲基蓝作为氧化还原（电活性）杂交指示剂，将硫醇化 DNA 探针固定在用于 DNA 杂交测定的纳米金颗粒（AuNP）修饰的 SPE 上，通过微分脉冲伏安法监测信号。DNA 生物传感器以高灵敏度和良好的选择性显示出优异的性能。电流信号响应与靶序列浓度范围为 $1.0\times10^{-11}\sim0.5\times10^{-8}$ mol/L，发现检测限为 50 pmol/L。DNA 生物传感器显示出对单碱基、双碱基和三碱基错配序列有良好的辨别能力[18]。

有研究者进一步描述了使用低成本方法在氧化铟锡电极上进行纳米金颗粒阵列的纳米图案化的过程。结果表明，旋涂允许 AuNPs 黏附到 PS 纳米球。最终产物在蚀刻 PS 之后会在氧化铟锡基底上产生高度有序的 Au 纳米孔阵列。氧化铟锡电极上的 Au 纳米孔阵列具有了更大的表面积，并且与裸氧化铟锡相比该技术成功地增强了 82%的电化学测量信号，可用于检测金黄色葡萄球菌 16S rRNA 的杂交。与非模板化 AuNP 结构相比，氧化铟锡电极上的 Au 纳米孔阵列使 DNA 杂交检测中的最佳灵敏度提高了 23%[19]。

最近也有研究者使用分子信标、辣根过氧化物与电化学传感器结合进行检测。Liu 等设计了一种基于茎环结构探针的电化学 DNA 生物传感器检测铜绿假单胞菌 16S rRNA。他们将其 5′端用硫醇修饰的探针和在其 3′端用生物素修饰的探针通过自组装固定在金电极上。当环境中不存在铜绿假单胞菌时，茎环结构探针"封闭"；当环境中存在目标细菌时，靶的杂交诱导构象转变为"开放"，其 3′端的生物素与链霉亲和素-辣根过氧化物酶结合，在底物存在条件下检测酶产物量从而检测靶细菌的量[20]。

大肠杆菌的快速、便携和灵敏的分析正成为许多关键领域（如食品安全、环境监测和临床诊断）中的重要研究方向。有研究者利用三维 DNA 四面体探针建立一个"夹心型"DNA 生物传感器，其可以灵敏地分析未纯化 250 bp uidA 基因 PCR 扩增的结果；使用不对称 PCR 产生单链 PCR 产物，链霉亲和素用于改善电化学检测期间的信号增益；利用该方法获得了 10 fmol/L 合成 DNA 靶标的显著灵敏度，并对低至 0.2 pg/μl 的大肠杆菌基因组的 PCR 扩增子进行了分析；与传统的单链 DNA 探针相比，目前的工作灵敏度要高出三个数量级[21]。

微流控芯片可以把生物、化学及医学分析过程中的样品制备、反应、分离、检测等基本操作单元集成到一块微米尺度的芯片上，自动完成分析全过程。微流控芯片有体积小、使用样品及试剂量少、反应速度快、可大量平行处理样品，以及可即用即弃等优点，在生物、化学、医学等领域有着巨大潜力，有研究者把微流控芯片与电化学传感器结合起来检测和诊断病原微生物。Ölcer 等描述了快速和灵敏地检测蓝细菌核酸的生物传感器，其中蓝细菌基因组的蛋白质编码区用作监测淡水资源的靶点。具有两组 Au 电极阵列的生物芯片已经用于测定蓝细菌靶点DNA，每个 Au 电极阵列由共享的参考/对电极和三个工作电极组成。链霉亲和素和酶修饰的纳米金颗粒与生物素化的检测探针结合且随后的底物使得能够进行实时电流分析测量，检测限为 6×10^{-12} mol/L 靶点 DNA[22]。

　　开发出用于快速检测致病基因的敏感性和特异性的方法在感染性疾病的快速诊断中仍然是迫切需求的。有研究者基于简单的电化学生物感应策略，开发了一种集成目标转录放大技术（HTITA）的病原性核酸的超敏感和特异性检测方法。靶 DNA 与设计的发夹探针的均一识别和特异性结合引发环状引物延伸反应，形成含有 T7RNA 聚合酶启动子的 DNA 双链，并用作体外转录扩增的模板。HTITA产生了许多单链 RNA 产物，其可以与检测探针和固定的捕获探针同步杂交用于在生物传感器表面上的酶扩增电化学检测。所提出的电化学生物感应策略显示对靶 DNA 有非常高的灵敏度和选择性，动态响应范围为 1 fmol/L～100 pmol/L。使用沙门氏菌作为模型，直接检测来自基因组 DNA 提取物的 invA 基因。这是一种简单、超灵敏的核酸检测方法，并将成为多功能的现场病原体鉴定常用方法之一[23]。

9.2.3　微生物代谢传感器

　　电流型生物传感器可以用于控制微生物新陈代谢，通过控制微生物产生的二氧化碳、电活性分子及氧损耗等来评估微生物新陈代谢的状况。Zhang 等使用铋纳米改性玻璃碳电极的流动注射分析（Flow Injection Analysis，FIA）系统开发了一种快速检测大肠杆菌的新方法。该方法依赖于在大肠杆菌菌株中发现的良好的标志物 β-D-葡糖醛酸糖苷酶。由多黏菌素 B 和溶菌酶导致其从大肠杆菌细胞释放，释放的 β-D-葡糖醛酸糖苷酶可以催化底物 4-硝基苯基 β-D-甘露糖苷，在培养基中水解产生 4-硝基苯酚。由于 4-硝基苯酚是电活性分子，而且其含量与大肠杆菌的浓度成比例，因而可以通过 4-硝基苯酚来测定大肠杆菌的含量。当该方法与流动注射分析系统联合使用时，4-硝基苯酚的测定显示出高的灵敏度。结果表明4-硝基苯酚的电流信号与大肠杆菌浓度从 1.5×10^2 到 1.0×10^6 CFU/ml 呈线性关系，对于大肠杆菌该方法的检测限是 100 CFU/ml[24]。Geng 等进一步使用 IrO2-Pd化学修饰电极结合流动注射分析快速检测大肠杆菌。该方法依赖于在大肠杆菌菌株中发现的良好标志物 β-D-半乳糖苷酶，释放的 β-半乳糖苷酶可以催化底物对氨基苯基 β-吡喃半乳糖苷在培养基中的水解并产生与大肠杆菌浓度成比例的 4-氨基苯酚，进而可通过测定 4-氨基苯酚来检测大肠杆菌[25]。

　　Cheng 等制备了多壁碳纳米管（MWNT）/Nafion 改性的玻璃碳电极来快速检测大肠杆菌。用作大肠杆菌指示剂的 β-半乳糖苷酶与底物对氨基苯酚-β-吡喃半乳糖苷产生对氨基苯酚（PAP）反应。PAP 可通过 MWNT/Nafion 修饰的 GCE 进行检测。由于 Nafion 的阳离子交换能力和 MWNT 的电催化能力，使 PAP 的检测灵敏度提高，大肠杆菌的检测时间缩短，浓度为 $10 \sim 10^4$ CFU/ml 的细菌可以在 5 h 内完成检测[26]。Cheng 等进一步把磁性纳米颗粒修饰到碳纳米管表面获得酪氨酸酶生物传感器，用流动注射测定系统检测大肠菌群。检测原理基于在大肠杆菌溶液中通过酶反应产生的苯酚浓度，获得的电流信号与 $20 \sim 1 \times 10^5$ CFU/ml 的细菌浓度成比例，检测限为 10 CFU/ml，开发的流动注射分析系统适合快速和自动的临床诊断和水质分析[27]。

　　作者设计了一种基于硫化硫杆菌细胞用于硫化物检测的新型电化学微生物代谢传感器，通过优化微生物代谢传感器的工作条件以获得良好的电化学性能。在最佳条件下，评价了该装置的分析性能，结果表明微生物代谢传感器可用于选择性地检测硫化物。微生物代谢传感器成功地应用于通过检测在硫酸盐还原细菌生长期间积累在培养基中的特性代谢物硫化物，进而检测该细菌的存在[28]。

9.3　结　　语

　　电流型生物传感器的研究对该领域的研究者提出了巨大的挑战，尤其在工程开发方面，例如，优化用户界面和样品处理；使用微纳米制造技术，生产出能够进行多分析物分析的装置；开发出将每个分析物的电子响应转换成浓度数据并进行计算的方法；将这些生物平台集成为便携式系统；等等。

参 考 文 献

[1] Lim J W，Ha D，Lee J，et al. Review of micro/nanotechnologies for microbial biosensors[J]. Frontiers in Bioengineering and Biotechnology，2015，3：61.

[2] Pan Y，Sonn G A，Sin M L Y，et al. Electrochemical immunosensor detection of urinary lactoferrin in clinical samples for urinary tract infection diagnosis[J]. Biosensors and Bioelectronics，2010，26(2)：649-654.

[3] Li Y，Cheng P，Gong J，et al. Amperometric immunosensor for the detection of *Escherichia coli* O157：H7 in food specimens[J]. Analytical Biochemistry，2012，421(1)：227-233.

[4] Sesal N C. Amperometric biosensor with interdigitated Au electrode for rapid detection of enterococcus faecalis in water samples[J]. Sensor Letters，2013，11(10)：1860-1866.

[5]　Li Y，Fang L，Cheng P，et al. An electrochemical immunosensor for sensitive detection of *Escherichia coli* O157：H7 using C60 based biocompatible platform and enzyme functionalized Pt nanochains tracing tag[J]. Biosensors and Bioelectronics，2013，49(35)：485-491.

[6]　Hiraiwa M，Kim J H，Lee H B，et al. Amperometric immunosensor for rapid detection of *Mycobacterium tuberculosis*[J]. Journal of Micromechanics and Microengineering，2015，25(5)：055013.

[7]　Krithiga N，Viswanath K B，Vasantha V S，et al. Specific and selective electrochemical immunoassay for *Pseudomonas aeruginosa* based on pectin–gold nano composite[J]. Biosensors and Bioelectronics，2016，79：121-129.

[8]　Dulay S B，Gransee R，Julich S，et al. Automated microfluidically controlled electrochemical biosensor for the rapid and highly sensitive detection of *Francisella tularensis*[J]. Biosensors and Bioelectronics，2014，59：342-349.

[9]　Xiang C，Li R，Adhikari B，et al. Sensitive electrochemical detection of *Salmonella* with chitosan–gold nanoparticles composite film[J]. Talanta，2015，140：122-127.

[10]　Xu M，Wang R，Li Y. An electrochemical biosensor for rapid detection of *E. coli* O157：H7 with highly efficient bi-functional glucose oxidase-polydopamine nanocomposites and Prussian blue modified screen-printed interdigitated electrodes[J]. The Analyst，2016，141(18)：5441-5449.

[11]　Guo Y，Wang Y，Liu S，et al. Label-free and highly sensitive electrochemical detection of *E. coli* based on rolling circle amplifications coupled peroxidase-mimicking DNAzyme amplification[J]. Biosensors and Bioelectronics，2016，75：315-319.

[12]　Wang D，Wang Z，Chen J，et al. Rapid detection of *Salmonella* using a redox cycling-based electrochemical method[J]. Food Control，2016，62：81-88.

[13]　Wang Y，Xu H，Zhang J，et al. Electrochemical sensors for clinic analysis[J]. Sensors，2008，8(4)：2043.

[14]　Cai H，Shang C，Hsing I M. Sequence-specific electrochemical recognition of multiple species using nanoparticle labels[J]. Analytica Chimica Acta，2004，523(1)：61-68.

[15]　Li K，Lai Y，Zhang W，et al. Fe_2O_3@Au core/shell nanoparticle-based electrochemical DNA biosensor for *Escherichia coli* detection[J]. Talanta，2011，84(3)：607-613.

[16]　Li Y，Deng J，Fang L，et al. A novel electrochemical DNA biosensor based on HRP-mimicking hemin/G-quadruplex wrapped GOx nanocomposites as tag for detection of *Escherichia coli* O157：H7[J]. Biosensors and Bioelectronics，2015，63：1-6.

[17]　Barreda-García S，González-Álvarez M J，de-los-Santos-Álvarez N，et al. Attomolar quantitation of *Mycobacterium tuberculosis* by asymmetric helicase-dependent isothermal DNA-amplification and electrochemical detection[J]. Biosensors and Bioelectronics，2015，68：122-128.

[18]　Das R，Sharma M K，Rao V K，et al. An electrochemical genosensor for *Salmonella typhi* on gold nanoparticles-mercaptosilane modified screen printed electrode[J]. Journal of Biotechnology，2014，188：9-16.

[19]　Purwidyantri A，Chen C H，Hwang B J，et al. Spin-coated Au-nanohole arrays engineered by nanosphere lithography for a *Staphylococcus aureus* 16S rRNA electrochemical sensor[J]. Biosensors and Bioelectronics，2016，77：1086-1094.

[20] Liu C，Zeng G M，Tang L，et al. Electrochemical detection of *Pseudomonas aeruginosa* 16S rRNA using a biosensor based on immobilized stem–loop structured probe[J]. Enzyme and Microbial Technology，2011，49(3)：266-271.

[21] Wen Y，Wang L，Xu L，et al. Electrochemical detection of PCR amplicons of *Escherichia coli* genome based on DNA nanostructural probes and polyHRP enzyme[J]. The Analyst，2016，141(18)：5304-5310.

[22] Ölcer Z，Esen E，Ersoy A，et al. Microfluidics and nanoparticles based amperometric biosensor for the detection of cyanobacteria (Planktothrix agardhii NIVA-CYA 116) DNA[J]. Biosensors and Bioelectronics，2015，70：426-432.

[23] Yan Y，Ding S，Zhao D，et al. Direct ultrasensitive electrochemical biosensing of pathogenic DNA using homogeneous target-initiated transcription amplification[J]. Scientific Reports，2016，6：18810.

[24] Zhang W，Tang H，Geng P，et al. Amperometric method for rapid detection of *Escherichia coli* by flow injection analysis using a bismuth nano-film modified glassy carbon electrode[J]. Electrochemistry Communications，2007，9(4)：833-838.

[25] Geng P，Zheng J H，Zhang X A，et al. Rapid detection of *Escherichia coli* by flow injection analysis coupled with amperometric method using an IrO$_2$-Pd chemically modified electrode[J]. Electrochemistry Communications，2007，9(9)：2157-2162.

[26] Cheng Y X，Liu Y Y，Huang J J，et al. Rapid amperometric detection of coliforms based on MWNTs/Nafion composite film modified glass carbon electrode[J]. Talanta，2008，75(1)：167-171.

[27] Cheng Y X，Liu Y J，Huang J J，et al. Amperometric tyrosinase biosensor based on Fe$_3$O$_4$ nanoparticles-coated carbon nanotubes nanocomposite for rapid detection of coliforms[J]. Electrochimica Acta，2009，54(9)：2588-2594.

[28] Qi P，Zhang D，Wan Y. Development of an amperometric microbial biosensor based on *Thiobacillus thioparus* cells for sulfide and its application to detection of sulfate-reducing bacteria[J]. Electroanalysis，2014，26(8)：1824-1830.

第 10 章　表面增强拉曼光谱

10.1　引　言

1928 年，C. V. Raman 发现了拉曼散射现象[1]。随着单色仪、检测器、光学显微镜、微弱信号检测技术与计算机技术的发展，拉曼光谱技术在化学、物理和生物等许多领域得到广泛应用[2]。仪器技术的发展和非线性光学的进步，使得各种新的拉曼光谱技术纷纷出现，如共聚焦显微拉曼光谱、激光光镊拉曼光谱、相干反斯托克斯拉曼光谱、受激拉曼光谱、针尖表面增强拉曼光谱等。

表面增强拉曼散射（Surface Enhanced Raman Scattering，SERS），采用通常的拉曼光谱法测量吸附在胶质金属颗粒如银、金或铜表面的样品，或者测量吸附在这些金属片粗糙表面上的样品，可使被吸附样品的拉曼光谱的强度提高 $10^3\sim 10^6$ 倍。Fleischmann 等于 1974 年对银电极表面进行粗糙化处理后，首次获得吸附在银电极表面上单分子层吡啶分子的拉曼光谱[2]，并认为这是由于电极表面的粗糙化，电极真实表面积增加使吸附的吡啶分子的量增加引起的，没有意识到粗糙表面对吸附分子的拉曼光谱信号的增强作用。1977 年，van Duyne 和 Creighton 两个研究组分别发现，吸附在粗糙银电极表面的每个吡啶分子的拉曼光谱信号都要比溶液中单个吡啶分子的拉曼光谱信号大约强 10^6 倍，这种与粗糙表面相关的表面增强效应被称为 SERS 效应[3]。

SERS 效应是指在特殊制备的一些金属良导体表面的激发区域内，由于样品表面的电磁场的增强导致吸附分子的拉曼光谱信号比普通拉曼光谱信号大大增强的现象。SERS 弥补了拉曼光谱灵敏度低的缺点，可以获得常规拉曼光谱所不易得到的结构信息，被广泛应用于表面研究、吸附界面状态研究、生物大小分子的界面取向及构型、构象研究、结构分析等研究领域，可以有效分析化合物在界面的吸附取向、吸附态的变化、界面信息等。

随着激光技术、纳米科技和计算机技术的迅猛发展，SERS 已经在界面和表面科学、材料分析、生物医学、食品安全、环境监测和国家安全等领域得到了广泛应用。SERS 不但具有拉曼光谱的大部分优点，还能够提供更丰富的化学分子的结构信息，可实现实时、原位探测，而且灵敏度高、数据处理简单且准确率高，是非常强有力的检测工具。由于其具有无须样品预处理、操作简便、检测速度快、准确率高、仪器便携等特点，SERS 检测在食品安全快速检测中起到了重要的作用。例如，SERS 可以定性、定量检测有害的非法添加物（如三聚氰胺、苏丹红等）、超量或超范围使用的添加剂（如食品中的合成色素等）、果蔬中的农药残留及食物表面上的细菌和病毒等[4]。在环境监测领域，利用 SERS 可监测水源中的多种污染物，如多环芳烃类化合物、硝酸盐和亚硝酸盐及重金属离子（铅、砷、铜、银）等[5,6]；在国家安全领域，利用 SERS 可以实现痕量爆炸物、生物战菌种（如炭疽杆菌和肉毒梭菌）、剧毒品（如水中的氰化物）和毒品（如冰毒、摇头丸等）的现场检测[7,8]；在生物医学领域，结合传统生物学分析方法，SERS 可以对蛋白质进行检测，如抗体免疫吸附试验、抗体免疫分析等[3,9]。

众所周知，病原细菌的检测非常重要。食品或药物的工业生产需要诊断与检测病原微生物，以防止病原微生物污染的产品投放市场。饮用水的供应系统也可能受到细菌污染，并且需要持久稳定的控制，以确保消费者的健康，所以及时识别感染源是患者得到及时救助的关键。完美的细菌检测和诊断方法对环境和农业特别有利，植物病原体的传播不仅危害整个生态系统，而且会造成严重的经济损失。细菌检测和诊断的标准方法是培养细菌，并根据其形态和代谢特征进行鉴定。这种方法有两个缺点：一是根据细菌种类进行培养可能需要几天；二是绝大多数细菌无法进行培养。在一些情况下，活的但不可培养的微生物细胞是可以获得的。基于核酸的细菌检测方法通常通过聚合酶链反应依赖的 DNA 或 RNA 的扩增，提高灵敏度和特异性，可以在属、种或菌株水平上实现病原微生物的快速鉴定。如果样品基质中含有抑制 PCR 反应的物质，那么提取靶 DNA 可能会面临一定的困难。

尽管培养鉴定方法和 PCR 技术已被广泛用于病原微生物的检测，但仍需要进一步研究和发展更完善的检测方法。在培养鉴定方法和 PCR 技术的替代技术中，拉曼光谱学作为病原微生物诊断中有用的工具已逐步发展起来，其在短时间内可获得单个细胞的信号且具有高特异性，能够对细菌的培养物进行独立检测，可以进行单细胞测量。省略培养步骤，节省大量的时间，这在许多应用领域中是相当重要的。如果需要也可以对培养的细菌应用拉曼光谱进行分析。拉曼光谱的另一个优点是样品通常不被破坏且可用于其他的研究。虽然这种技术可以快速和准确地提供结果，特别是在细菌检测方面，但是在实际环境中的应用仍需要进一步发展和探索，必须对其重要参数进行优化和定义，如时间、灵敏度、特异性、成本。

10.2 表面增强拉曼光谱基本原理

目前学术界普遍认同的 SERS 机制主要有物理增强机制和化学增强机制两类[10]。物理增强机制主要是指电磁场增强（Electromagnetic Enhancement，EM）机制。电磁场增强机制是：表面等离子共振（SPR）引起局域电磁场增强，表面等离子是金属中的自由电子，在光电场下会发生集体性的振荡。由于 Cu、Ag 和 Au 三种 IB 族金属的 d 电子和 s 电子的能隙与过渡金属相比较大，使得它们不易发生带间跃迁。只要对这三种金属体系选择合适的激发光波长，便可避免因发生带间跃迁而将吸收光的能量转化为热量等，从而趋向于实现高效 SPR 散射过程。

化学增强机制主要包括以下三类机制：①由于吸附物和金属基底的化学成键导致非共振增强；②由于吸附分子和表面吸附原子形成表面络合物（新分子体系）导致共振增强；③激发光对分子-金属体系的光诱导电荷转移的类共振增强。

10.3 表面增强拉曼光谱分析

拉曼光谱分析包括定性分析和定量分析，SERS 光谱处理与识别包含光谱预处理、特征提取、特征分类（定性分析）及数学建模（定量分析），基于表面增强拉曼光谱的微生物检测和诊断流程见图 10-1。由于痕量检测中拉曼光谱信噪比低、微弱信号被荧光背景掩盖，以及复杂体系中有其他未知组分的干扰等因素，SERS 自动识别信号存在很大的困难。同时，由于拉曼增强效应的稳定性影响，利用 SERS 进行定量分析也具有很大难度。

1. 光谱预处理

光谱仪采集的拉曼光谱包含荧光背景、检测器噪声、激光器功率波动等干扰信息，由于这些干扰信息不可能完全依赖设备的发展而消除，所以利用光谱数据进行定性分析和定量分析之前，还要完成有效的预处理过程。例如，SERS 光谱的预处理包括平滑去噪和基线校正。

2. 特征提取

在进行模式分类实现定性分析之前，需提取光谱的特征峰值。对于特定检测体系，有效拉曼特征区通常在较短的波段范围内，可以通过选择充分反映被测物质特性的波段，达到数据降维的目的。波段选择方法依赖于先验知识和现有谱库。

自动选择方法包括间隔最小二乘法、相关系数法、逐步回归法、无信息变量消除法、蒙特卡罗无信息变量消除法、谱峰识别法、遗传算法、连续投影算法、竞争自适应重采样方法等。已提出的降维模型，可分为无监督降维方法、有监督降维方法及半监督降维方法。

3. 特征分类（定性分析）

目前常用的光谱分类方法有 K-近邻法、PCA 类中心最小距离法、光谱相似度匹配法、簇类独立软模式法、支持向量机、线性判别分析法、贝叶斯判别法、人工神经网络、偏最小二乘判别分析法、高斯混合判别分析法、基于分类回归树的随机森林方法等。

4. 数学建模（定量分析）

数字建模是通过分析已知光谱信息与待测属性间的内在联系，建立适当的校正模型，从而预测待测样品的相关属性。定量分析过程包含校正和预测两部分，核心是校正模型的建立，通常借助多元校正技术进行分析。

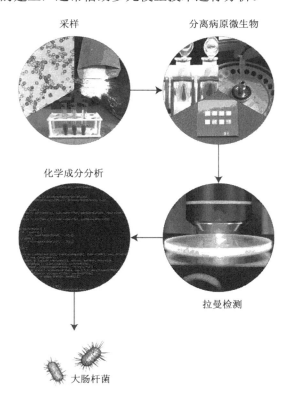

图 10-1　基于表面增强拉曼光谱的微生物检测和诊断流程图[4]

10.4　拉曼光谱的应用

拉曼光谱利用激光与样品相互作用时在一定程度上被弹性散射,在此过程中,能量在入射光子和样品分子之间传递。能量的强度与特定的分子振动有关。拉曼光谱显示由特异性分子组成的样品更适合使用该光谱技术进行分析,基于表面增强和纳米探针增强的拉曼光谱分析方法见图 10-2。通过将拉曼装置与显微镜组合,可以对微米尺度范围内的样品进行单独研究,如单个细胞。此外,拉曼光谱可以无阻碍地对微生物细胞进行分析,因为水是非常弱的拉曼散射体。但荧光的存在可能妨碍测量,这是因为用于拉曼测量的激光可以激发样品中荧光的发射。虽然相当弱但是非常尖锐的拉曼带可以被宽且强烈的荧光背景所掩蔽,但选择合适的激发波长可以克服这个问题,即选择合适的波长可以使激发波长远离任何吸收过程。另外,选择与吸收匹配的波长以部分地获得谐振效应也是有利的。这种称为共振拉曼光谱的现象是另外一种增强固有弱拉曼过程的方法,表面增强拉曼散射光谱使用金属纳米颗粒或纳米结构化金属表面可以将固有弱的拉曼信号增强几个数量级。

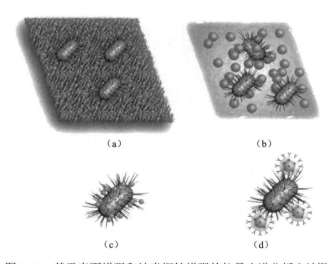

(a)　　　　　　　　　　　　(b)

(c)　　　　　　　　　　　　(d)

图 10-2　基于表面增强和纳米探针增强的拉曼光谱分析方法[9]

10.4.1　拉曼光谱在临床诊断中的应用

在临床诊断中,能够快速并在早期检测引起疾病的微生物是至关重要的,这样可以有针对性地选择治疗策略，以促进患者的康复。微生物感染是引起大量传染病（如尿路感染、脑膜炎或败血症）的主要原因，并且致病微生物常在体液如尿液、痰、血液或腹水中被检测到。样品中的细菌可以作为微生物污染的标志物。在医学上，细菌的精确鉴定是非常重要的，通过对细菌精确的鉴定可以及时制定适当的治疗方案并避免细菌对抗生素产生抗性。例如，Neugebauer 等基于拉曼显微光谱法鉴定来自尿路感染患者尿液样品的细菌。尿路感染属于最常见的感染，在德国 40%的女性都经历过尿路感染。在细菌或脓毒症的作用下，快速、可靠地鉴定病原微生物对采取合适的抗微生物治疗非常重要。已建立的常规微生物分析方法至少需要两天来鉴定病原体和确定抗生素的敏感性。拉曼光谱法可从患者的尿液样品中直接鉴定病原体，这有助于医生在短时间内制定适当的治疗方案。选择激光焦点与单个细菌细胞大小相同的实验条件，可测量包含来自全细菌细胞的全光谱信息的拉曼光谱。在整体光学图谱中，光谱看起来非常相似，经过仔细检查，发现振动带的位置和强度的微小差异，可以用于区分细菌，再使用化学计量方法来评估拉曼光谱，进而建立具有所有相关病原体的参考数据库[11]。

　　抗生素对细菌的作用也是一个重要研究领域。有研究者采用 4 种不同种类的抗生素（氨苄青霉素、环丙沙星、庆大霉素和磺胺甲噁唑）处理革兰氏阴性大肠杆菌和假单胞菌属的靶向微生物细胞的不同位点，在对单细胞水平进行拉曼显微光谱测量之后，将拉曼散射信号数据与从未用抗生素处理过的细胞的拉曼散射信号数据进行比较，以研究抗生素处理细菌对分类模型的性能的影响[12]。另外，利用激光光镊和拉曼光谱分析，可以研究大肠杆菌与抗生素头孢唑啉相互作用的代谢状态和光谱变化，研究发现可用于鉴定大肠杆菌对抗生素药物治疗反应的潜在光谱特征[13]。

　　拉曼光谱法还可用于分析囊性纤维化患者的临床样本中的病原微生物。在测量之前对样品进行光漂白，可直接在痰中检测到铜绿假单胞菌和金黄色葡萄球菌。通过批量研究包含大量细胞碎片的痰样品，结合主成分分析技术可区分被铜绿假单胞菌或金黄色葡萄球菌感染的患者与没有被感染的患者[14]。在痰样品中，拉曼光谱可以用于区分结核分枝杆菌。Buijtels 等利用拉曼光谱与 16S rRNA 测序结果进行比较，可以鉴定结核分枝杆菌复合菌株和最常见的非结核分枝杆菌（NTM）菌株。实验共分析了 63 株属于 8 个不同物种的菌株。拉曼光谱对于结核分枝杆菌种鉴定的灵敏度为 95.2%，所有结核分枝杆菌菌株均可被正确鉴定（100%），57 个 NTM 菌株中有 54 个被正确鉴定（灵敏度达到 94%）。研究还评估了灭活的分枝杆菌（分别通过热处理和福尔马林处理）相对于活的结核分枝杆菌的拉曼光谱差异，结果表明热灭活细菌的光谱与活的结核分枝杆菌的光谱差异最小[15]。有研究使用质谱（MS）、核磁共振和拉曼光谱检查从结核分枝杆菌和非结核分枝杆菌菌株分离的含有分枝菌酸的亲脂性提取物，结合化学计量分析，用拉曼光谱鉴定结核分枝杆菌物种。结果表明 SERS 可以作为结核分枝杆菌中物种和菌株鉴别的准确且灵敏的方法，由肺炎支原体引起的呼吸道疾病，占所有获得性肺炎的 20%。Hennigan 等使用纳米棒阵列 SERS（NA-SERS）来区分肺炎支原体菌株。此外，他们通过 NA-SERS 检测临床咽拭子样本，可区分未感染和感染的样本[16]。

　　感染奈瑟氏球菌可导致脑膜炎，尽管目前已发展了一些治疗方法，但高发病率和死亡率的脑膜炎一直是一类可对人类生命造成威胁的疾病。Harz 等使用拉曼显微光谱鉴定细菌病原体，通过分层聚类分析鉴别不同的细菌物种[17]。为了验证该方法，Gonchukov 等利用拉曼光谱研究干燥的脑脊液样品以便空间定位细菌、白细胞和红细胞，并制定了特征光谱以标定病原细胞[18]。

10.4.2　拉曼光谱在食品安全中的应用

　　为了确保食品安全和公共卫生，人们对食品诊断方法的需求不断增加。除了毒素和金属外，细菌是引发食源性疾病的主要原因之一，其中沙门氏菌、大肠杆菌、铜绿假单胞菌、单核细胞性李斯特菌、军团菌和金黄色葡萄球菌属于食品中最重要的病原微生物，需要快速和灵敏地检测这些微生物以保证食品安全。

　　拉曼显微光谱技术可以实现在单细胞水平上鉴定牛奶和牛肉中的食源性病原微生物，以及检测人工污染的肉样品中的细菌，如布鲁氏菌。布鲁氏菌的检测非常困难，因为所应用的技术不是标准化的。常见的检测系统依赖于细菌的培养，但是到菌种水平的进一步鉴定主要基于表型或基因型。基因型并非一直适用于现有的分类需求。当需要在复杂的基质（如牛奶）中进行检测时，很难得到结果。Meisel 等利用拉曼光谱和化学计量分析从牛奶中识别布鲁氏菌，其鉴定精度在培养基和牛奶中分别为 92% 和 94%，且该方法在单细胞水平进行的测量和快速鉴定只需 3～5 h，无须样品制备的复杂过程[19]。研究人员进一步利用拉曼光谱在单细胞水平上快速鉴定细菌。首先利用"浮力密度离心"和"酶牛奶清除"方法分离病原微生物，再用拉曼光谱快速识别牛奶中的微生物。为了证明与光谱方法组合的分离技术的适用性，研究者通过记录乳制品中已知的污染物的拉曼光谱创建拉曼数据库，分析了大肠杆菌和假单胞菌种，发现由基质本身或通过提取技术引起的光谱伪影并不明显，结果表明化学计量分析能显著影响微生物鉴定率[20]。

　　其他基于 SERS 鉴定食品中病原微生物的研究，说明了拉曼光谱的区分度，但未考虑尖峰或真实样品的识别步骤。Wu 等使用便携式拉曼分析仪，结合万古霉素修饰的银纳米棒阵列基板，鉴定绿豆芽样品中食源性病原微生物。实验优化银纳米棒阵列以高灵敏度检测沙门氏菌和肠炎沙门氏菌。沙门氏菌、大肠杆菌 O157：H7 和表皮葡萄球菌通过改变纳米棒长度和万古霉素浓度实现基底优化。结果表明，当使用化学计量分析时，SERS 光谱可用于区分细菌物种，可作为新鲜农产品和食品加工工业的现场检测方法[21]。

　　除了食品安全之外，生活用水的质量检测也是非常重要的。鉴定瓶装天然矿泉水样品中的铜绿假单胞菌通常耗时较长。Silge 等探讨了不同的水环境条件（pH、矿物质含量）和生长期对假单胞菌属培养分化的影响，应用拉曼显微光谱构建 7500 个单细胞拉曼光谱数据的数据库，包括铜绿假单胞菌、荧光假单胞菌和恶臭假单胞菌。通过应用化学计量分析，使得从独立样品中鉴定铜绿假单胞菌的精确度达到 85%[22]。

Vossenberg 等用拉曼光谱区分军团菌、大肠杆菌和大肠菌群。将大肠杆菌的拉曼光谱与其 16S rRNA 系统发育分析结果进行比较，根据 16S rRNA 基因系统差异聚类相同大肠菌群的拉曼光谱。在较高的分类水平上，物种之间的关系不太具有可比性。利用拉曼光谱可以正确区分大肠杆菌和军团菌。军团菌菌株在不同温度、不同类型的饮用水中只有非常小的拉曼光谱变化，结果表明在所有情况下，温度、老化和水类型均不影响利用拉曼光谱对菌种的鉴定[23]。

军团菌种在水中主要是处于活的但不可培养的状态下，这或许与原生动物和复合生物膜形成相关。Kusić 等利用拉曼光谱技术区分军团菌和其他常见水生细菌，拉曼光谱能够快速和可靠地区分临床相关军团菌种类。通过将 22 种军团菌的拉曼光谱及大肠杆菌、肺炎克雷伯菌和铜绿假单胞菌的拉曼光谱进行整合以建立分类模型，再使用 11 种物质的独立拉曼光谱基于所创建的分类模型来鉴定它们[24]。

10.4.3　拉曼光谱在微生物膜中的应用

微生物因其变异性和高代谢活性成为地球上主要的生命存在形式之一。大多数微生物在它们黏附到宿主表面之后的生长期间都需要保护。保护层称为细胞外聚合物（EPS），主要包括基于有机物的材料，如蛋白质、碳水化合物、脂质、核酸和腐殖质样物质。微生物以嵌入形式存在于 EPS 基质中，这整个结构称为生物膜。从细菌感染的诊断到工业过程的监控，其所产生的代谢物的鉴定和表征及其生长动力学研究是非常重要的。因为微生物的高代谢活性和增殖速率，使其可以形成庞大的微生物种群。细菌的遗传物质以悬浮的形式存在于细胞质中，并且它们所有的代谢活动均发生在细胞质中。细菌细胞被细胞壁包围，细胞壁主要由肽聚糖结构组成。肽聚糖层的厚度根据细菌的类型而不同，其中革兰氏阳性菌具有比革兰氏阴性菌更厚的肽聚糖层。所有细菌都需要一定的物理和化学条件才能实现最优生长和增殖，控制物理和化学条件、养分量和微生物之间的竞争可抑制有害细菌的生长。此外，通过有效地使用代谢试剂可以控制微生物的生长动力学并有效地处理细菌不必要的活动[25]。传染性细菌已经开始通过流行病威胁人类健康，生物恐怖主义者恶意散播的谣言会引起人们的恐慌，所以人们需要通过利用更广泛的手段（常规和新型技术）研究细菌的生长动力学。

为了在分子水平表征和鉴定微生物生长及研究其相关结构，如生物膜，人们已经开发了多种鉴定技术。常规方法如表型和血清学测试、脂肪酸谱、蛋白质谱、核酸探测等用于生物膜表征虽提供了有价值的信息，但这些方法时间长且大多数情况需要训练有素的人员进行操作，具有一定的限制性。近年来已经研究了基于质谱和振动光谱技术的光谱方法作为替代方案。光谱技术非常适合表征和鉴定复杂生物结构的组件，如进行微生物群体和生物膜的研究。MS 技术和红外（IR）光谱技术还具有另外的优点，如获取分子水平信息和容易进行样品的制备。然而这两种技术也具有某些缺点。例如，MS 技术成本过于昂贵且需要经过培训的人员才可操作；红外光谱技术对水过于敏感，并且空间分辨率有限。

大多数研究确定生物膜在分子水平的复杂结构是基于可视化技术与染色步骤，如激光扫描共聚焦显微镜（LSCM）、光学相干断层扫描（Optical Coherence Tomography，OCT）和透射电子显微镜（Transmission Electron Microscope，TEM）。然而，生物膜的高度复杂性使得 LSCM 和 OCT 的使用非常困难。虽然 TEM 能识别生物膜结构，但生物膜的样品制备会改变其完整性，这可能会降低结果的可靠性。振动光谱技术如 FTIR 和拉曼光谱也可用于表征生物膜复杂的分子结构[26]。

拉曼光谱已被广泛用于分析复杂的生物系统，如真核细胞、微生物和组织的分子信息[27]。其优点包括样品制备简单和具有较窄的光谱带，使得该技术更适合应用于生物系统的研究。然而，拉曼光谱也有缺点，该技术最显著的缺点是与拉曼散射现象的性质有关的弱散射。固有的弱拉曼散射需要强大的光源、灵敏的检测器，并增加光谱收集时间。随着表面增强拉曼散射现象的发现，其中通过使分子或分子结构接近纳米结构的贵金属表面，可以将拉曼散射增强至 10^{14} 倍。Fleischmann 及其同事首先观察到来自吡啶在银电极上的拉曼散射的增强[2]。后来，这种增强机制由 Jeanmaire 等[28]的电磁效应及 Creighton 等[29]分别对在贵金属表面和分子之间的电荷转移效应进行了解释。现在普遍认为增强机制由两个部分构成：电磁和电荷转移。电磁理论基于在贵金属纳米结构周围定位的表面等离子的形成。当分子与纳米颗粒表面上的等离子体区域相互作用时，诱导的偶极矩和非弹性碰撞增加[30]。在电荷转移机制中，电子在金属和分子之间的移动造成增强的散射。电磁分量（$10^4 \sim 10^7$ 倍）对总体增强的贡献被认为大于源自电荷转移（$10^1 \sim 10^2$ 倍）的贡献[31]。

SERS 基底的类型可以根据应用的性质从胶体颗粒到合理设计的纳米结构而变化。尽管纳米结构金属如 Au、Ag、Cu 和 Al 都可在可见光和近红外区域（300～1200 nm）增强拉曼光谱信号，但是 Au 和 Ag 具有惰性，容易制备，并且在光谱的可见光区域具有高增强因子，因此成为构成 SERS 基底的最常用的金属。在 SERS 基材中，纳米银颗粒由于容易制备、成本低和高增强性而被广泛使用。尽管纳米银颗粒可以用多种方法制备，如用有机和无机试剂[32]、超声、紫外线和 γ 射线还原，如柠檬酸盐还原法是在 SERS 应用中广泛使用的方法之一。该技术通过使用各种类型的 SERS 基底和纳米结构表面来鉴定、表征和检测生物结构和物种，包括 DNA、蛋白质、脂质、细胞、组织、病毒、细菌和酵母。Cotton 首次证明了

SERS 用于微生物研究的可行性，并且还使用 SERS 来表征生物膜[33]。Ivleva 等[34]通过从多物种生物膜中获得可重复的光谱，证明了 SERS 的适用性。在他们的研究中，盐酸羟胺还原的胶体纳米银颗粒用作 SERS 基底，通过比较 SERS 和拉曼光谱技术印证了生物膜组分的分析，通过监测光谱上选择的波段的强度显示 SERS 的适用性。Wanger 等证明了 SERS 用于检测生物膜的低浓度生物分子组分的灵敏度，将从 LSCM 获得的结果与从 SERS 研究中获得的结果进行比较，发现 SERS 的性能优于 LSCM 的性能[35]。

Ramya 等[36]使用拉曼光谱研究了钛表面上生物膜的生长以确定由藻类和铜绿假单胞菌形成的生物膜中的 EPS 成分。当比较来自藻类和细菌的生物膜结构的化学组成时，在 Ti 表面上观察到了两种类型的生物膜中使用拉曼光谱和 SERS 会有不同量的组分的结果。在大多数生物膜表征研究中，胶体纳米银颗粒通过用常规的还原剂如柠檬酸钠或硼水合物还原 Ag^+ 来制备，然后将其用作 SERS 基底。原位表征消除了在样品处理期间的不必要干扰的可能性，如洗涤、过滤和染色微生物。所有 SERS 测量均使用 InVia Reflex 模型拉曼显微镜系统。该系统针对 520 cm^{-1} 的硅晶片带自动校准。在所有测量中均使用 830 nm 的激光功率为 3 MW 和 50 倍物镜的激光二极管。这种新的基底，具有由壳聚糖包被的纳米银颗粒，对于表征生物膜组合物中的带负电荷的物质是非常有用的。壳聚糖和纳米银颗粒之间的相互作用被认为是静电作用，带正电荷的壳聚糖由于其表面上存在的柠檬酸根离子而会黏附到带负电荷的纳米银颗粒上。壳聚糖在纳米银颗粒的表面上不仅作为选择性屏障，而且还防止 Ag^+ 释放到复合生物膜结构中对细菌生长产生影响。该研究使用大肠杆菌和葡萄球菌作为模式微生物，将细菌孵育 3~48 h，在其生长期间通过 SERS 光谱监测其代谢活性[37]。

Liu 等检测了细菌细胞壁暴露于抗生素时的化学变化。他们采用 Ag/阳极氧化铝（AAO）基开发诊断平台，快速且准确地诊断细菌，并研究暴露于抗生素情况下的细菌的死亡情况。该研究还监测了在氨苄青霉素抗生素存在的条件下，使用大肠杆菌作为模式微生物时细菌细胞壁和生物膜组成中的分子水平的变化，评估了 SERS 光谱在氨苄青霉素抗生素（0.2 mg/ml）存在下、细菌死亡期间的变化。当细菌暴露于抗生素较长时间时，会导致细菌的生物化学组成发生显著变化。在 678 cm^{-1} 处出现非常强的峰证实了培养板表面上的生物化学组成的显著变化，该现象可能由细菌细胞中释放的 DNA 或 RNA 所引起[38]。

10.4.4　免疫分析微生物

近年发生的埃博拉疫情和 2001 年 9 月 11 日发生的炭疽攻击等事件，推动了快速可靠地检测病原体技术的发展。病原体检测及监测能力对公共卫生突发事件的反应反映了现有诊断方法存在的问题，如速度、灵敏度、易用性和成本的限制。

　　微纳分析平台与 SERS 结合可用来检测细菌，如使用纳米结构阵列、各种类型的金属纳米颗粒或胶体，也可将纳米颗粒直接沉积到细菌细胞壁上。上述方法通常旨在检测细菌细胞的化学指纹光谱，也可以使用 SERS 标签，使得能够通过拉曼信号分子的光谱高度灵敏地检测细胞。SERS 检测细菌也存在一些挑战，如难以提供具有可靠再现性的 SERS 基质，以及需要与数据库比较才能鉴定样品中的细菌。另外，SERS 提供了识别细菌的可能性，不仅基于微生物特征的拉曼指纹，而且可以通过使用 SERS 标签来识别。SERS 标签通常由金属纳米颗粒组成，其用拉曼报道分子（Raman Reporter Molecule，RRM）和特异性捕获探针修饰以识别它们的靶物质。该方法具有检测位于紧邻金属纳米颗粒的拉曼报道分子增强拉曼光谱的优点。通过选择具有大拉曼截面的报道分子，可以使检测具有非常高的灵敏度。该方法具有高复合潜力，因为具有不同标记带的大量拉曼报道分子是可获得的。在诊断中也可利用 SERS 的优势。第一，拉曼光谱特征的宽度是荧光宽度的 1/100～1/10，这可以在 SERS 中用于间接量化不同标记之间的光谱重叠，使得更广泛的应用成为可能；第二，SERS 的最佳激发波长与纳米粒子的尺寸、形状、组成和介电环境有关。

　　有研究通过使用图 10-3 中的免疫吸附测定形式开发了相关的 SERS 技术。该方法与 ELISA 和其他类型的测定平台有许多相似之处。SERS 和其他类型的测定平台之间的构造差异在于信号标记物之间的差异，该技术通常是利用涂覆在金属膜上的抗体，并且标记物由金或银纳米颗粒组成，其通常涂覆有拉曼报道分子和 Ab 的抗原特异性层。这些改性的纳米粒子被称为外在拉曼标记。外在拉曼标记被设计为：①充分利用来自固定在 AuNP 上的 RRM 的强 SERS 信号；②选择性地标记所捕获的目标；③当使用不同的 RRM 时可促进具有单个激发波长的多样品检测。

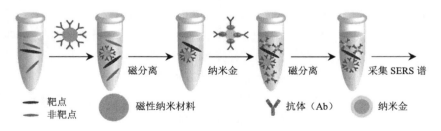

　　靶点
　　非靶点　　　　磁性纳米材料　　　　抗体（Ab）　　　纳米金

图 10-3　基于免疫磁分离的表面增强拉曼光谱诊断分析病原微生物示意图[37]

　　在开发 SERS 作为定量分析工具的早期，通常制造一些信号增强的纳米结构材料（如粗糙化电极、纳米颗粒等其他结构），因为这些材料不仅能增强对 SERS 活性表面结构的细微差异敏感性，还因为它们对于氧化、光化学、热和其他过程具有的亚稳性质。通过现在所说的自下而上和自上而下制造的传统技术，可重复制备 SERS 的纳米颗粒和其他纳米结构。这并不是说所有的困难都得到了充分的解决，但近年来的发展已经能够实现稳定和重复性测试，这些发展包括使用保护性单层和聚合物涂层，以及通过二氧化硅、氧化铝或其他材料的纳米结构稳定化的方法来完善该技术。

　　SERS 在诊断领域的应用源于光谱仪器的创新。以前 SERS 的实验室硬件庞大且昂贵（如大功率激光器、三重单色器、冷却探测器和振动隔离器）。最近，紧凑型激光器、光学滤波器和阵列检测器的发展使得拉曼光谱在许多需要快速诊断的领域（包括犯罪现场调查和工业车间）中的应用成为可能。这显著降低了设备成本和劳动力成本，并且提高了使用的便利性（例如，通过使光纤作为激发光的载体，以及散射信号的有效收集器的应用而实现的点和镜头模态），同时保持高水平的仪器性能。众所周知，病原体会被包装成生物武器试剂，并通过一系列方法传播，目前主要有三种类型的生物武器试剂（BWAs）：细菌、病毒和分子。BWAs 难以进行实时检测，能在非常低的浓度下致命，并且可以通过邮递或递送的物品或被污染的衣服、食物、水和动物来传播，所以快速可靠地识别 BWAs 是一个全球安全问题。

　　保护全球粮食和水供应是 21 世纪最重大的挑战之一。据估计，仅在美国，每年有超过 4800 万的食源性疾病。因为缺乏可在现场应用且花费时间短的测试，监管机构和公共卫生当局保护这些关键资源的能力受到严重影响。由于食品具有不同的物理形式（如液体和半固体）、组合物（如蛋白质、碳水化合物、脂肪），以及本地微生物的水平不同而需要独特的样品采集方法使检测变得更加复杂。正是由于这些限制，才导致了在食品工业的许多地方只能使用昂贵的测试手段，并且测试的时间也比较长。

　　食品中的病原微生物可通过表面拉曼增强方法进行检测，第一步用具有靶特异性的抗体修饰的磁性纳米颗粒（MNP）将病原微生物与食物基质分离。MNP 孵育通过抗原-抗体结合从样品中选择性地提取病原微生物。第二步用 AuNP 孵育 MNP-微生物悬浮液，之后进行磁性分离、洗涤和重悬步骤及拉曼分析（图 10-3）。该方法检测鼠伤寒沙门氏菌的灵敏度可达 10^3 CFU/ml。

　　除了检查食物安全，拉曼散射还可以用来筛选水中的病原微生物。有研究开发了使用表面增强共振拉曼散射（Surface-Enhanced Resonance Raman Scattering，SERRS）快速检测小隐孢子虫（*Cryptosporidium parvum*）和蓝氏贾第鞭毛虫（*Giardia lamblia*）的方法。这些原生动物病原体能引起胃肠道疾病，对免疫系统受损的个体具有严重的威胁，但又不能被普通的饮用水消毒剂有效地灭活。更重要的是，难以使用由美国国家环境保护局（EPA）标准化的方法进行检测，因为标准化的方法不仅需要高水平的专业知识，而且其分析回收率也较低。该工作使用 RRM 孔雀石绿异硫氰酸酯（MGITC）修饰 AuNP（直径 40 nm），随后与 *G.lamblia* Abs 缀合或用 RRM 罗丹明 B 异硫氰酸酯（RBITC）修饰，然后用 *C.parvum* Abs 修饰，再将原生动物固定在玻璃显微镜载玻片上，用 5%牛血清白蛋白（BSA）孵育以使非特异性吸附最小化，并用相应的 ERL 悬浮液处理后再进行 SERRS 测量。

除了在生物防御、全球食品和水供应等方面的应用，SERS 已被证明在动物健康方面也有优势，如鸟分枝杆菌（*Mycobacterium avium* spp.，MAP）的低水平检测。MAP 是一种副结核分枝杆菌，是一种称为约因氏病的牛消耗性疾病的病原体，是导致营养物吸收不良及引起传染性且致命的胃肠道病症的原因。MAP 的早期检测非常困难，动物在感染后几年内不会表现出症状，这可导致疾病在整个群体中传播。一旦诊断通常是将群体销毁以阻止疾病的传播。目前检测 MAP 感染的方法是粪便培养。测试的成本高达 40 美元/样本，而且由于 MAP 是一个"慢生长者"，培养需要 4～5 周。应用 SERS 方法检测牛奶样品中的 MAP 时，能够实现 200 ng/ml 的检测限，即该方法的检测浓度可达 1000 个 MAP 细胞/ml。基于核酸和基于抗体免疫的 SERS 分析见图 10-4。

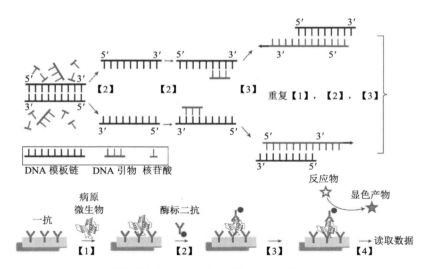

图 10-4　基于核酸和基于抗体免疫的 SERS 分析示意图[39]

10.5　结　语

拉曼光谱在快速且可靠的细菌鉴定技术中具有广阔的应用前景。大多数应用在进行拉曼测量之前需要进行样品的制备。细菌污染（如在食物链或供水系统中）会带来严重后果，因此对于检测系统的需求比较高。检测系统的关键因素是检测病原微生物所需的时间。感染源越早被识别，就可以越快制定相关的措施进行防范。

拉曼光谱是检测细菌的方法之一，因为光谱在几秒钟内就可以对信号进行分析。如果物种鉴定需要使用统计模型和数据库，该方法也可以在几分钟内获得结果。

考虑在测试过程中最耗时的步骤是样品的制备，为了能够进行拉曼测量，微生物细胞需要与周围基质分离。在过去几年中，已经开发了多种方法通过拉曼光谱检测各种病原微生物。除了诸如过滤和离心之类的策略外，微流控装置、基于芯片的系统、磁珠、光学捕获和介电电泳都被证明是可行的技术手段。一般细菌的鉴定通常可以在 $2\sim3$ h 内完成。

细菌检测领域的另一个关键要素是灵敏度。虽然拉曼光谱允许进行单细胞的研究，但检测限主要由细胞的分离策略所决定。对于低复杂性的样品，已经实现了 10^2 CFU/ml 的检测限。对于复杂的样品，如血液，尚需要进一步改进，以便能够进行临床分析。对于尿路感染的分析，只要使用适当的样品制备方案，拉曼光谱就会成为有用的分析工具。

使用细菌细胞的拉曼光谱，可以获得关于病原微生物表型的信息，再结合化学计量学，就能够在物种水平上鉴定细菌。拉曼光谱识别的可靠性取决于数据库的质量。因此，应该投入大量精力为新应用程序建立数据库。为了能在现场诊断或现场应用中使用拉曼检测系统，需要使其趋向小型化和自动化。最近，人们已经在这个方向上取得了明显的进展，目前正在开发能够通过拉曼光谱自动分析细菌细胞的仪器，有些甚至已经可以在市场上购得。

参 考 文 献

[1] Bhagavantam S. Chandrasekhara Venkata Raman，1888-1970[J]. Biographical Memoirs of Fellows of the Royal Society，1971，17：564-592.

[2] Fleischmann M，Hendra P J，McQuillan A J. Raman spectra of pyridine adsorbed at a silver electrode[J]. Chemical Physics Letters，1974，26(2)：163-166.

[3] Stiles P L，Dieringer J A，Shah N C，et al. Surface-enhanced Raman spectroscopy[J]. Annual Review of Analytical Chemistry(Palo Alto Calif)，2008，1：601-626.

[4] Radu A I，Kuellmer M，Giese B，et al. Surface-enhanced Raman spectroscopy (SERS) in food analytics：Detection of vitamins B_2 and B_{12} in cereals[J]. Talanta，2016，160：289-297.

[5] Docherty J，Mabbott S，Smith W E，et al. Determination of metal ion concentrations by SERS using 2，2'-bipyridyl complexes[J]. The Analyst，2015，140(19)：6538-6543.

[6] Shaban M，Galaly A R. Highly sensitive and selective in-situ SERS detection of Pb^{2+}, Hg^{2+}, and Cd^{2+} using nanoporous membrane functionalized with CNTs[J]. Scientific Reports，2016，6：25307.

[7] Neng J，Harpster M H，Wilson W C，et al. Surface-enhanced Raman scattering (SERS) detection of multiple viral antigens using magnetic capture of SERS-active nanoparticles[J]. Biosensors and Bioelectronics，2013，41(6)：316-321.

[8] Pang S，Yang T，He L. Review of surface enhanced Raman spectroscopic (SERS) detection of synthetic chemical pesticides[J]. TrAC Trends in Analytical Chemistry，2016，85(A)：73-82.

[9] Muehlethaler C，Leona M，Lombardi J R. Review of surface enhanced Raman scattering applications in forensic science[J]. Analytical Chemistry，2016，88(1)：152-169.

[10] McNay G，Eustace D，Smith W E，et al. Surface-enhanced Raman scattering (SERS) and surface-enhanced resonance Raman scattering(SERRS)：A review of applications[J]. Applied Spectroscopy，2011，65(8)：825-837.

[11] Neugebauer U，Kloβ S，Schröder U C，et al. Fast and selective against bacteria[J]. Optik and Photonik，2013，8(4)：36-39.

[12] Münchberg U，Rösch P，Bauer M，et al. Raman spectroscopic identification of single bacterial cells under antibiotic influence[J]. Analytical and Bioanalytical Chemistry，2014，406(13)：3041-3050.

[13] Moritz T J，Taylor D S，Polage C R，et al. Effect of cefazolin treatment on the nonresonant Raman signatures of the metabolic state of individual *Escherichia coli* cells[J]. Analytical Chemistry，2010，82(7)：2703-2710.

[14] Giulia R，Paola C，Giuseppe P，et al. Raman spectroscopy as a new tool for early detection of bacteria in patients with cystic fibrosis[J]. Laser Physics Letters，2013，10(7)：075603.

[15] Buijtels P C，Willemse-Erix H F，Petit P L，et al. Rapid identification of *Mycobacteria* by Raman spectroscopy[J]. Journal of Clinical Microbiology，2008，46(3)：961-965.

[16] Hennigan S L，Driskell J D，Dluhy R A，et al. Detection of *Mycoplasma pneumoniae* in simulated and true clinical throat swab specimens by nanorod array-surface-enhanced Raman spectroscopy[J]. Plos One，2010，5(10)：e13633.

[17] Harz M，Kiehntopf M，Stöckel S，et al. Direct analysis of clinical relevant single bacterial cells from cerebrospinal fluid during bacterial meningitis by means of micro-Raman spectroscopy[J]. Journal of Biophotonics，2009，2(1-2)：70-80.

[18] Gonchukov S A，Lonkina T V，Minaeva S A，et al. Confocal Raman microscopy of pathologic cells in cerebrospinal fluid[J]. Laser Physics Letters，2014，11(1)：015602.

[19] Meisel S，Stöckel S，Elschner M，et al. Raman spectroscopy as a potential tool for detection of *Brucella* spp. in milk[J]. Applied and Environmental Microbiology，2012，78(16)：5575-5583.

[20] Meisel S，Stoeckel S，Elschner M，et al. Assessment of two isolation techniques for bacteria in milk towards their compatibility with Raman spectroscopy[J]. The Analyst，2011，136(23)：4997-5005.

[21] Wu X，Xu C，Tripp R A，et al. Detection and differentiation of foodborne pathogenic bacteria in mung bean sprouts

using field deployable label-free SERS devices[J]. The Analyst, 2013, 138(10): 3005-3012.

[22] Silge A, Schumacher W, Röech P, et al. Identification of water-conditioned *Pseudomonas aeruginosa* by Raman microspectroscopy on a single cell level[J]. Systematic and Applied Microbiology, 2014, 37(5): 360-367.

[23] Vossenberg J, Tervahauta H, Maquelin K, et al. Identification of bacteria in drinking water with Raman spectroscopy[J]. Analytical Methods, 2013, 5(11): 2679-2687.

[24] Kusić D, Kampe B, Roesch P, et al. Identification of water pathogens by Raman microspectroscopy[J]. Water Research, 2014, 48: 179-189.

[25] Efrima S, Zeiri L. Understanding SERS of bacteria[J]. Journal of Raman Spectroscopy, 2009, 40(3): 277-288.

[26] Chao Y, Zhang T. Surface-enhanced Raman scattering (SERS) revealing chemical variation during biofilm formation: From initial attachment to mature biofilm[J]. Analytical and Bioanalytical Chemistry, 2012, 404(5): 1465-1475.

[27] Short K W, Carpenter S, Freyer J P, et al. Raman spectroscopy detects biochemical changes due to proliferation in mammalian cell cultures[J]. Biophysical Journal, 2005, 88(6): 4274-4288.

[28] Jeanmaire D L, van Duyne R P. Surface raman spectroelectrochemistry: Part I. Heterocyclic, aromatic, and aliphatic amines adsorbed on the anodized silver electrode[J]. Journal of Electroanalytical Chemistry and Interfacial Electrochemistry, 1977, 84(1): 1-20.

[29] Creighton J A. Contributions to the early development of surface-enhanced Raman spectroscopy[J]. Notes and Records of the Royal Society, 2010, 64(2): 175-183.

[30] Haynes C L, McFarland A D, Duyne R P V. Surface-enhanced Raman spectroscopy[J]. Analytical Chemistry, 2005, 77(17): 338-346.

[31] Persson B N J. On the theory of surface-enhanced Raman scattering[J]. Chemical Physics Letters, 1981, 82(3): 561-565.

[32] Chen S, Carroll D L. Synthesis and characterization of truncated triangular silver nanoplates[J]. Nano Letters, 2002, 2(9): 1003-1007.

[33] Cotton T M, Kim J H, Chumanov G D. Application of surface-enhanced Raman spectroscopy to biological systems[J]. Journal of Raman spectroscopy, 1991, 22: 729-742.

[34] Ivleva N P, Wagner M, Horn H, et al. *In situ* surface-enhanced Raman scattering analysis of Biofilm[J]. Analytical Chemistry, 2008, 80: 8538-8544.

[35] Wagner M, Ivleva N P, Haisch C, et al. Combined use of confocal laser scanning microscopy (CLSM) and Raman microscopy(RM): Investigations on EPS-Matrix[J]. Water Res, 2009, 43: 63-76.

[36] Ramya S, George R P, Rao R V S, et al. Detection of algae and bacterial biofilms formed on titanium surfaces using micro-Raman analysis[J]. Applied Surface Science, 2010, 256: 5108-5115.

[37] Efeoglu E, Culha M. *In situ*-monitoring of biofilm formation by using surface-enhanced Raman scattering[J]. Applied Spectroscopy, 2013, 67: 498-505.

[38] Liu T，Lin Y，Hung C，et al. A high speed detection platform based on surface-enhanced Raman scattering for monitoring antibiotic-induced chemical changes in bacteria cell wall[J]. Plos One，2009，4：e5470.

[39] Yakes B J，Lipert R J，Bannantine J P，et al. Detection of *Mycobacterium avium* subsp. *paratuberculosis* by a sonicate immunoassay based on surface-enhanced Raman scattering[J]. Clinical and Vaccine Immunology，2008，15：227- 234.

第 11 章 场效应晶体管生物传感器

11.1 引　言

场效应晶体管（Field Effect Transistor，FET）作为微电子领域集成芯片的基本组成单元，具有制作工艺成熟、构造简单等特点，早在 20 世纪 60 年代就被应用于生物分子探测的研究。由于它便于批量生产且成本低廉，已受到工业界广泛的使用。另外，场效应晶体管的输出阻抗低，与检测电路的连接线不用屏蔽，不受外来电场的干扰，可以简化测试电路。更重要的是，场效应晶体管可在同一硅片上集成多种传感器，可对样品中不同成分同时进行测量分析。与双极型晶体管相比，场效应晶体管具有如下特点：①场效应晶体管是电压控制器件，它通过栅源电压（VGS）来控制漏极电流（ID）；②场效应晶体管的控制输入端电流极小，输入电阻很大（$10^7 \sim 10^{12}\,\Omega$）；③它利用多数载流子导电，因此它的温度稳定性较好；④它组成的放大电路的电压放大系数要小于三极管组成的放大电路的电压放大系数；⑤场效应晶体管的抗辐射能力强；⑥由于它不存在杂乱运动的电子扩散引起的散粒噪声，所以噪声低[1]。

11.2 场效应晶体管检测微生物的基本原理

场效应晶体管简称场效应管，也称为单极型晶体管，由多数载流子参与导电，主要有两种类型：结型场效应管（Junction FET，JFET）和金属–氧化物半导体场效应管（Metal-oxide Semiconductor FET，MOS-FET）。场效应晶体管属于电压控制型半导体器件，具有输入电阻高（$10^7 \sim 10^{15}\,\Omega$）、噪声小、功耗低、动态范围大、易于集成、没有二次击穿现象、安全工作区域宽等优点。

场效应晶体管生物传感器是将生物技术与晶体管工艺结合而产生的第三代生物传感器（图 11-1）。离子选择场效应晶体管（Ion-Sensitive Field Effect Transistor，ISFET）是最早研制的、超小型、测定生物样品 pH 的传感器。将酶或其他分子识别物质和 ISFET 结合，便构成了场效应晶体管生物传感器。如果在 ISEFT 绝缘层上固定青霉素酶，即构成青霉素传感器，当青霉素被水解生成青霉酸（较强的酸）

时，会引起 pH 下降，该过程即可反映出青霉素的浓度。当前基于半导体材料的不同可将 FET 分为：硅纳米线 FET、碳纳米管 FET、石墨烯 FET、氧化锌 FET、氧化钛 FET 及氮化镓 FET（图 11-1）。

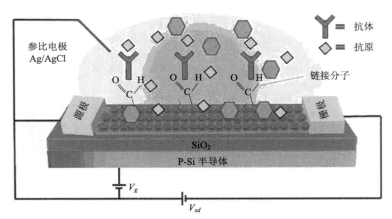

（a）场效应晶体管基本原理图

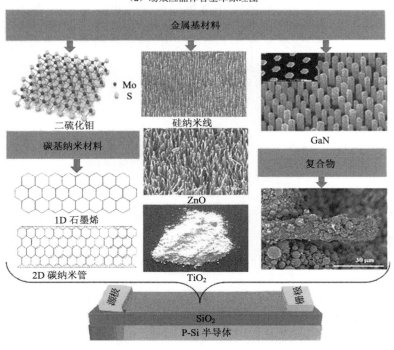

（b）多种基底纳米材料

图 11-1　场效应晶体管[2]

11.3　场效应晶体管常见类型

11.3.1　硅纳米线场效应晶体管

硅纳米线是一种新型的一维半导体纳米材料，直径一般在 10 nm 左右，内晶核是单晶硅，外层有 SiO_2 包覆层，由于自身特有的光学、电学性质（如量子限制效应及库仑阻塞效应）引起了科技界的广泛关注，在微电子电路中的逻辑门和计数器、场发射器件等纳米电子器件、纳米传感器及辅助合成的其他纳米材料的模板中的应用研究已取得了一定的进展。硅纳米线表面积大，表面活性高，对温度、光、湿度响应比较敏感，外界环境的变化会迅速引起界面离子价态的电子运输的变化，利用其电阻变化可以制备生物传感器，硅纳米线具有选择性好、响应速度快、灵敏度高等特点。

硅纳米线场效应晶体管使用掺杂的 50 nm 多晶硅纳米线制造一个约 150 nm 的间隙，作为细菌毒素的电子检测的基础。Mishra 等报道了它的表征、半导体性质，以及在生物传感器中的使用。用不同的栅极和源极电压表示器件特性，使用电化学阻抗谱和金黄色葡萄球菌肠毒素 B（SEB）作为目标分子进行生物分子检测，观察到 SEB 的检测范围为 $10 \sim 35$ fmol/L[3]。

11.3.2　石墨烯场效应晶体管

2004 年英国曼彻斯特大学的 A. Geim 和 K. Novoselov 从石墨薄片中剥离出了石墨烯，为此他们二人荣获 2010 年诺贝尔物理学奖。从那时起，石墨烯便引起了人们的关注。

石墨烯是一种二维晶体，由碳原子按照平面六角结构进行排布，相互连接，形成一个碳分子，其结构非常稳定，随着所连接的碳原子数量不断增多，这个二维的碳分子平面不断扩大，分子也不断变大。单层石墨烯只有一个碳原子的厚度（0.335 nm），相当于一根头发厚度的 20 万分之一，1 mm 厚的石墨中有将近 150 万层的石墨烯。石墨烯是已知的最薄的一种材料，具有极高的比表面积、超强的导电性和强度等优点。

由 A. Geim 和 K. Novoselov 率领的英国科学家团队开发出的世界最小晶体管仅 1 个原子厚、10 个原子宽，所采用的材料是由单原子层构成的石墨烯。石墨烯作为新型半导体材料，近年来获得科学界的广泛关注。英国科学家采用标准的晶体管工艺，首先在单层石墨膜上用电子束刻出沟道，其次在所余下的被称为"岛"的中心部分封入电子，形成量子点。石墨烯场效应晶体管栅极部分的结构为 10 多纳米的量子点夹着几纳米的绝缘介质，这种量子点往往被称为"电荷岛"。由于施加电压后会改变量子点的导电性，这样一来量子点如同标准的场效应晶体管一样，可记忆晶体管的逻辑状态。

由于细菌在食品安全和公共健康领域存在潜在风险，迫切需要新型装置来有效检测细菌。Wu 等设计了用于大肠杆菌检测的石墨烯场效应晶体管（G-FET），使用交联剂分子和抗体来功能化石墨烯。将芘通过 π-π 堆叠方式附着到石墨烯表面上，琥珀酰亚胺酯基团与抗体的氨基共价反应。抗体功能化 G-FET 能有效检测大肠杆菌。结果表明，当大肠杆菌浓度为 5×10^3 CFU/ml 时，G-FET 显示出电流信号有显著增加的现象。

Ohno 设计了一个基于无免疫标记传感器功能改良的石墨烯场效应晶体管，有大约 3 nm 高度的免疫球蛋白 E（IgE）适配体被成功地固定在石墨烯表面上。适配体修饰的 G-FET 的 IgE 能进行选择性的电检测，漏极电流变化和 IgE 浓度变化呈正相关，解离常数估计为 47 nmol/L，这表明 G-FET 可以作为生物传感器[4]。

Akbari 等提出了一组采用石墨烯的电流-电压（I-V）特性来建立感测机制的场效应晶体管结构的新型模型，使用自适应神经模糊推理系统算法来建立电流-电压（I-V）特性模型。当加入大肠杆菌浓度为 10^4 CFU/ml 的细菌时，石墨烯装置经历的电导率显著增加，这与预测的模型的性能一致，并且该生物传感器检测大肠杆菌的灵敏度更高[5]。

Zhu 等提出了一种基于目标细菌大肠杆菌 K12 的理论分析设计的石墨烯的FET 实时检测器。该研究的动机是设计一种传感器装置，用于检测食品和水中的细菌，以确保食品安全。石墨烯具有良好的电气、物理和光学性能，被选为这种传感器的设计材料。在这种传感器结构中，石墨烯基闸极场效应晶体管是该装置的模型。此外，实时信号显示系统是该生物传感器设备的伴随设备。在该系统中，当目标细菌附着到传感器表面时，传感器偏置电流信号将明显改变。当大肠杆菌浓度增加时，偏置电流增加。根据实时测量比较拟合 I-V 曲线。在数据拟合曲线[图 11-2（b）]中，曲线 I 对应于实时图[图 11-2（b）]中的 0 s，其在第 4 次添加后，大肠杆菌 K12 的浓度为 1.6×10^7 CFU/ml。曲线 II 对应于实时图[图 11-2（b）]中的第 25 s，在第 5 次加入后，大肠杆菌 K12 的浓度为 1.67×10^7 CFU/ml。曲线 III 对应于实时图[图 11-2（b）]中的第 40 s，在第 6 次添加后，大肠杆菌 K12 的浓度为 1.7×10^7 CFU/ml[6]。

11.3.3　碳纳米管场效应晶体管

碳纳米管（CNT）是由碳原子组成的一种尺寸为纳米级的管状物质。其基本电学性质是：CNT 的禁带宽度可在金属到半导体（0～1.1 eV）之间变化；CNT 可通过掺杂形成 n 型和 p 型的半导体，并可形成 p-n 结；电子在 CNT 中的输运是弹道式的，即 CNT 具有典型的量子线行为。碳纳米管场效应晶体管（图 11-3）就是用碳纳米管作为导电沟道来构成一种 FET，由于单壁碳纳米管（SWNT）具有独特的一维纳米结构、特殊的导电性能、良好的生物相容性和尺寸相容性等优点，使其在生物传感器领域有巨大的应用潜力。碳纳米管场效应晶体管（CNTFET）作为免标记的生物传感器在检测各种生物大分子如蛋白质、酶、DNA、癌细胞、病毒、糖类物质等方面都有应用。

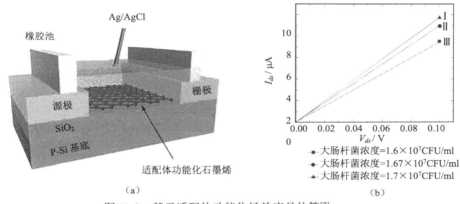

图 11-2　基于适配体功能化场效应晶体管[7]

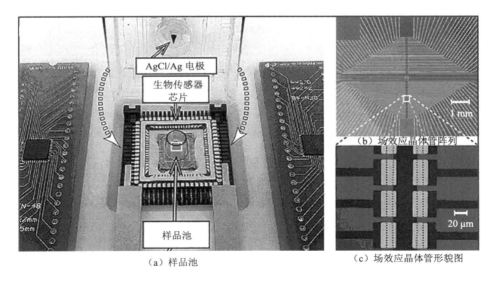

图 11-3　碳纳米管场效应晶体管示意图[8]

Villamizar 等研发了用于检测白色念珠菌的场效应晶体管生物传感器，以单壁碳纳米管作为导体通道，将单克隆抗假丝酵母抗体吸附到 SWNT 上以提供真菌抗原的特异性结合位点，使用 0.5%Tween 20 作为封闭剂以防止其他酵母或蛋白质的非特异性结合。FET 器件暴露于白色念珠菌溶液中，在 1 h 内检测到浓度至少为 50 CFU/ml。传感器响应保持稳定超过 10 d。为了评价 FET 器件的选择性，将白色隐球酵母和酿酒酵母作为白色念珠菌的潜在竞争性酵母进行测试。结果表明基于碳纳米管场效应晶体管的生物传感器是检测病原体酵母（如白色念珠菌）的有力工具[9]。Hye-Mi 等设计了适配体功能化的单壁碳纳米管场效应晶体管（SWNT-FET）的多个阵列，其可以与最可能数目的方法组合作为检测微生物的简单和快速的筛选平台。大肠杆菌在这种 SWNT-FET 阵列上的结合反应，使其在结合后电导率降低超过 50%[10]。

Zelada-Guillén 基于适配体的高度选择性构建了 SWCNT 电位传感器，可用于实时地检测微生物，使得病原微生物的检测像测量 pH 一样容易，同时也获得了具有良好再现性且没有任何预处理的高度精确的线性响应。这种生物传感器最重要的优点是简单的阳性及阴性测试均可以在零容忍条件下进行，并且不与其他类型的细菌发生交叉反应[11]。

García-Aljaro 等发现了用于检测两种微生物——细菌和病毒——的碳纳米管型生物传感器。选择病原体大肠杆菌 O157：H7 和噬菌体 T7 作为细菌和病毒的模型，大肠杆菌 K12 和噬菌体 MS2 用于评估生物传感器的选择性。通过共价固定到非共价结合的 1-芘丁酸琥珀酰亚胺酯，用针对不同微生物的特异性抗体（Ab）将单壁碳纳米管官能化。当生物传感器暴露于检测限为 10^5 CFU/ml 和 10^3 CFU/ml 的大肠杆菌 O157：H7 全细胞或裂解物时，观察到该装置的电阻显著增加，而当生物传感器暴露于大肠杆菌 K12 时没有观察到反应。在病毒检测的情况下，由于噬菌体 MS2 与 Ab 的相互作用，检测到显著的信号增加，检测限为 10^3 CFU/ml，对噬菌体 MS2 具有优异的选择性。在噬菌体检测的情况下，传感器显示出约 5 min 的快速响应时间，而用于检测细菌的响应时间为 60 min[12]。

11.3.4　离子选择场效应晶体管

1970 年 Bergveld 将普通的金属-氧化物-半导体场效应晶体管去掉金属栅极，让绝缘体与溶液直接接触，得到的源漏电流与响应离子的浓度呈线性关系，这就得到第一个离子选择场效应晶体管（ISFET），其具有高输入阻抗、低输出阻抗、宽频带范围（0～1 MHz）等特点，同时起阻抗变换作用和信号放大作用，其敏感材料具有广泛性，不仅包括导电材料，也包括绝缘材料。ISFET 的敏感面积小，敏感层薄，响应只要几秒钟，可以使用计算机对其进行在线控制和实时监测，在临床医学、环境检测和有害物质检测中得到了广泛应用。

Akimenko 等提出了一种使用热纤维梭菌细胞开发的厌氧细菌的免疫检测方法。该方法包括特异性抗体与细胞在悬浮液中或在多孔光活化膜上共价固定细胞后的反应。测量的是过氧化物酶反应中 pH 的变化。该系统是用于微生物细胞免疫检测的基于 FET 的便携式仪器的基础[13]。

近年来，基于细胞的生物传感器（CBB）在生物医学、食品工业、环境监测和药物筛选中被广泛应用。它构成了酶生物传感器的替代物，但细胞固定仍然是该技术中的限制性因素。为了研究基于细胞的生物传感器的潜在应用价值，Bettaieb 等描述了使用大肠杆菌 K12 衍生物作为主要换能器检测生物活性剂的电化学系统，通过离子选择场效应晶体管传感器记录固定在琼脂糖凝胶上的细菌的 pH 变化，将 ISFET 直接引入 100 ml 该混合物中，或者引入使用含有 1 ml 相同混合物的透析膜的小型化系统中，可以检测细菌活性，在是否加培养基或抗生素溶液的情况下分析细胞外酸化速率[14]。

Pourciel-Gouzy 使用包括 SiO_2/Si_3N_4 pH 敏感栅极结构和钛/金电极的离子选择场效应晶体管传感器来检测嗜酸乳杆菌的活性。这种应用需要高的细菌浓度及小的分析体积。pH-ISFET 通过利用有机玻璃或聚二甲基硅氧烷（PDMS）制造微槽来改造，监测 pH 变化可以在几分钟内进行细菌检测。这有利于将其用于细菌的检测与分析，特别是临床分析的 ChemFET 微传感器[15]。

Nikkhoo 等提出了在 10 min 内检测活细菌的新型集成系统。该系统利用噬菌体作为生物识别元件，与在常规 0.18 µm CMOS 中实现的集成离子选择场效应晶体管及基于 PVC 的钾敏感膜相结合，以提供快速、低成本的细菌检测平台。他们提出了包括阳性和阴性对照实验的测量，成功地展示了该类传感器的特异性和检测能力。Nikkhoo 进一步研发了一种新的全电子生物传感器，该技术利用细菌自身产生的细菌素作为选择性生物识别元件。利用细菌素与互补金属氧化物半导体技术中的钾选择性传感器阵列集成以提供廉价的细菌生物传感器，可成功地识别在人类感染中经常发现的革兰氏阳性菌和革兰氏阴性菌。当细菌与它们的细菌素混合时，在细胞包膜中形成孔，并且钾离子从细胞内部释放到周围介质中。钾选择性电极检测钾离子增加的浓度，pH 变化由 ISFET 检测并转换为电压读数。电压的变化被转换为电子化信息以便实时可视化地监测电子信号[16]。

11.3.5　半导体氧化物场效应晶体管

金属-氧化物-半导体场效应晶体管（MOSFET）的栅极与半导体之间隔有二氧化硅（SiO_2）绝缘介质，使栅极处于绝缘状态（绝缘栅场效应管），因此它的输入电阻可高达 10^{15} Ω。它的制造工艺简单，适于制造大规模及超大规模集成电路。

Formisano 等研发了基于金属-氧化物-半导体场效应晶体管快速检测细菌的无标签传感器，细菌的电荷结合到 MOSFET 的糖基化门使其能够以直接的方式进行定量分析，定量限为 1.9×10^5 CFU/ml，可以作为初始筛选病原体的工具[17]。

11.4　基于场效应晶体管的基因分析

Sanger 等 1977 年提出了第一代 DNA 测序技术（Sanger 法），截至目前，测序技术已取得了相当大的进展。虽然第二代高通量测序技术（图 11-4）在全球测序市场上依然占有着优势地位，但第三和第四代测序技术也取得了突破性进展。

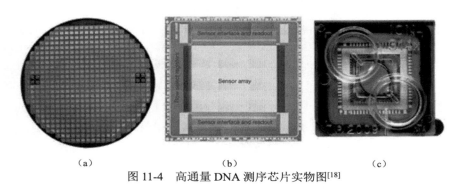

（a）　　　　　　　　　（b）　　　　　　　　　（c）

图 11-4　高通量 DNA 测序芯片实物图[18]

Ion Torrent 是最新一代的测序技术，它的核心技术是使用半导体技术在化学和数字信息之间建立直接的联系[16]。在半导体芯片的微孔中固定 DNA 链，随后依次掺入含氮碱基。随着每个碱基对的掺入，释放出氢离子，当它们穿过每个孔底部时均能被检测到，通过对氢离子的检测，可实时判读碱基。与其他测序技术相比，使用该项技术的测序系统更简单、更快速且更灵活。

基于这种技术，Life Technologies 公司于 2010 年底推出了首款半导体测序仪：Ion Personal Genome Machine（PGM）测序仪，主要用于小基因组和外显子的测序，并提出了"芯片就是测序仪"的口号。2012 年 9 月，基于 Ion Torrent 技术 Life Technologies 公司又推出了一款新的测序仪 Ion Proton System，旨在实现个人基因组测序。

半导体测序芯片的每个微孔里微球表面含有大约 100 万个 DNA 分子拷贝。测序时一个个核苷酸分子连续流过芯片微孔，如果核苷酸与特定微孔中的 DNA 分子互补，则该核苷酸被合成到 DNA 分子中，并且释放氢离子，该溶液的 pH 发生变化，离子传感器检测到 pH 变化后，即刻将化学信息转变为数字电子信息。如果 DNA 链含有两个相同的碱基，则记录电压信号是双倍的。如果碱基不匹配，则无氢离子释放，也就没有电压信号的变化。这种方法属于直接检测 DNA 的合成，因少了 CCD 扫描、荧光激发等环节，几秒钟就可检测合成插入的碱基，大大缩短了检测时间。

这种技术有以下优势：①更准确。所用系统无激光光源，无光学系统，无照相系统，使用无标记的核苷酸及酶进行测序，本底干扰低。通过对氢离子的检测，可明显改善碱基判读准确性。②更快速。之前推出的 PGM 系统的标准测序时间仅为 2～3 h，24 h 之内可完成 6～8 轮实验；新推出的 Ion Proton System 采用 Ion Proton I 芯片完成转录组测序仅需数小时，采用 Ion Proton II 芯片则能在一天之内完成一个人的全基因组重测序（20X）。③成本低。Ion Torrent 的硬件设备无须光学检测和扫描系统，并且使用天然核苷酸和聚合酶，无须焦磷酸酶化学级联，无须标记荧光染料和化学发光的配套试剂，因此测序成本低。

这种技术也存在缺点：①单个碱基对重复问题。如果单个碱基对出现多次重复（如 GGGGGG），会导致在一个循环里面产生大量的氢离子，这会引起 pH 的剧烈变化，从而导致信号不准确。这个缺点是由技术原理导致的，是限制该测序技术发展的一个主要原因。②读长问题。目前的读长最大只有 200 bp（SE），相对较短，不利于基因组的重新组装。

通过使用场效应晶体管装置的 DNA 分子识别反应中的电位变化，可以基于无标记材料的 DNA 分子的内在电荷来实现 SNP 基因分型和 DNA 测序；可以使用先进的半导体技术将多个场效应器件和信号处理电路集成在单个芯片中；可以基于场效应晶体管实现包括 SNP 的各种碱基序列的同时分析。由于场效应晶体管输出的是电信号，与基于荧光检测的分析相比，容易获得标准化的结果。因此，基于场效应晶体管的平台适合于临床研究和诊断中的 SNP 基因分型和 DNA 测序的小型化和阵列系统。

11.5　场效应晶体管的微生物代谢活动研究

微生物代谢是指微生物利用营养物质维持生命和增殖并降解相关营养物质进行的一系列化学反应过程，包括有机物的降解和微生物的增殖。特别是微生物膜中的新陈代谢对于疾病的诊断特别重要。微流控通道中的生物膜形成难以检测，因为取样体积对于常规浊度测量来说太小。为了检测生物膜形成，Matsuura 等使用离子选择场效应晶体管测量系统测量小体积细菌悬浮液中 pH 的变化。在聚苯乙烯（PS）微管和层压有聚偏二氯乙烯的聚甲基丙烯酸甲酯（PMMA）基微流控通道中培养藤黄微球菌（*M.luteus*）细胞。在微管中，通过测量浊度分析悬浮液中的细菌浓度和 pH。在含有 20 μl 细菌悬浮液的微流控通道中，使用 ISFET 传感器监测生物膜 pH 的变化[19]。传感器通过测量微流控通道中介质的 pH，以表明藤黄酸的酸化和碱化程度。介质的浊度和 pH 之间的关系表明 pH 可以反映酸化和碱化程度。

微生物群的表面形成的生物膜是许多医疗和工业环境中面临的严重问题。由于细胞在其特定环境中获得的高电阻水平，这些污染物难以根除。从生物膜形成过程的开始，便可观察到基因表达的修饰，并且可以至少部分地解释生物膜的抗性。为了开发抗生物膜分子和进行表面处理，确定物理化学参数是至关重要的，所述物理化学参数能显著影响生物传感器的活化。Ponsonnet 等研究检查细菌黏附后细胞层和表面之间产生的局部微环境 pH 的变化，使用离子选择场效应晶体管作为基质，通过已知形成生物膜的高产菌株定植，发现在与电化学传感器接触的微隔室中pH 的变化与在液相中的变化显著不同[20]。

　　Castellarnau 研究了离子选择场效应晶体管器件与集成的伪参比电极在线监测细菌代谢 pH 的变化。测试乳杆菌菌株发酵糖的能力，此过程会产生乳酸，导致悬浮培养基中 pH 降低。他还比较了沙克乳杆菌和弯曲乳杆菌菌株的糖摄取过程。ISFET 可用于监测多种系统中的生物活性的非侵入性方法[21]，已经成功地开发了使用硅和聚合物（聚二甲基硅氧烷）监测细菌活性的小体积的流体分析装置。可以通过 pH-ChemFET 测量技术研究细菌主要代谢途径：消耗负责产生乳酸的特定糖（葡萄糖和果糖）、非特异性糖的惰性（木糖和山梨醇）、细菌浓度对反应动力学的影响，以及抗生素（氨苄青霉素）的浓度对细菌活性的抑制。结果证明了该技术响应时间短（大约半小时），与使用 pH 指示剂的标准测量技术相比超过10 h，具有定量测量细菌浓度或抗生素最小抑制浓度的可能性。研究者将进一步进行这些基于 pH-ChemFET 的流体分析装置的细菌活性监测的研究，还将扩展到在医学分析领域中其他细菌的 pH-ChemFET-metry 的表征，特别用于抗菌谱检测[22]。

11.6　结　语

　　场效应晶体管使用先进的半导体技术制造，因此具有分析系统的小型化和在单个芯片上集成多个传感器和信号处理电路的优点。开发出研制遗传基因分析的小型仪器，可以实现在大型医院、小型医院或医生办公室中分析特定基因的 SNP基因分型和 DNA 测序的个性化医疗。还可以将小型仪器带出实验室，以便在现场检测病毒或微生物的核酸，可用于传染病测试。随着高度老龄化时代的到来，医疗需求在增加。本书认为改善这种情况的方法之一是开发一套家庭护理系统，为患者提供医疗技术和临床诊断。

　　另外，由于完成人类基因组解码的基因功能分析在分子生物学、药物基因组学和临床研究领域得到了广泛的应用，DNA 测序和核苷酸变异的分析对于组装疾病相关基因座的高分辨率图谱和临床诊断变得越来越重要。尽管已经开发了许多用于遗传分析的方法，但是仍然需要在成本、简单性及高通量方面改进 DNA 测序技术，使其不仅能分析人类基因组，而且可以分析其他微生物的 DNA 序列。FET 可以使用半导体技术完成集成和排列，本书认为具有高密度的集成场效应晶体是实现简单有效、低成本和高通量 DNA 测序的潜在方法之一。

参 考 文 献

[1] 华成英，童诗白. 模拟电子技术基础[M]. 北京：高等教育出版社，2006：39-42.

[2] Nehra A，Singh K P. Current trends in nanomaterial embedded field effect transistor-based biosensor[J]. Biosensors and Bioelectronics，2015，74：731-743.

[3] Mishra N N，Maki W C，Cameron E，et al. Ultra-sensitive detection of bacterial toxin with silicon nanowire transistor[J]. Lab on A Chip，2008，8(6)：868-871.

[4] Ohno Y，Maehashi K，Matsumoto K. Label-free biosensors based on aptamer-modified graphene field-effect transistors[J]. Journal of the American Chemical Society，2010，132(51)：18012-18013.

[5] Akbari E，Buntat Z，Shahraki E，et al. ANFIS modeling for bacteria detection based on GNR biosensor[J]. Journal of Chemical Technology and Biotechnology，2016，91(6)：1728-1736.

[6] Zhu J，Niu F，Zhu C，et al. Graphene-based FET detector for *E. coli* K12 real-time monitoring and its theoretical analysis[J]. Journal of Sensors，2016，(6)：1-9.

[7] Liu S，Guo X. Carbon nanomaterials field-effect-transistor-based biosensors[J]. NPG Asia Mater，2012，4：e23.

[8] Subramanian S，Aschenbach K H，Evangelista J P，et al. Rapid，sensitive and label-free detection of Shiga-toxin producing *Escherichia coli* O157 using carbon nanotube biosensors[J]. Biosensors and Bioelectronics，2012，32(1)：69-75.

[9] Villamizar R A，Maroto A，Rius F X. Improved detection of Candida albicans with carbon nanotube field-effect transistors[J]. Sensors and Actuators B：Chemical，2009，136(2)：451-457.

[10] So H M，Park D W，Jeon E K，et al. Detection and titer estimation of *Escherichia coli* using aptamer-functionalized single-walled carbon-nanotube field-effect transistors[J]. Small，2008，4(2)：197-201.

[11] Zelada-Guillén G A，Riu J，Düzgün A，et al. Immediate detection of living bacteria at ultralow concentrations using a carbon nanotube based potentiometric aptasensor[J]. Angewandte Chemie International Edition，2009，48(40)：7334-7337.

[12] García-Aljaro C，Cella L N， Shirale D J，et al. Carbon nanotubes-based chemiresistive biosensors for detection of microorganisms[J]. Biosensors and Bioelectronics，2010，26(4)：1437-1441.

[13] Akimenko V K，Khomutov S M，Obraztsova A Y，et al. A rapid method for detection of *Clostridium thermocellum* by field-effect transistor-based immunodetection[J]. Journal of Microbiological Methods，1996，24(3)：203-209.

[14] Bettaieb F，Ponsonnet L，Lejeune P，et al. Immobilization of *E. coli* bacteria in three-dimensional matrices for ISFET biosensor design[J]. Bioelectrochemistry，2007，71(2)：118-125.

[15] Pourciel-Gouzy M L，Sant W，Humenyuk I，et al. Development of pH-ISFET sensors for the detection of bacterial activity[J]. Sensors and Actuators B：Chemical，2004，103(1-2)：247-251.

[16] Nikkhoo N，Cumby N，Gulak P G，et al. Rapid bacterial detection via an all-electronic CMOS biosensor[J]. Plos

One，2016，11(9)：e0162438.

[17] Formisano N，Bhalla N，Heeran M，et al. Inexpensive and fast pathogenic bacteria screening using field-effect transistors[J]. Biosensors and Bioelectronics，2016，85：103-109.

[18] Rothberg J M，Hinz W，Rearick T M，et al. An integrated semiconductor device enabling non-optical genome sequencing[J]. Nature，2011，475(4356)：348-352.

[19] Matsuura K，Asano Y，Yamada A，et al. Detection of micrococcus luteus biofilm formation in microfluidic environments by pH measurement using an ion-sensitive field-effect transistor[J]. Sensors，2013，13(2)：2484-2493.

[20] Ponsonnet L，Boureanu M，Jaffrezic N，et al. Local pH variation as an initial step in bacterial surface-sensing and biofilm formation[J]. Materials Science and Engineering：C，2008，28(5-6)：896-900.

[21] Castellarnau M，Zine N，Bausells J，et al. ISFET-based biosensor to monitor sugar metabolism in bacteria[J]. Materials Science and Engineering：C，2008，28(5-6)：680-685.

[22] Pourciel-Gouzy M L，Assie-Souleille S，Mazenq L，et al. pH-ChemFET-based analysis devices for the bacterial activity monitoring[J]. Sensors and Actuators B：Chemical，2008，134(1)：339-344.

第 12 章　微流控生物传感器

12.1　引　　言

　　1990 年 Manz 等首次提出了微型全分析系统的概念[1]，微流控技术是其中的热点。目前微流控技术发展迅速，在生物、化学、材料、物理、医药等领域都发挥着重要作用，成为研究者手中流动的"芯"和有力的武器。最初 Manz 等在平板微芯片上实现了芯片的功能。微流控分析系统从以毛细管电泳分离为核心分析技术发展出了液液萃取、过滤、无膜扩散等多种分离手段[2]。微流控技术在微加工工艺、DNA 芯片、芯片实验室、微进样技术、微热力学技术等方面得到了广泛应用[3]（图 12-1）。微流控芯片把生物、化学、材料和医学分析过程中的样品制备、反应、分离、检测等基本操作单元集成到芯片上，完成分析全过程，近年来已发展成为一个生物、化学、医学、流体、电子、材料、机械等学科相互交叉的崭新研究领域[4]。直至今日，各国科学家仍在这一领域不断地取得成绩。微流控技术作为当前分析科学的重要发展领域，在研究与应用方面都取得了飞速的发展。

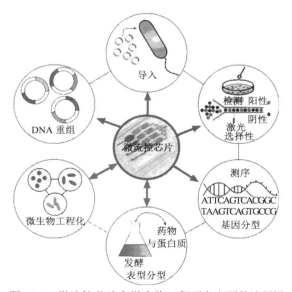

图 12-1　微流控芯片在微生物工程研究方面的应用[4]

12.2　微流控技术基本原理

微流控芯片采用微机电加工技术在芯片上构建微阵列多通道系统，将实验过程与分析技术转载到微阵列多通道组成的芯片上，加载生物样品和反应液后，采用微泵和电渗流等方法驱动芯片中的流体形成微流路，于芯片上进行一种或连续多种的反应。反应与分析手段结合被用在微流控芯片中，以对样品进行快速、准确和高通量分析[5]（图 12-2）。自 1992 年微流控芯片 CE 被首次报道以来，微流控技术发展迅速，首台使用微流控芯片的商业化仪器是 Aglient 生化分析仪，可以分析核酸及蛋白质[6]。

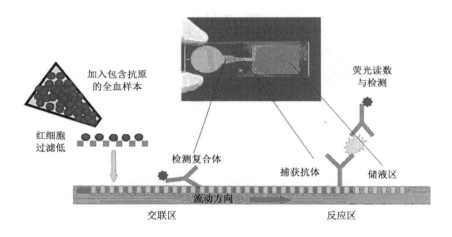

图 12-2　基于微流控芯片系统的结构原理示意图[6]

微流控芯片的特点：芯片集成的单元部件越来越多，并且集成的规模也越来越大，使用微流控芯片有着强大的集成性；同时可以处理大量平行样品，具有高通量的特点；分析速度快、物耗少、污染小，分析样品所需要的试剂量仅几微升至几十微升，被分析的物质的体积甚至在纳升级或皮升级；廉价、安全。因此，微流控分析系统在微型化、集成化和便携化方面的优势使其在生物医学、药物合成筛选、环境监测与保护、卫生检疫、司法鉴定、生物试剂的检测等众多领域具有极为广阔的应用前景（图 12-3）[7]。

微流控技术适合于针对病原体的快速 PCR 检测。虽然便携性或许是微流控芯片发展的主要原因，但它还有其他优点，如缩短了检测时间，降低了对生物样品和试剂需求，以及将样品处理与单个芯片上的检测组合的集成装置有助于靶病原体的分离与检测。微流控技术存在大量的微流控诊断系统，其采用不同的方法来快速确定感兴趣的病原体在样品中的存在。在许多情况下，这些技术还能在一定程度上估计靶病原体的浓度。一般来说，这些技术通过检测或测量以下项目来实现其目的：全微生物细胞、释放或消耗的代谢物、病原微生物 DNA 或蛋白质含量。

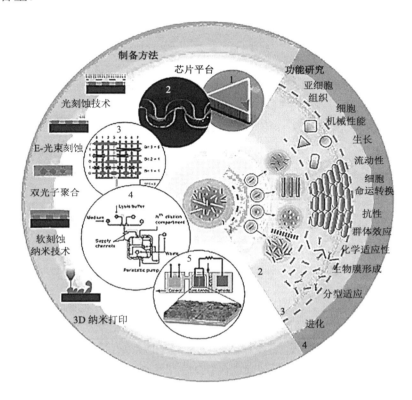

图 12-3　微流控芯片应用于微生物研究概况图[7]

12.3　微生物细胞的微流控技术

12.3.1　电学方法

在样品中，微生物细胞的浓度通常较低，存在大量其他干扰物质，使病原体检测和定量过程较为复杂。例如，当患者开始表现出明显的脓毒症临床症状时，通常仅具有浓度为 1～30 CFU/ml 的细菌含量，即使对于接近死亡的患者，其细菌浓度仍可能低至 1000 CFU/ml。此外，这些低浓度的细菌还需要在血细胞存在的条件下才可进行检测，其中每毫升血液有数百万个血细胞。因此微流控诊断系统必须处理两个不同但相互关联的问题：增加靶细胞的浓度（绝对值或相对于其他细胞的浓度）和检测或定量它们的存在。首先，分离靶细胞；其次，设计用于检测和定量的平台。预期在该分离过程中，靶细胞的绝对浓度增加，干扰物质的含量也将降低。在许多情况下，特别是需要从样品介质中分离目标物质时，可以利用抗体-抗原相互作用的特异性来增强目标物质与样品介质的可分离性。抗体是由动物（包括人）的免疫系统合成的蛋白质，可对外来物体或病原体（抗原）产生靶向应答。这些蛋白质的构象使得它们特异地结合入侵病原体表面上的特定蛋白质。由于不同病原体菌株通常在其表面上表现出不同的蛋白质，所以会产生菌株特异性的抗体。实际上只有一小部分抗体分子结合了靶抗原。分子的另一端即末端，可以进行化学修饰并将其固定在多种表面如玻璃或二氧化硅上。一旦目标病原体结合到它们相应的固定抗体上，可以使用各种流体、电动学或其他方案迅速分离并快速估计它们的数量[8]。在溶液中，电荷以溶液中离子的形式在任何两个电极之间移动。病原体阻碍这些带电离子的移动，导致在电极之间产生了更高的电阻（或使用 AC 信号时的阻抗）。典型的病原体（1000 CFU/ml）具有 10%～12%的体积分数，电阻或阻抗的变化不显著。如果使悬浮液通过狭窄的狭缝（稍大于病原体），或者使目标病原体附着或聚集在表面上，则可以处理相关的表面以增强细胞的黏附性，或者处理固定特异性抗体以捕获目标病原体[9]。

　　然而电检测技术具有难以处理实际样本的缺点。首先，在悬浮液通过具有两个电极的窄狭缝过程中，容易导致狭缝被样品中存在的颗粒物质堵塞。其次，迫使目标病原体黏附或聚集在电极上或电极附近的表面上具有两个缺点：第一，目标微生物之外的颗粒可能沉积或非特异性地附着到被监测的表面，产生误差；第二，目标微生物可能需要很长时间才能扩散到表面，降低了系统的性能。后一个问题可以通过将检测系统耦合到上述用于隔离目标的系统来解决，也可以利用病原体的特定性质，使它们能够提供独特且可识别的特征。对单个细菌（10～13 C）和它的 ζ 电位（20 mV）的电荷量的直接测量表明，如果单个细菌是半径 1 μm 的固体球体，则其具有的有效介电常数为 10 000。这种非常高的值可能是由于存在捕获电子方面非常有效的蛋白质。水溶液的介电常数通常约为 80，少数细菌的存在会极大地改变溶液的介电常数。然而，电极溶液界面处的双层电容有效地屏蔽了分散在本体溶液中的细菌电容，特别是在低于 1 MHz 的频率下操作时，可通过增加体积电阻（R）以增加介质的 RC 时间常数的方式调整电极的几何形状和定位，所测量的电抗对电容敏感[10]。

12.3.2　光学检测策略

　　光学检测策略是使用最广泛的微流控分析物检测方法。这样的策略是多样的，并且是基于吸光度、化学发光、荧光、光散射、拉曼光谱和折射率技术的病原体微流控检测。上面列出的检测技术都具有特定的优点，其中荧光检测技术使用最为广泛，这是由于其具有高灵敏度、允许单分子检测、高选择性、在微流控系统内的荧光标签容易集成的优点。

基于荧光的检测平台与在芯片上进行测定和分离已经变得非常普遍。Schwartz 等利用等速电泳和微流控技术快速检测病原微生物，在微流控通道中创建荧光标记的抗菌肽（Antimicrobial Peptide，AMP）的固定区；测试水样品连续通过该高浓度 AMP 反应区，如样品中存在靶细菌则会被高浓度的 AMP 标记并分离；标记的细菌继续进入下游缓冲区，通过监测其荧光信号，可以直接定量测量提供样品中原始细菌的浓度；适用于大肠杆菌的定量检测，可以潜在地扩展与其他类型的探针一起使用，并且在需要的地方可进行水样的连续分析和监测[11]。

细菌计数和病原体检测对于公共卫生、食品及药物的生产至关重要。Ning 等利用来自微流控芯片上的细胞裂解液的自体荧光的数量进行测量，测试了 3 种致病菌（单核细胞性李斯特菌、肠炎沙门氏菌和大肠杆菌 O157：H7）。将包含来自 240～4100 个细胞的裂解物的 150 pl 的样本注入可在电泳条件下进行激光诱导荧光检测的微流控通道中，当细胞裂解物中含有不同细菌种类的混合物时，自发荧光保持单峰。Bao 等还设计了一个简单的微流控装置，以进行集成诱捕和细菌细胞与荧光检测电裂解[12]。

虽然基于荧光的检测方案普遍应用在微流控技术中，但是依赖于庞大的外部设备如共聚焦显微镜，不是理想的微流控诊断装置。最常见的是，将连接到 CCD 摄影机或光电倍增管的显微镜在适当的位置聚焦在微流控芯片上。目前科学家正在努力使光学检测平台小型化。与光学滤波器和硅光电二极管耦合的发光二极管（LED）提供了开发小型化光学检测平台的潜力。在生产设计用于实时 PCR 的手持装置中，Higgins 等开发了一种使用两个 LED（490 nm 和 525 nm 的波长）及小型化 PMT 的微型光学平台，可快速成功地检测炭疽芽孢杆菌和欧文氏菌[13]。

12.3.3　流式细胞仪

流式细胞术是一项用于计数、检查和分选悬浮在流体中的颗粒的整合技术。流式细胞仪有 3 个关键部件：第一个是流体部件，使得悬浮液中的所有颗粒在沿着通道流下时在单个通道中对齐；第二个是检测器（如不同波长的激光器），它可以探测流过检测器的单个颗粒，获得相关信息（细胞是否吸收了特定的荧光染料），可以指示单元的一个或多个特定属性；第三个是筛选部件，将目标粒子或细胞引导到特定的下游收集室，而剩余的粒子则被丢弃。虽然基于现有技术的流式细胞仪可以用来进行多达 10 个参数的组合测量并随后分选颗粒,而且达到每秒约 10 000 个细胞的分选量,但它除了需要技术人员进行操作外,还需要大体积的鞘液(每 1 ml 样品中约需要 1 L 鞘液)和高性能泵送系统,不便于携带,并且对临床中的常规诊断程序来说过于昂贵。

Liu 等设计了基于流式细胞仪的集成微流控装置来检测和鉴定病原微生物。该装置可用于检测来自高度污染的地下水样品中的病原微生物。该装置配套设备及功能如下:在两个光聚合膜之间形成杂交室,微生物细胞和探针在杂交室中被电泳加载、温育和洗涤,可将细胞电动地聚焦到流体中以便使用流式细胞术对其进行分析。该装置能够分析多种细菌,包括需氧、兼性和厌氧细菌,在培养细胞混合物中观察到 74%～97%的组合标记和检测效率,获得的结果与通过常规流式细胞术获得的结果非常一致。该装置为从复杂样品中定量检测微生物细胞提供了一个自动化平台,非常适合分析具有低细胞数的珍贵样品,如在极端环境空间、生物修复位点和人类微生物组中发现的样品[14]。

当前,设计和制造微型的流式细胞仪时常使用微流控芯片代替常规的基于玻璃毛细管的系统,所述微流控芯片采用集成光学和基于流体动力学或电动力的流动切换系统用来收集感兴趣的细胞,如 Agilent 2100 Bioanalyzer、Cyflow ML 和 Mycrocytometer 系统。这些便携式流式细胞仪的主要缺点是:它们通常适用于处理体积非常小的样品,不适合对实际样品进行操作;对于增加类似装置的通量的研究,特别是对细菌诊断,与其他微流控流通系统的情况一样,仍然是一个具有挑战性的问题。

12.4　代谢产物的微流控分析技术

当微生物生长时,它们从环境中摄取糖、蛋白质和其他分子,并释放二氧化碳、丙酮酸和大量的其他化合物,这会改变悬浮介质的性质,如 pH、气体的溶解浓度(氧气和二氧化碳)和电导率等。如果在这些性质中检测到可察觉的变化,则认为存在导致观察到的变化的病原体。通用生长培养基(如胰蛋白酶大豆肉汤、Luria 肉汤或牛肉肉汤)支持多种病原微生物和非病原微生物的生长,使用这样的培养基仅允许有选择地在一些样品内存在一些细胞,可以设计选择性培养基以实现有限数量的病原体的生长。例如,Cornell 改良生长培养基仅支持分枝杆菌(一种生长缓慢的细菌,其成员包括引起人体结核的生物体)的生长,抑制其他微生物的生长,等等。检测前的培养时间(介质性质的指定变化)可用于预测初始病原体的负荷量。这是相当直观的,因为样品中微生物的初始数量越大,样品内发生的代谢的总速率越高,检测介质性质的可检测的变化越大。对于特定系统(设备-介质-生物体)的检测校准所经过的时间的初始负载值可以相对容易地获得。这些方法涵盖多种技术，从基于检测特定酶的活性，释放特定代谢物如二氧化碳（放射性标记或其他），寻找导电性的增加，记录 pH（通常可作为大多数培养基中的颜色变化的可视指标）的变化，到检测最终作为整体的培养基的氧张力的变化均需要一定的技术支撑。

普通的高通量装置依赖这种基本原理，如 Bactec，其检测放射性标记的二氧化碳的释放量；ESP 培养系统（TREK 诊断系统），其检测氧张力的降低；使用溴甲酚紫作为指示剂以测量由于细菌代谢引起 pH 降低的 Coli-Check™ 拭子，以及 Bactometer™、Malthus 2000™ 和 RABIT™ 系统。这些装置通常被设计为处理 1～10 ml 的样品，并且有多种应用，如环境水质量检测、食品安全及兽医和医学诊断。由于这些装置极大地简化了处理过程且并入了许多其他特征（如自动读出），所以在应用微生物学中被广泛接受。然而它们的操作原理、监测样品对微生物代谢的影响，从根本上限制了这些设备快速地提供可靠的结果——它们的"检测时间"仍然相当长。在一些情况下，例如，当初始细菌浓度非常低（约为 100 CFU/ml 或更低）时，自动化技术实际上可能比传统培养技术花费更多的时间，这是因为由单个细菌产生的代谢物的量极小。大肠杆菌的特定氧气消耗速率已被估计为每小时每克（干重）细菌约消耗 20 mmol 氧气，并且典型的细菌具有约 10^{-12} g 的干重，相当活跃的大肠杆菌细菌个体每小时消耗约 $2×10^{-14}$ mol 氧气。典型的充分氧化的样品将具有约 $2×10^{-4}$ mol/L（1 ml 样品中 $2×10^{-7}$ mol）的溶解氧浓度。如果样品具有适当低的细菌初始浓度如 1000 CFU/ml，则 1000 个细菌（约 $2×10^{-11}$ mol）每小时消耗的氧气代表溶解氧浓度的 0.01%。这种变化如此之小，几乎检测不到。考虑细菌的指数生长性质，预计随后的 8～12 h 可在大肠杆菌中监测到 2%～5%的代谢物浓度的变化[15,16]。

最近有研究基于相同的原理开发出许多微流控应用于微升级的（或更小的）体积。有研究监测阻抗和 pH 的变化来记录细菌代谢的发生过程。用于特定化学品的气体传感器和生物传感器也已经并入用于检测及监测细菌生长和增殖的微流控系统内。有趣的是，对于限制为小体积（单位为 pl）并因此紧邻电子感测元件的细胞，也可以使用热传感器记录细菌代谢。如果由于预期低的细菌负荷需要对大等分试样进行取样，则可能必须在反应器的上游进行预浓缩步骤。有研究已经开发了采用介电电泳将细菌细胞从相对较大体积集中到较小体积的装置，随后细菌细胞在装置中被孵育，初始细菌负荷和检测时间之间存在反对数关系，浓缩过程通过增加初始负载来缩短检测时间[4]。

12.5　免疫的微流控分析技术

免疫测定是最常用的定量检测病原体的技术。这些测定利用了抗体-抗原复合物特异性结合，因此，在诊断测定法中使用该技术时，给定抗体将保持对其开发的抗原的特异性。最基本的免疫测定技术之一是 ELISA。有几种不同的 ELISA 类型，包括直接、竞争和夹心形式。夹心 ELISA 是在芯片上最常使用的免疫测定技术之一，因为它通常表现出高的灵敏度和特异性。

ELISA 测定在诊断中已经变得很常见，该方法被用来检测与病原体直接相关的抗原或由于病原体侵入而在宿主系统内产生的抗原或抗体，包括检测大肠杆菌 O157：H7、来自沙门氏菌和肉毒梭菌的外毒素[17]和幽门螺杆菌[18]。VIDAS 系统是基于夹心 ELISA 测定的检测平台。该系统利用对在细胞表面上表达的抗原特异性的抗体捕获细菌，能够检测弯曲菌、大肠杆菌 O157：H7、李斯特菌、单核细胞性李斯特菌、沙门氏菌、志贺菌和葡萄球菌肠毒素。

常规的 ELISA 测定通常在多孔板上进行，是静态的，因为靶分子是通过扩散转运到表面包被的分子。这个过程在反应时间方面受到一定的限制，测定时间需要至少几小时或几天。这个缺点通常可导致所获得的测定结果的不一致，并且在快速诊断测定中存在问题。微流控 ELISA 平台可在一定程度上解决这些问题。虽然基于微流控的 ELISA 没有受到与基于核酸的微流控技术相同的关注，但这种现象渐渐开始改变。商业微流控免疫测定开始出现，一个实例是由 Biosite Inc 公司开发的系统，用以检测几种靶标，如艰难梭菌。微流控装置是用于免疫测定的有吸引力的平台，因为它可以减少常规 ELISA 的操作步骤与时间，该装置通过扩散和对流，使运输距离大大降低，并且可以自动化测定。这种装置易于制造且操作成本低，提供了将测定芯片上样品的制备和靶检测结合的机会，可开发出微总分析系统（μ-TAS）。

基于微流控的 ELISA 平台已经利用了微通道的表面或在微通道中通过各种方式捕获的许多微纳颗粒的表面[19]。在开发用于检测大肠杆菌 O157：H7 的微流控免疫测定装置中，有研究先用聚乙烯亚胺（PEI）官能化聚甲基丙烯酸甲酯（PMMA）表面将胺基引入聚合物通道，然后加入戊二醛以提供用于蛋白质结合的醛基。针对大肠杆菌 O157：H7 细胞的亲和纯化的抗体经由醛基吸附到通道的表面，随后引入含有细胞的样品，使其与固定化抗体结合，最后加入过氧化物酶标记的对细胞的亲和纯化的抗体。过氧化物酶催化由底物转化成产物的过程，产生用于检测的荧光。与未处理的 PMMA 微通道相比，获得了大约 45 倍的信号和 3 倍的信噪比。这种微通道装置捕获大肠杆菌 O157：H7 仅需 2 min，并且在初始样品等分试样中仅需要 5～8 个细胞。

在免疫测定微流控装置内使用磁珠增加了装置的复杂性，并且需要运用捕获和处理芯片上磁珠的方法[20]。但磁珠的使用很普遍，因为增加的可用表面积与体积比（这反过来增加可利用蛋白质结合），进一步降低了抗原-抗体分子扩散距离，使其更易于操作及易于进行表面化学修饰。有研究提供了基于磁珠的微流控免疫测定平台的一个具体实例——检测海洋虹膜病毒，抗体包被的微珠（直径约为 2.89 μm）被捕获在微流控通道内，在与病毒温育后，通过检测抗体修饰量子点来进行检测。与传统的 ELISA 方案相比，该方法能够在显著改善检测限（22 ng/ml 而不是 360 ng/ml）的条件下在更短的时间内检测海洋虹膜病毒（<0.5 h 或>3.25 h），并且对抗体的可用性需求较少（使用 0.035 μg 而不是 0.5 μg）。

12.6　PCR 的微流控分析技术

通过遗传分析技术鉴定病原体正变得越来越普遍，如幽门螺杆菌[21]、结核分枝杆菌[4]、淋病奈瑟氏菌[4]、链球菌[4]和大肠杆菌 O157：H7[22]的检测。病原体的遗传鉴定取决于是否存在足够多的遗传物质（DNA 或 RNA）。通常目标病原体若以低浓度存在，则使检测复杂化。为了便于检测，DNA 扩增就变得至关重要。这通常通过 PCR 来实现，其包括三个循环的反应步骤：在 92～96℃下运行的变性步骤；在 40～65℃下运行的退火步骤；在约 72℃下运行的延伸步骤。

在病原体检测中基于 PCR 的方法已经得到普及，因为相对于传统培养程序，其测定速度和可靠性已经有了明显的改进。在使 PCR 过程小型化中具备的几个优点与免疫测定小型化所预期的相似，包括样品和试剂体积的减少、试剂成本的降低、可移动性，以及与上游样品制备和下游分析技术成熟。基于微流控的 PCR 特有的一个显著优点是低热容量和大的热传递速率（由于大的表面积与体积比），从而缩短了检测时间。

虽然 PCR 的微型化提供了很多优点，但第一个微型 PCR 装置直到 1993 年才被报道。目前，基于微流控芯片的 PCR 可以小于 200 nl 的反应体积运行[23]，并且可以通过片上加热和冷却速率的改进来缩短反应时间。传统的热循环仪提供大约 1～2℃/s 的加热和冷却速率，然而，在微流控设计中已经报道了 175℃/s 的加热速率和 125℃/s 的冷却速率[24]。基于商业微流控的 PCR 装置也已经出现，并且已经用于检测多种病原体。例如，GeneXpert 系统可检测牛分枝杆菌[25]，该系统使用过滤器从临床样品中捕获生物体，进行细胞裂解，对释放的核酸进行实时 PCR 以开展对病原体的鉴定，生物体分离、细胞裂解和实时 PCR 检测均在单个一次性试剂盒中进行。基于商业微流控的 PCR 装置的另一个实例是由 Fluidigm 公司开发的 BioMark™ 48.48 动态阵列，该系统能够在每个芯片运行高达 2304 个反应，仅需要 96 个液体加载步骤。

看似已解决的 PCR 的微型化仍然存在许多问题。如 PCR 形式，其可以是以 PCR 反应混合物的形式保持在反应室内，同时温度循环，或者与通道 PCR 混合物连续并保持适当的通道的不同区域温度。这些设计中的每一个关键步骤都存在困难，如实现快速和精确的温度控制和流体操纵等。另外需考虑芯片加热和冷却（通常通过接触或非接触方法），防止样品蒸发，确保足够的样品体积以提供足够的起始靶 DNA，防止交叉污染，防止样品吸附到表面壁上，将样品制备和检测平台与芯片上的 PCR 用于装置制造的材料整合，以及提供实时 PCR。如所预期的，大多数微流控 PCR 装置选择利用硅或玻璃制造，因为硅或玻璃能够很好地与光学检测进行集成。但使用这两种材料也有一些问题：如裸硅片是不透明的，使光学检测方法的集成复杂化，并且已知通过样品吸附到表面可以抑制 PCR 反应[26]，与硅芯片的情况一样，玻璃的制造成本较高，使一次性芯片的制造难以实现，多次使用存在交叉污染的风险[27]。交叉污染问题的解决方案涉及在微流控芯片的构造中使用某些聚合物基底。聚合物，如聚二甲基硅氧烷相对便宜，可能允许实现真正的一次性芯片，这可避免交叉污染的问题。聚二甲基硅氧烷是一种有应用潜力的材料，因为它有良好的光学性能并且表现出有限的 PCR 样品吸附。然而，聚二甲基硅氧烷是可渗透的，会提高样品损失的可能性。随着样品体积在微流控芯片内减小，这个问题将变得更加突出。为了避免这个问题，已经有研究提出使用蒸汽屏障可减少流体损失。最后，值得一提的是样品蒸发不是仅限于聚合物制造器件的问题，当减少硅氧烷和玻璃器件内的样品体积时也必须考虑这个问题。应采取措施尽量减少样品损失，如使用矿物油和微型阀。为了实现这个目的，在微流控芯片中可建立长而窄的通道。由于通道内不存在对流气流，样品蒸汽穿过通道时受扩散时间长的限制。

12.7　微流控与微生物网络调控

　　基因表达的主要过程是基因组的转录和信使核糖核酸（mRNA）的翻译[29]。1900 年发现酵母菌细胞中含有分解半乳糖的酶。1946 年开始研究与大肠杆菌的乳糖发酵有关的酶的诱导合成现象。1948 年分离得到不能利用乳糖的大肠杆菌的突变型。在对大肠杆菌研究的基础上，Monod 和 Jacob 在 1960～1961 年提出了乳糖操纵子模型，开创了基因调控机制研究的新时代[28]。

　　最初研究者使用的是可在时间上控制化学浓度的微流控装置。例如，Lang 等使用计算机控制的阀系统产生 NaCl 的脉冲方波，将脉冲方波注入流动室中以测量酿酒酵母中耐高渗透压适应途径的响应[29]。该研究通过 MAPK 级联响应渗透压变化，因为它包含作用于不同时间尺度的两个负反馈回路。这些回路中的一个配体和激酶级联的受体的结合和解离的调节，而由转录调节和蛋白质合成介导的另一个通路更慢。通过对细胞进行各种频率的周期性刺激，并将结果与数学模型进行比较，发现这两个反馈回路具有不同的生物学功能。正如预期的一样，快速反馈回路主导通路的主要响应，慢反馈回路使细胞反应加快[29]。

　　在类似的研究中，Stricker 等结合微流控芯片与可变增压系统，利用可以定义的时间波形，以研究酿酒酵母葡萄糖–半乳糖开关的转录反应[30]。他们设计了装置，称为"拨号波"，在半乳糖背景下正弦地改变葡萄糖浓度；测量了与 GAL1 融合的荧光报道基因的表达，GAL1 是半乳糖利用网络中的关键参与者。他们创建了一个详细的计算模型，结合已知的反应，将其与实验结果进行匹配[30]。

　　有趣的是，Bennett 等发现虽然从流式细胞仪获得的静态数据与其模型可以很好地匹配，但从全反射显微镜（T1Fm）实验获得的动态数据却没有表现出同样的结果[31]。为了协调模型与数据，Bennett 等提出了葡萄糖–半乳糖开关中先前未发现的转录后调节模型。由 GAL1（其编码启动半乳糖分解代谢的半乳糖激酶）和 GAL3（其编码赋予对半乳糖网络的正反馈响应的调节蛋白）产生的转录物在葡萄糖环境中较不稳定。因此，TlFm 和数学模型的耦合导致发现了一种新的调节机制[31]。

　　研究人员正在使用微流控装置来研究基因调控网络。通常，细胞在单细胞水平下不表现群体的行为。例如，许多类型的细菌可以通过群体感应信号分子响应细胞密度的波动（图 12-4）。Balagadde 等使用微流控装置来研究在高细胞密度条件下转录细胞死亡蛋白（lacZα-CcdB）的大肠杆菌的合成改变菌株的生长动力学。当合成通路关闭时，细胞密度最初达到预期饱和之前呈指数增长。然而，当通路开启时，单元密度随时间振荡，这是因为细胞间信号分子酰基-高丝氨酸内酯（AH1）的初始浓度太低而不能诱导细胞死亡蛋白的表达。随着细胞密度的升高，AH1 的浓度也随之升高，随后启动 lacZα-CcdB 的转录。随着细胞死亡，AH1 的浓度下降，导致 lacZα-CcdB 的转录水平降低，这时细胞开始进行新一轮的生长（图 12-5）。

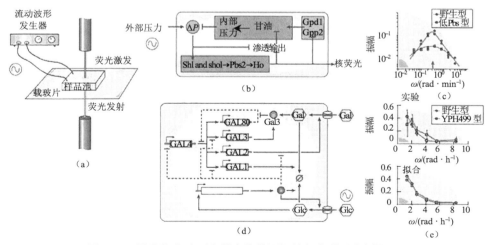

图 12-4　微流控芯片研究微生物基因调控与代谢示意图[31]

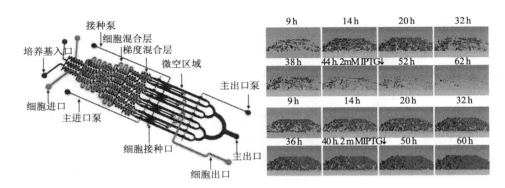

图 12-5　微流控芯片在微生物膜调控方面的研究概况图[4]

Keymer 等使用微流控装置来研究大肠杆菌竞争菌株的群体动力学，同时在耦合的微流控芯片中培养了两个大肠杆菌菌株，观察它们的生长模式，发现一个菌株携带 *gasp*（在稳定期的生长优势）突变，应该允许突变株胜过野生型[32]。当允许两种菌株竞争时，两种菌株的总体适合度大于当它们分离生长时的状态。

这些研究说明使用微流控芯片研究超过单个细胞的基因调控的可能性，还揭示了一个特别有趣的问题：如何利用规模调控（基因和蛋白质）建立大规模模型（发展过程和种间适应性），这个问题还没有完美的答案。未来的研究将极大地受益于微流控芯片，因为它比其他任何方法更适用于小细胞群体的研究与控制。

12.8　结　语

微流控芯片目前主要应用于核酸分离和定量、基因调控研究、基因突变分析和基因差异表达分析等方面。微流控芯片也有针对病原微生物基因组的特征性片段、染色体 DNA 的序列多态性基因变异的位点及特征等方面的应用。设计和选择合适的核酸探针，就能获得病原微生物种属、抗药、毒力、多态型、致病、变异和表达等方面的信息，为疾病的诊断和治疗提供基础[33]。

参 考 文 献

[1] Whitesides G M. The origins and the future of microfluidics[J]. Nature，2006，442(7101)：368-373.

[2] Regehr K J，Domenech M，Koepsel J T，et al. Biological implications of polydimethylsiloxane-based microfluidic cell culture[J]. Lab on a Chip，2009，9(15)：2132-2139.

[3] Keenan T M，Folch A. Biomolecular gradients in cell culture systems[J]. Lab on a Chip，2008，8(1)：34-57.

[4] Kou S，Cheng D，Sun F，et al. Microfluidics and microbial engineering[J]. Lab on a Chip，2016，16(3)：432-446.

[5]　Volpatti L R，Yetisen A K. Commercialization of microfluidic devices[J]. Trends in Biotechnology，32(7)：347-350.

[6]　安捷伦科技. 7100 CE 系统. [EB/OL]. [2017-04-03]. http://www.agilent.com/zh-cn/products/capillary-electrophoresis-ce-ms/ce-ce-ms-systems/7100-ce-system.

[7]　Wikipedia. Microfluidics. [EB/OL]. [2017-09-05]. https://en.wikipedia.org/wiki/Microfluidics.

[8]　Tay A，Pavesi A，Yazdi S R，et al. Advances in microfluidics in combating infectious diseases[J]. Biotechnology Advances，2016，34(4)：404-421.

[9]　Safavieh M，Ahmed M U，Tolba M，et al. Microfluidic electrochemical assay for rapid detection and quantification of *Escherichia coli*[J]. Biosensors and Bioelectronics，2012，31(1)：523-528.

[10]　Zourob M，Elwary S，Turner A P F. Principles of Bacterial Detection：Biosensors，Recognition Receptors and Microsystems[M]. New York：Springer，2008.

[11]　Schwartz O，Bercovici M. Microfluidic assay for continuous bacteria detection using antimicrobial peptides and isotachophoresis[J]. Analytical Chemistry，2014，86(20)：10106-10113.

[12]　Bao N，Jagadeesan B，Bhunia A K，et al. Quantification of bacterial cells based on autofluorescence on a microfluidic platform[J]. Journal of Chromatography A，2008，1181(1-2)：153-158.

[13]　Higgins J M，Eddington D T，Bhatia S N，et al. Sickle cell vasoocclusion and rescue in a microfluidic device[J]. Proceedings of the National Academy of Scienes of the United States of America，2007，104(51)：20496-20500.

[14]　Liu P，Meagher R J，Light Y K，et al. Microfluidic fluorescence *in situ* hybridization and flow cytometry(μ FlowFISH)[J]. Lab on a Chip，2011，11(16)：2673-2679.

[15]　Andersen K B，von Meyenburg K. Are growth rates of *Escherichia coli* in batch cultures limited by respiration?[J]. Journal of Bacteriology，1980，144(1)：114-123.

[16]　Børsheim K Y，Bratbak G，Heldal M. Enumeration and biomass estimation of planktonic bacteria and viruses by transmission electron microscopy[J]. Applied and Environmental Microbiology，1990，56(2)：352-356.

[17]　Ferreira J L，Eliasberg S J，Harrison M A，et al. Detection of preformed type A botulinal toxin in hash brown potatoes by using the mouse bioasssay and a modified ELISA test[J]. Journal of Aoac International，2001，84(5)：1460-1464.

[18]　Lin F Y H，Sabri M，Alirezaie J，et al. Development of a nanoparticle-labeled microfluidic immunoassay for detection of pathogenic microorganisms[J]. Clinical and Diagnostic Laboratory Immunology，2005，12(3)：418-425.

[19]　Liu W T，Zhu L，Qin Q W，et al. Microfluidic device as a new platform for immunofluorescent detection of viruses[J]. Lab on A Chip，2005，5(11)：1327-1330.

[20]　Peterson D S. Solid supports for micro analytical systems[J]. Lab on a Chip，2005，5(2)：132-139.

[21]　Chattopadhyay S，Patra R，Ramamurthy T，et al. Multiplex PCR assay for rapid detection and genotyping of *Helicobacter pylori* directly from biopsy specimens[J]. Journal of Clinical Microbiology，2004，42(6)：2821-2824.

[22]　Bukhari Z，Weihe J，LeChevallier M. Development of procedures for rapid detection of *E. coli* O157：H7 from source and finished water samples[J]. Water Science and Technology：A Journal of the International Association on Water Pollution，2004，50(1)：233-237.

[23]　Lagally E T，Scherer J R，Blazej R G，et al. Integrated portable genetic analysis microsystem for pathogen/infectious

disease detection[J]. Analytical Chemistry，2004，76(11)：3162-3170.

[24] Neuzil P，Zhang C，Pipper J，et al. Ultra fast miniaturized real-time PCR：40 cycles in less than six minutes[J]. Nucleic Acids Research，2006，34(11)：e77.

[25] Jones M，Alland D，Marras S，et al. Rapid and sensitive detection of mycobacterium DNA using cepheid smartcycler and tube lysis system[J]. Clinical Chemistry，2001，47(10)：1917-1918.

[26] Zhang C，Xing D. Miniaturized PCR chips for nucleic acid amplification and analysis：Latest advances and future trends[J]. Nucleic Acids Research，2007，35(13)：4223-4237.

[27] Shen K，Chen X，Guo M，et al. A microchip-based PCR device using flexible printed circuit technology[J]. Sensors and Actuators B：Chemical，2005，105(2)：251-258.

[28] Russo V E A，Martienssen R A，Riggs A D. Epigenetic Mechanisms of Gene Regulation[M]. New York：Cold Spring Harbor Laboratory Press，1996.

[29] Lang R，Hammer M，Mages J. DUSP meet immunology：Dual specificity MAPK phosphatases in control of the inflammatory response[J]. The Journal of Immunology，2006，177：7497-7504.

[30] Stricker J，Cookson S，Bennett M R，et al. A fast，robust and tunable synthetic gene oscillator[J]. Nature，2008，456：516-519.

[31] Bennett M R，Hasty J. Microfluidic devices for measuring gene network dynamics in single cells[J]. Nature Reviews Genetics，2009，10：628-638.

[32] Keymer J E，Galajda P，Muldoon C，et al. Bacterial metapopulations in nanofabricated landscapes[J]. Proceedings of the National Academy of Sciences of the United States of America，2006，103(46)：17290-17295.

[33] Zhang J，Yan S，Yuan D，et al. Fundamentals and applications of inertial microfluidics：A review[J]. Lab on A Chip，2016，16(1)：10-34.

第 13 章　微阵列生物传感器

13.1　引　　言

  微阵列（Microarray）芯片以高密度阵列为特征，其本质上是一种生物技术，主要是从生物遗传学领域发展起来的，基础研究始于 20 世纪 80 年代末。微阵列芯片是指采用光导原位合成或微量点样等方法，将大量生物大分子如核酸片段、多肽分子甚至组织切片、细胞等生物样品有序地固定于支持物（如玻片、尼龙膜等载体）的表面，形成密集的二维分子排列，然后与已标记的待测生物样品中的靶分子反应，通过特定的仪器，如激光扫描共聚焦显微镜或 CCD 相机对反应信号的强度进行快速、并行、高效的检测分析，从而判断样品中靶分子的数量[1]。微阵列分为 cDNA 微阵列和寡核苷酸微阵列。微阵列上"印"有大量已知部分序列的 DNA 探针，微阵列技术就是利用分子杂交原理，使同时被标记的样本（用同位素或荧光素标记）与微阵列杂交，通过检测杂交信号强度及数据处理，把它们转化成不同样本中特异基因的丰度，从而全面比较不同样本基因表达水平的差异。微阵列技术是一种探索基因组功能的有力手段[2]。

  生物芯片的本质是进行生物信号的平行分析，把大量生物信息密码集中到一小片固相基质上，从而使一些传统的生物学分析能够在尽量小的空间范围内，以尽量快的速度完成[3]。其发展的最终目标是将生命科学和医学研究中许多不连续的分析过程由一块或多块芯片构成芯片实验室或微型全分析系统。以 DNA 芯片为代表的生物芯片技术已经得到了快速发展[4]，而且在生命科学研究中发挥了重要作用。生物芯片按功能可分为基因测序芯片、表达谱芯片、疾病诊断芯片、药物筛选芯片、样品制备芯片、生化反应芯片、结果检测芯片等；按工作方式可分为被动式芯片和主动式芯片两种；按芯片结构和工作原理可分为微阵列芯片和微流控芯片[5]，前者是由排成阵列形式的生物分子构成，其分析应用原理是基于抗原和抗体的结合、核酸分子的碱基互补作用等生物分子之间的亲和作用力，所以也可称为亲和型生物芯片，后者则是以各种微管道网络结构为结构特征，用来实现对包含生化组分微流控的控制和检测分析[6]。

13.2 微阵列芯片基本原理

13.2.1 微阵列芯片类型

按照芯片上的探针对微阵列芯片进行分类，可分为核酸芯片、蛋白质芯片和组织芯片等。目前应用最广泛的是核酸芯片，核酸芯片又有两种类型，分别是 cDNA 微阵列芯片和寡核苷酸微阵列芯片。

1. cDNA 微阵列芯片

cDNA 基因文库由 PCR 产物组成，为双链结构，长度一般为数百至数千碱基对，因而芯片的杂交条件对每个基因不能保证是最佳的，假阳性率较高。因此，判定 cDNA 微阵列的最终结果时[4]，有必要对筛选出的基因进行测序。在应用 cDNA 微阵列芯片进行研究时，一般需要提供一个对照样本，对其与需要研究的样本给予不同的标记，将二者混合后共同注入芯片进行孵育。扫描后得到的原始数据是各个单元格中信号强度的比率。其中 cDNA 微阵列芯片的靶点是将从实验样本和对照样本中提取出来的 RNA 总体或其中的 mRNA 作为模板，通过反转录合成 cDNA，分别标记后称为靶点。

2. 寡核苷酸微阵列芯片

寡核苷酸微阵列芯片为人工特异性合成，长度一般在 100 bp 以下，不存在序列错误问题，假阳性率低，因此芯片的结果可以直接使用。寡核苷酸微阵列芯片使用的研究样本和对照样本需各用一个寡核苷酸芯片，原始数据是每一个单元格中信号强度的绝对值。寡核苷酸微阵列芯片的靶点制备多了一个从单链 cDNA 合成双链 cDNA，再由此转录为 cRNA 的过程，这个增加的转录过程使直接从样本中提取的 RNA 扩增了大约 50 倍，从而有效地提高了对于微小计量标本的研究效率，扩展了寡核苷酸微阵列芯片的应用范围。

13.2.2 微阵列的构建

1. 制备靶点

从生物标本中提取核苷酸并进行标记。

2. 杂交

让靶点与芯片上的 cDNA 或寡核苷酸序列进行孵育。

3. 获取数据

扫描与探针杂交的靶点表现出来的信号强度。

4. 数据分析

从大量数据中得出具有生物学意义的结论。

微阵列芯片通过测定能够与探针杂交的 mRNA 的数量，反映表达此 mRNA 的基因的转录情况，芯片的构建首先要根据研究的需要选择基因及相应的探针，其次是从样本中提取 mRNA，并制备出靶点，然后将靶点加入芯片，进行孵育杂交、冲洗没有杂交的样品、扫描等操作，得到原始数据，最后将这些数据进行标准化和统计分析后得到结论[3]（图 13-1）。构建合适的微阵列芯片是开展后续研究的基础。

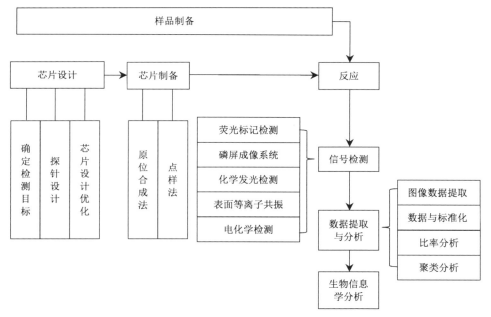

图 13-1　微阵列芯片研究样本的全过程图[7]

13.2.3　微阵列探针的杂交和设计

1. 靶点基因的选择

对基于核酸的诊断方法来说，靶点基因选择是非常重要的。已经有很多使用各种靶标来鉴定病原微生物的例子：①编码特定毒素或毒力因子的 DNA 一部分单元；②通过紧密相关物种之间的减法杂交揭示特异的序列；③大多数物种非编码 DNA 区域如插入元件；④用作系统发育标记的相对较保守的核酸序列。对于第 4 个靶标，存在于 16S rDNA、23S rDNA，以及 16S～23S rDNA 内部转录间隔区（Internal Transcribed Spacer，ITS）和编码 β-半乳糖苷酶、RNA 聚合酶、延伸因子 Tu、F1F0ATP 酶及编码 RecA 蛋白和 Hsp60 热休克蛋白的其他基因（如 *rpoB* 基因）。

早在 1980 年，Fox 就认识到 rDNA 在细菌分类学中用于鉴定物种进化关系的重要性[8]，目前，rDNA 已被广泛用作微生物特异性遗传标记[8]。将探针靶向核糖体小亚基的 16S rRNA 及 18S rRNA 或核糖体大亚基的 23S rRNA 及 28S rRNA 具有许多优点，包括在大多数细胞中大量的 rRNA 缺乏侧向基因转移，以及在 16S rRNA 和 23S rRNA 分别有约 1500 和 3000 个核苷酸具有一系列非常保守和可变的位点，另一个重要的优点是 rRNA 数据库的可用性。然而，16S rDNA 可能难以区分大量的微生物菌株，因为其序列是保守的，提供非常低的序列多样性。以 23S rRNA 基因和转录间隔区作为靶序列是十分醒目的。因为 23S rDNA 和 ITS 是具有高度特异性序列的区域，与 16S rDNA 不同，病原体可以很容易地对彼此进行区分[9]。

2. 探针的选择与设计

目前，核酸探针可以在微生物群落结构进行精确和定量的分析。已经基于核酸探针的测定具有完全定量的能力，甚至对于不可培养的微生物也有一定的作用。使用核酸探针的定量印迹或斑点印迹杂交和基于 PCR 的测序技术被建议用于群落组成分析。

基于微阵列的病原体检测技术中的关键步骤是确定合适的寡核苷酸探针组。Oligo 设计是一个复杂的计算过程，除了每个基因的潜在剪接变体之外，必须考虑各种因素，如鸟嘌呤/胞嘧啶（G/C）含量、熔点、二级结构和序列特异性，因为这些因素会影响灵敏度和杂交特异性。特异性和灵敏度通常在实现探针设计方面是相矛盾的两个目标。一般可以采用以下策略。

（1）阳性探针：在给定序列的数据库 S0 中选择子集 S1，为 S1 中的每个序列找到至少一个仅与 S1 中的特定序列 S 杂交的阳性探针 p；然而它可以与一些序列 B 交叉杂交，如果这是不可避免的，则 B⊆S。高特异性意味着匹配探针数量的最小化，而高灵敏度表示靶序列覆盖的最大化。

（2）阴性探针：鉴于上文确定的阳性探针，确定尽可能少的阴性探针，阴性探针与 B 中的所有序列杂交，但在 S1 中不与所有序列杂交。在这种情况下，高特异性意味着 S1 中的任何序列都不能与任何阴性探针杂交，而高灵敏度意味着必须覆盖 B 中的最大数目的序列。以下约束被进一步施加到探针选择过程：第一是定义探头的最小和最大长度；第二是探针-靶杂交体的熔点必须相似，这可以通过指定 G/C 含量的百分比范围来实现；第三是探针不应含有长于 4 个连续核苷酸的自身互补区。

考虑上述规则，基于 rDNA 序列设计物种特异性探针，开发了一系列用于检测微生物病原体的微阵列（图 13-2）。更详细地，本书用于产生寡核苷酸探针组的策略如下：第一，从 GenBank、TIGR 和其他数据库或直接通过 DNA 测序收集病原体的 rDNA 序列；第二，从 DNA 的各个区域设计用于每个物种的合适的探针候选物，使用所有感兴趣的病原体的 rDNA 序列进行多重比对以选择物种特异性可变区；第三，每种物种特异性探针通过使用可获得的寡核苷酸设计程序进行设计；第四，通过 BLAST 搜索工具检查每个设计的探针与针对其他物种设计的探针的交叉反应性；第五，通过在具有从参考病原体扩增的所有 rDNA 的微阵列上的真实杂交实验来确认最佳探针，以增加其敏感性并降低交叉反应性。

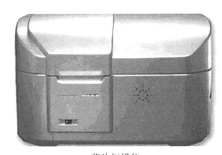 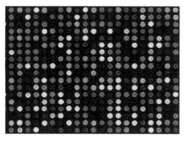

芯片扫描仪　　　　　　　　　　　　　　DNA 微阵列芯片

图 13-2　芯片扫描仪（左）和 DNA 微阵列芯片（右）

以下是引物及寡核苷酸设计程序，这可能有助于探针的分析和设计。

Primer5 是在微阵列开发中设计引物的常用软件。

Oligo Array 是一个帮助没有二级结构的基因设计特异性探针的程序，用于开发基因组规模的寡核苷酸微阵列。在该程序中，探针选择基于三个标准：寡核苷酸熔点、对单个靶标的特异性或至少对可能靶标的最短列表，以及在杂交温度下不能折叠成稳定的二级结构。

Oligo Checker 是一个用于验证批次寡核苷酸和设计针对整个转录组特异性的全自动解决方案的程序。

GST-PRIME 是一个通过使用 NCBI 公共数据库检索和组装基因序列，以及使用引物对设计组进行基因扩增的程序。

Array Designer 是一个可用于设计数百种引物且可用于开发寡核苷酸微阵列的软件。

ProMide 是一组命令行工具，可用于探针选择和微阵列设计。

Visual OMP 是用于探针设计的软件，其被优化以使探针的特异性最大化。这个程序已被集成为一个引擎，用于可视化目标和寡核苷酸结构、热力学建模、内置 BLAST 和 Clustalw。

Sarani Gold 是用于自动大规模的微阵列开发的最佳设计寡核苷酸探针的软件。该程序可以同时分析数千个基因序列，并且可以选择具有均匀热力学性质和与非特异性基因的最小相似性的最佳可用探针。

13.2.4　微阵列芯片数据分析

微阵列芯片可一次获得大量的实验数据，分析这些实验数据并得出在生物医学上有意义的结论，是进一步完善其功能非常重要的方面，这需要借助计算机技术和统计学方法[6]。在生物医学研究中，数据分析方法在总体上分为两大类：一是无监控集簇分析，其比较单纯地从数学角度按照基因表达的相似性将基因分组；二是监控集簇分析，其需要结合现有的知识进行分析，适用于疾病归类。

13.3　微阵列芯片在微生物检测中的应用

13.3.1　微阵列芯片检测微生物

1. DNA 微阵列芯片快速检测微生物

DNA 微阵列芯片是用于病原体检测的工具，最常应用于环境或临床样本的诊断（图 13-3）。基于微阵列分析获得病原性 DNA 的方法能应用于食品安全监控，但也存在一些挑战，例如，检测低浓度的病原体，定量分析区分病原体混合样品中的不同菌株，等等。样品制备是检测食品系统中病原体的重大挑战。复杂食物样品中存在的病原体的 DNA 或 RNA 的提取，以及在微生物的复杂混合物中以低数量存在的食源性病原体的检测也是非常具有挑战性的。因此，解释阴性结果可能是较为困难的，并且测定验证对于确认微阵列检测和鉴定食品系统中的病原体的适宜性也是必要的。此外，为了实现特异性杂交，主要挑战是为每个基因或基因组选择最佳探针并调整杂交和洗涤条件。因为一组杂交和洗涤条件不能为阵列上的所有探针提供最佳的靶标鉴别。研究集中于克服这些障碍，以使 DNA 微阵列更好地应用于检测和识别食物链中的细菌和病毒病原生物。

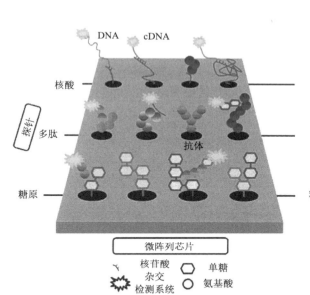

样品中病毒检测
细胞中朊病毒检测
多样性与系统发育分析
比较基因组学
突变频率研究
病毒组装与进化
病毒转录组学
DNA-蛋白质相互作用

蛋白质相互作用
蛋白质-核酸相互作用
蛋白质-糖相互作用
抗体与其他分子相互作用
用抗体检测生物标记
蛋白质基因组学

糖介导病毒-宿主相互作用

图 13-3　基于核酸探针、多肽探针和糖原探针的微阵列芯片快速检测微生物示意图[10]

DNA 微阵列芯片可以对来自食源性病原微生物的基因组 DNA 进行微阵列分析,以检测病原体的存在并进行鉴定。由于从食物中收集样品较为复杂,可能存在基因组 DNA 检测灵敏度不够的风险。如果病原体群体很小,使用这种方法进行分析可能存在一定的困难。通常,DNA 微阵列芯片用于检测从病原微生物的基因组 DNA 扩增的杂交 PCR 产物。该方法是将微阵列作为一系列点印迹以快速检测多态性,同时仅检测探针特异性,消除由 PCR 产生的非特异性扩增产物的影响。因此,DNA 微阵列芯片可以通过将微阵列与 PCR 组合不检测非特异性 PCR 产物从而增加 PCR 的特异性,同时该方法还可以通过仅扩增少量微生物核酸序列从而提高微阵列的灵敏度。扩增 PCR 产物的 DNA 微阵列芯片检测比用凝胶电泳检测的灵敏度高 32 倍[11]。其中研究已经证明寡核苷酸微阵列与 PCR 组合是检测食源性病原微生物的灵敏方法。为了食品安全监测的目的,研究人员能够通过免疫磁性细胞捕获并检测从鸡清洗液中分离的 55 CFU/ml 肠出血性大肠杆菌[12]。然后使用 4 种毒力决定簇的多重 PCR 方法对所述阵列检测到的病原微生物进行基因分型。在微阵列用于食品安全的类似应用中,Delaquis 等已经设计了具有对大肠杆菌 O157:H7 的毒力因子特异的 DNA 探针的微阵列,以将该微生物与从诸如牛奶的食物样品分离的非致病性大肠杆菌菌株区分开[13]。此外,该阵列可用于遗传表征在牛肉生产系统的各个阶段分离的大肠杆菌菌株。有研究者还设计了使用基于病原微生物特异的 16S rRNA 的寡核苷酸检测牛奶样品中的单核细胞性李斯特菌的微阵列，并计划使用该微阵列与大肠杆菌特异性阵列结合从而用于两种病原体的同时检测和遗传表征分析[14]。

食品样品经常被各种病原体污染，因此微阵列必须能够区分这些病原体及其种类，同时特异性鉴定所有生物体。有研究者开发了一种可鉴定 18 种病原体（11 种细菌、5 种 RNA 病毒和 2 种真核生物）的多病原体鉴定（MPID）微阵列。MPID 微阵列芯片通过检查特定的诊断区域和创建特定的指纹来筛选病原体。该微阵列测定提供了使用细菌和病毒病原体的高通量筛选方法的替代方案[15]。此外，开发了基于编码 DNA 促旋酶（拓扑异构酶Ⅱ型蛋白）的亚基 B 蛋白的 *gyrB* 基因的 DNA 微阵列，在物种水平鉴定密切相关的肠细菌[16]。也有研究者基于 23S rDNA 的突变区域的寡核苷酸微阵列，用于检测从感染食物中分离出的 14 种细菌病原体。该阵列具有高灵敏度和特异性，可获得 10 种致病物种。尽管两个物种与大肠杆菌具有弱交叉反应性，但仍然能被检测到，并且两个菌株不能成功地进行杂交。该微阵列与 23S rRNA 的 PCR 扩增结合产生 10 CFU/ml 的检测限，并且可以用作快速诊断测试。鉴于其在有效识别和区分几种致病物种中的成功应用，如果将其应用于食品样品安全性评估，则该阵列是可以被应用的，但是灵敏度可能受到用于 PCR 扩增收集的样品的复杂性的影响[17]。

微阵列技术定量检测病原体的灵敏性受基因组 DNA 强度与标准对照的相对比较的限制，需要非常仔细地控制实验条件来进行有用的相对比较[18]，然而通常在食品科学应用中难以达到理想条件。因此计划使用与微阵列偶联的实时 PCR 来替代微阵列杂交定量病原体的基因组 DNA，但是这些组合方法尚未有充分的实践记录。更普遍的是将实时 PCR 用作低密度微阵列的替代或用于验证微阵列数据。实时 PCR 允许在产生 PCR 产物时监测 PCR 产物，以减少与常规 PCR 相关的一些偏差[19]。因此，实时 PCR 正快速地成为有限数量基因检测和定量基因表达的首选方法。然而，微阵列技术为同时检测数千个基因或靶 DNA 序列提供了难能可贵的机会。

2. 蛋白质微阵列芯片快速检测微生物

蛋白质微阵列芯片可以分析样品中给定蛋白质或查询固定化蛋白质的性质。它们可以应用到固定化多肽或更复杂的系统，如酵母双杂交试验和噬菌体展示阵列。蛋白质微阵列芯片已经用于有病毒感染的生物标志物的检测，例如，在疾病中寻找新的血清学生物标志物，以及在凝集素-聚糖相互作用的研究中表征哺乳动物细胞。功能蛋白微阵列可用于鉴定蛋白质-蛋白质、蛋白质-脂质、蛋白质-抗体、蛋白质-小分子、蛋白质-DNA（转录因子）、蛋白质-RNA 及蛋白质-凝集素之间的相互作用，也可用于鉴定对应于不同修饰的底物或酶，并用于免疫应答分析[20]。

一种特定类型的蛋白质微阵列使用抗体作为探针，已经广泛用于疾病的诊断和监测，也具有超出生物医学领域的应用。例如，Parro 等设计并制造了一系列称为 SOLID（用于"生命检测器符号"）的仪器，用于自动原位检测和鉴定在极端环境和行星探测中寻找生命的物质。这种微阵列是具有靶向聚合生物分子（如脂磷壁酸、肽聚糖、DNA、胞外多糖、蛋白质或全细胞）的抗体的多重生物传感器，可以用于环境样品、兽医和生物医学应用中的生物标记。蛋白质微阵列尚未用于研究噬菌体-微生物之间的相互作用，但它已经用于解决人类病毒与其靶细胞之间复杂的相互作用[21]。因此，该方法可以用于研究噬菌体与其宿主细菌群落间的相互作用。例如，固定在微阵列上的病毒体蛋白可用于"叼取"参与噬菌体识别的宿主包膜成分。此外，用针对不同噬菌体的抗体构建的生物传感器可用于监测环境样品中噬菌体的存在。

寡糖（或碳水化合物）阵列以高通量方式评估碳水化合物和蛋白质（包括抗体），以及病毒和细胞之间的相互作用。这些阵列可用于在一个实验中探测数百个受体-配体间的相互作用，还可在诸如 AIDS 或其他病毒引起的感染性疾病及疫苗开发的疾病研究中发挥作用。这些芯片可以通过固定已知的寡糖组分来构建。

13.3.2　比较基因组学和微生物分型

将全基因组阵列的基因组进行杂交以检测其他微生物是否存在相似 DNA 区域，允许对其遗传标记物进行全基因组比较。它是在没有完全基因组序列的情况下进行比较基因组研究的有效方法。研究表明 DNA 微阵列可以使人们更好地了解密切相关的生物之间的遗传差异，提供有用的信息，以用于鉴定毒力因子，探索分子系统的发育，以及改进诊断方式和进行疫苗的开发。

使用 DNA 微阵列芯片是在长期适应或应变优化后用以鉴定相同菌株遗传物质含量变化的优异方法。通过使用 DNA 微阵列芯片可在全基因组规模上检测大肠杆菌的重复和缺失事件。检测到总共 5 个重复和缺失事件，为基因重复在适应中起到不可或缺的作用，特别是为基因扩增的手段提供了额外的证据[22]。

目前已经报道了许多使用 DNA 微阵列芯片同时检测多种基因组的微生物分型的研究。准确鉴别和及时分型引起腹泻病的病原体对于指导临床治疗有重要意义，包括适当的抗生素给药和促进流行病学调查等方面。使用微阵列可分析包括沙门氏菌、幽门螺杆菌和弯曲菌在内的多个病原微生物物种。另外，用于鉴定临床上遇到的志贺菌和致病性大肠杆菌菌株的血清型特异性 DNA 微阵列芯片已有描述。基于 ArrayTube 形式的诊断微阵列被设计用于毒力因子的检测及基于蛋白质的大肠杆菌血清分型。Trevino 等描述了一种新颖的 ArrayTube 测定法，其包括用 24 种最流行的相关 O 抗原和 47 种 H 抗原的寡核苷酸 DNA 探针，用于大肠杆菌的快速 DNA 血清分型。微阵列也已被用于表征和分型其他引起胃肠炎的病毒病原体，包括轮状病毒、诺沃克病毒和星状病毒[23]。

13.3.3　微阵列芯片研究微生物进化

DNA 微阵列芯片可用于探查相同或相关物种的天然群体内祖先与后代之间的遗传关系和基因表达谱的变异性。因此，它提供了关于微生物多样性、进化和流行病学的分子方面的非常丰富的信息。有研究将结核分枝杆菌种内的基因组与高密度寡核苷酸微阵列进行比较，从而检测 19 个临床和流行病学上充分表征的分离物中的小规模基因组缺失。这项研究揭示，删除的基因可能不是有机体生存所必需的，而未删除的基因构成最小分枝杆菌基因组。随着基因组删除量的增加，细菌引起肺气肿的可能性降低，这表明突变的积累倾向于降低其致病性。

13.3.4　微阵列芯片研究病原微生物的毒力和宿主特异性

比较病原微生物和非病原微生物之间的基因组可用于鉴定对毒力、传播和宿主特异性有重要作用的决定簇。已记载的临床病史病原或具有已知宿主来源的菌株的全基因组分析，对于破译与毒力或宿主特异性相关的遗传信息至关重要。在鉴定潜在毒力因子方面，来自患有疾病谱（包括无症状携带）的患者的分离物的比较对于其中不能获得合适的疾病动物模型的病原体特别有用。

许多与毒力相关的基因受特定条件的调节。确定毒力因子的一种方法是研究在相关条件下的全基因组基因表达谱，如与宿主相互作用期间病原微生物的生理变化；另一种方法依赖于比较基因组学。在幽门螺杆菌菌株的基因组比较研究中，一类候选毒力基因通过它们与致病性基因的共遗传现象来鉴定。幽门螺杆菌的全基因组微阵列也被证明是一种有效的方法来识别诱导不同病理结果的两个幽门螺杆菌菌株之间的基因含量差异。已经证明幽门螺杆菌调节与炎症相关的上皮细胞反应的能力取决于是否存在完整的 *cag* 致病性基因。

13.4　结　　语

微阵列芯片作为食品安全和环境卫生诊断的工具，其挑战主要集中在识别可能具有干扰分离物质的大量样品中的非常少量的病原生物。如果克服了这一挑战，DNA 微阵列芯片可成为使用特定的微阵列探针针对某些形式的污染物开发特异性分子来同时检测多种病原体的工具。使用特异性分子标记进行微阵列分析将用于在现场快速确定来自食品样品的病原体。在初始病原体鉴定之后，可以对 DNA

微阵列芯片进一步研究以表征分离物，鉴定特定菌株和存在毒力因子或微生物抗性基因，提供可能有利于确定分离的生物体的致病性信息。因此，DNA 微阵列芯片具有用于食品安全检测方面的极大潜力，但前提是未来的研究提高了该工具应用于复杂食品样品的可行性，使微阵列适合对农业、加工食品及环境安全样品进行分析。

参 考 文 献

[1] Cao B，Li R，Xiong S，et al. Use of a DNA microarray for detection and identification of bacterial pathogens associated with fishery products[J]. Applied and Environmental Microbiology，2011，77(23)：8219-8225.

[2] Al-Khaldi S F，Mossoba M M，Allard M M，et al. Bacterial identification and subtyping using DNA microarray and DNA sequencing[J]. Methods in Molecular Biology，2012，881：73-95.

[3] Jaluria P，Konstantopoulos K，Betenbaugh M，et al. A perspective on microarrays：Current applications，pitfalls，and potential uses[J]. Microbial Cell Factories，2007，6：4.

[4] McLoughlin K S. Microarrays for pathogen detection and analysis[J]. Briefings in Functional Genomics，2011，10(6)：342-353.

[5] Dharmadi Y，Gonzalez R. DNA microarrays：Experimental issues，data analysis，and application to bacterial systems[J]. Biotechnology Progress，2004，20(5)：1309-1324.

[6] Kostrzynska M，Bachand A. Application of DNA microarray technology for detection，identification，and characterization of food-borne pathogens[J]. Canadian Journal of Microbiology，2006，52(1)：1-8.

[7] Bumgarner R. DNA microarrays：Types，applications and their future[J]. Current Protocols in Molecular Biology，2013，22：1-17.

[8] Fox G，Wisotzkey J D，Jurtshuk P J. How close is close：16S rRNA sequence identity may not be sufficient to guarantee species identity[J]. International Journal of Systematic Bacteriology，1992，42(1)：166-170.

[9] Woese C R. Bacterial evolution[J]. Microbiological Reviews，1987，51(2)：221-271.

[10] Santos F，Martínez-García M，Antón J，et al. Microarray tools to unveil viral-microbe interactions in nature[J]. Frontiers in Ecology and Evolution，2014，231-236.

[11] Call D R，Borucki M K，Besser T E. Mixed-genome microarrays reveal multiple serotype and lineage-specific differences among strains of *Listeria monocytogenes*[J]. Journal of Clinical Microbiology，2003，41(2)：632-639.

[12] Call D R，Brockman F J，Chandler D P. Detecting and genotyping *Escherichia coli* O157：H7 using multiplexed PCR and nucleic acid microarrays[J]. International Journal of Food Microbiology，2001，67(1-2)：71-80.

[13] Delaquis P，Bach S，Dinu L D. Behavior of *Escherichia coli* O157：H7 in leafy vegetables[J]. Journal of Food Protection，2007，70：1966-1974.

[14] Järvinen A K，Laakso S，Piiparinen P，et al. Rapid identification of bacterial pathogens using a PCR-and microarray-based assay[J]. BMC Microbiology，2009，9：161-177.

[15] Wilson W J，Strout C L，DeSantis T Z，et al. Sequence-specific identification of 18 pathogenic microorganisms using microarray technology[J]. Molecular and Cellular Probes，2002，16(2)：119-127.

[16] Kakinuma K，Fukushima M，Kawaguchi R. Detection and identification of *Escherichia coli*，*Shigella*，and *Salmonella* by microarrays using the *gyrB* gene[J]. Biotechnology and Bioengineering，2003，83(6)：721-728.

[17] Hong B X，Jiang L F，Hu Y S，et al. Application of oligonucleotide array technology for the rapid detection of pathogenic bacteria of foodborne infections[J]. Journal of Microbiological Methods，2004，58(3)：403-411.

[18] Loge F J，Thompson D E，Call D R. PCR detection of specific pathogens in water：A risk-based analysis[J]. Environmental Science & Technology，2002，36(12)：2754-2759.

[19] Hanna S E，Connor C J，Wang H H. Real-time polymerase chain reaction for the food microbiologist：Technologies，applications，and limitations[J]. Journal of Food Science，2005，70(3)：R49-R53.

[20] Hsu K L，Mahal L K. Sweet tasting chips：Microarray-based analysis of glycans[J]. Current Opinion in Chemical Biology，2009，13(4)：427-432.

[21] Stevens J，Blixt O，Paulson J C，et al. Glycan microarray technologies：Tools to survey host specificity of influenza viruses[J]. Nature Reviews Microbiology，2006，4(11)：857-864.

[22] Redon R，Carter N P. Comparative genomic hybridization：Microarray design and data interpretation[J]. Methods in Molecular Biology，2009，529：37-49.

[23] Trevino V，Falciani F，Barrera-Saldaña H A. DNA microarrays：A powerful genomic tool for biomedical and clinical research[J]. Molecular Medicine，2007，13(9-10)：527-541.

第14章　表面等离子共振生物传感器

14.1　引　　言

表面等离子共振（Surface Plasmon Resonance，SPR）技术，是在 20 世纪 90 年代发展起来的一种新技术。应用 SPR 原理检测生物传感芯片（Biosensor Chip）上配位体与分析物之间的相互作用情况，已广泛应用于各个领域。1902 年，Wood 在一次光学实验中，首次发现了 SPR 现象并对其做了简单的记录[1]。1971 年 Kretschmann 为 SPR 生物传感器结构奠定了基础，拉开了应用 SPR 技术进行实验的序幕[2]。1983 年，Liedberg 首次将 SPR 用于 IgG 与其抗原的反应测定并取得了成功[3]。1987 年，Knoll 等开始研究 SPR 的成像[4]。1990 年，Biacore AB 公司开发出了首台商业化的 SPR 仪器，为 SPR 技术更加广泛的应用开启了新的篇章。

SPR 可用来实时分析、简单快捷地监测 DNA 与蛋白质、蛋白质与蛋白质、药物与蛋白质、核酸与核酸、抗原与抗体、受体与配体等生物分子之间的相互作用[5]。SPR 在生命科学、医疗检测、药物筛选、食品检测、环境监测、毒品检测及法医鉴定等领域具有广泛的应用需求[6]。SPR 已经在商业化的检测仪器中得到应用。目前使用最广泛的是 Biacore 系列仪器，其他表面等离子共振的商业仪器还有 SensiQ 等。SensiQ 的 SPR 生物传感器运用了 Texas Instruments 公司研发的光学传感器的设计，以及 Kretschmann SPR 几何学构建，具有灵敏度高、光学稳定等特点。这种一次性使用的生物传感器电极，安装快捷简单，其羧基化表面适合多种键合方案，且能够长期保持稳定性。SensiQ 的双通道纳升数量级的流动池设计，利于实时的参照曲线减除，并保证分析物在生物传感器的相互作用表面具有高传质性（Mass Transport）。

现代生物传感器技术可以提供细菌病原体的快速定量分析。SPR 生物传感器是能够实时、高度灵敏且特异性地测量生物分子相互作用的光学平台。这种无标记技术可以量化表面相互作用的动力学、亲和力和浓度。SPR 生物传感器已被用于检测临床和食品相关样品中的细菌病原体。本章将讨论 SPR 生物传感器基本原理、检测模式及应用。

14.2　SPR 生物传感器基本原理

当光从光密介质入射到光疏介质时（$n_1>n_2$）会产生全反射现象，但以波动光学的角度来重新研究全反射的时候就会发现，全反射的光波会透过光疏介质约为光波波长的一个深度，沿界面流动约半个波长再返回光密介质。光的总能量没有发生改变，透入光疏介质的光波成为消失波。消失波与表面等离子波发生共振时，检测到的反射光强会大幅度地衰减。可以从反射光强的响应曲线观察到一个小的信号峰，其对应的入射光波长为共振波长，对应的入射角为共振角。共振角随金属表面折射率的变化而变化，折射率与金属表面结合的微生物质量成正比。SPR生物传感器基本原理见图 14-1。

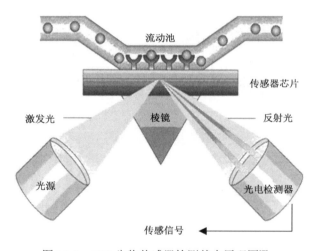

图 14-1　SPR 生物传感器检测基本原理图[7]

14.3　SPR 生物传感器检测模式

因为化学和生物分析物在质量上变化很大，所以 SPR 生物传感器基于目标分析物会使用各种检测形式。已经证明具有合理检测限的中等和高分子质量分析物（>10 000 Da）的直接检测。低分子质量分析物（<1000 Da）在传感器表面的直接结合不会产生折射率的变化。通常，使用夹心、竞争性和抑制测定来改善这些分析物的检测限。

在夹心测定中，如图 14-2（a）所示，首先将生物识别元件固定在传感器表面，然后使样品流过传感器表面，使生物识别元件特异性捕获分析物。这种直接检测的传感器响应将根据被结合的分析物的质量和数量而变化。随后流动次级生物识别元件将导致传感器响应被放大，提高检测限及验证捕获的分析物。

　　竞争性测定的原理，如图 14-2（b）所示，是两种分析物竞争固定化分子识别元件的相同结合位点。低分子质量分析物与较大蛋白质（如牛血清白蛋白）形成的络合物与传感器表面结合时能够产生显著的传感器响应。其结合有两种方式：①以固定的浓度将缀合物捕获在传感器表面上，随后待检测的分析物与缀合物进行竞争；②待检测的分析物与缀合物混合并且混合物在传感器表面流动，则两种组分竞争有限的结合位点。在①中，传感器响应是负的，对应传感器表面的折射率减小，因为缀合物在表面上被低分子量分析物替代。在②中，传感器响应与混合物中低分子量分析物的浓度成反比。

　　如图 14-2（c）所示的抑制测定是间接方法，其中部分分析物直接由传感器检测。分析物的衍生物固定在传感器表面。将已知量的 MRE 与分析物一起孵育并使其在溶液中结合。然后将孵育的样品流过传感器表面，并且在传感器表面捕获具有游离的结合表位的 MRE。随着孵育样品中分析物浓度的增加，游离 MRE 结合表位的浓度降低。因此，传感器响应与分析物浓度成反比。

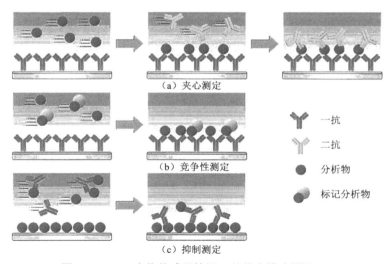

（a）夹心测定

（b）竞争性测定

（c）抑制测定

Ｙ 一抗

Ｙ 二抗

● 分析物

◕ 标记分析物

图 14-2　SPR 生物传感器检测三种基本模式图[8]

14.4　SPR 生物传感器在微生物检测中的应用

　　细菌检测通常用于诊断感染或评估食品和环境中的病原微生物。SPR 生物传感器可以在有限或无样品制备的情况下检测复杂样品（如血液、尿液、粪便提取物、果汁和食物提取物）中的分析物。

活细菌的大小和形态会对 SPR 生物传感器的信号响应产生许多影响，包括与细菌的典型尺寸相比表面等离子体的电磁场的有限穿透深度，细菌细胞质与通常进行检测的水性环境之间的低折射率对比度，细菌表面与生物识别元件结合的细胞抗原的可用性和可及性，以及在 SPR 生物传感器的微流控流动通道的典型流体动力学条件下细菌向传感器表面的有限扩散。

表面等离子的电磁场从金属表面开始呈指数衰减。表面等离子体的穿透深度取决于样品的折射率和波长，并且通常为 150～600 nm，而细菌细胞的尺寸为 1～3 μm 的量级。在 SPR 生物传感器中使用的典型表面化学物质固定生物识别元件与感测表面的距离为 10～100 nm，限制了将整个细菌暴露于消失波的现象。最近，有研究采用特殊类型的表面等离子激元——远程表面等离子激元，结果表明 SPR 生物传感器的探测深度可以远远超过 1 m。

许多样品的处理方法可用来克服上述讨论的一些问题。Taylor 等比较了用 SPR 生物传感器检测 5 种大肠杆菌 O157：H7 样品的处理方法[9]。测试的样品处理方法和相应的检测限如下：活性微生物为 10^7 CFU/ml；热灭活微生物为 10^6 CFU/ml；热灭活并在 70%乙醇溶液中浸泡的微生物为 10^6 CFU/ml；热灭活和洗涤剂裂解的微生物为 10^5 CFU/ml；热灭活和超声处理过的微生物为 10^5 CFU/ml。使用三种样品处理方法直接检测，通过在夹心测定中使用第二抗体，每种样品处理方法的检测限提高了一个数量级。不同样品处理方法的传感器响应的差异归因于每种方法对分析物的尺寸和形态的影响[9]。

14.4.1　大肠杆菌

1982 年在美国俄勒冈州，从食用汉堡包引起食物中毒的患者粪便中分离出大肠杆菌 O157：H7。大肠杆菌 O157：H7 最大的一次暴发是在 1997 年，在日本冈山、广岛等地发生 6 起儿童集体食物中毒事件，人数多达 1600 人，导致 3 名儿童死亡，引起了全球的关注。我国 1988 年首次分离出大肠杆菌 O157：H7，通过监测，先后从肉类食品中查到大肠杆菌 O157：H7。

Fratamico 等最早使用 BIAcore 生物传感器检测大肠杆菌 O157：H7 与特异性抗体的结合。固定的蛋白 A 或蛋白 G 捕获的抗体依次结合细菌，或者通过固定化的抗体捕获大肠杆菌 O157：H7，而且细菌进一步地由增强信号的第二抗体探测。将再生的传感器表面用来进行至少 50 次的单独分析。SPR 生物传感器具有用于快速、实时检测和鉴定细菌，以及研究生物体与不同抗血清或其他分子种类的相互作用的潜力[10]。

Subramanian 等利用聚乙二醇末端的烷基硫醇混合自组装单层结合表面等离

子共振生物传感器检测大肠杆菌 O157：H7。将针对大肠杆菌 O157：H7 的纯化单克隆或多克隆抗体固定在传感器芯片上，并进行直接和夹心测定以检测大肠杆菌 O157：H7。该传感器可以在夹心测定中检测到低至 10^3 CFU/ml 的大肠杆菌 O157：H7，结果表明基于烷硫醇 SAM 的 SPR 生物传感器具有使用夹心测定快速和特异性检测大肠杆菌 O157：H7 的潜力[11]。

Tawil 等使用 SPR 生物传感器检测病原微生物，使用噬菌体作为识别元件。T4 噬菌体用于检测大肠杆菌，而一种新的、高度特异性的噬菌体用于检测耐甲氧西林金黄色葡萄球菌（Methicillin-resistant *Staphylococcus aureus*，MRSA）。Nancy 等发现，该系统可在 20 min 内对 10^3 CFU/ml 的病原体进行无标记、实时、特异、快速有效的检测。该系统有望成为重要的细菌诊断工具[12]。

Wang 等开发了使用凝集素作为生物受体的新型 SPR 生物传感器用于大肠杆菌 O157：H7 的快速检测，其识别原理是凝集素与来自细菌细胞表面的碳水化合物组分的选择性相互作用，使用来自小麦、洋刀豆、荆豆、落花生和朝鲜槐 5 种类型的凝集素来评价该方法结合大肠杆菌 O157：H7 的有效性。当使用来自小麦的凝集素作为结合分子时，获得了用于测定大肠杆菌 O157：H7 的检测限为 $3×10^3$ CFU/ml。将上述生物传感器用于检测实际食品样品中的大肠杆菌 O157：H7，结果表明，基于凝集素的 SPR 生物传感器对于检测大肠杆菌 O157：H7 是敏感、可靠和有效的，其在食品安全分析中具有很大的应用前景[13]。

14.4.2　沙门氏菌

沙门氏菌是寄生于人类和动物肠道内生化反应和抗原构造相似的革兰氏阴性菌。1880 年 Eberth 首先发现伤寒杆菌，1885 年 Salmon 分离到猪霍乱杆菌，由于 Salmon 发现本属细菌的时间较早，在研究中的贡献较大，遂将该属命名为沙门氏菌属。目前至少发现 67 种 O 抗原和 2000 个以上血清型沙门氏菌，将其所引发的疾病称为沙门氏菌病。

Oh 等开发了基于使用蛋白 G 的 SPR 生物传感器用于检测鼠伤寒沙门氏菌。通过化学结合 11-巯基十一烷酸（MUA）在金表面上的自组装单层来制造蛋白 G 层。利用 SPR 光谱证实了用 11-MUA 修饰的金表面上的蛋白 G 层的形成和串联的抗体和抗原的结合。开发了基于 SPR 的使用蛋白 G 检测鼠伤寒沙门氏菌的生物传感器，检测范围为 $10^2 \sim 10^9$ CFU/ml[14]。

Jongerius-Gortemaker 等使用 SPR 生物传感器（BIACORE 3000）来检测感染的鸡中的血清抗体。将肠炎沙门氏菌和鼠伤寒沙门氏菌抗原固定在生物传感器芯片上，将谷胱甘肽-*S*-转移酶固定在另一个流动池的表面以监测非特异性结合。鼠伤寒沙门氏菌血清，稀释度为 1/40 时，灵敏度显示高达 900 个响应单位（RU）。这些血清和全血，在用肠炎沙门氏菌和鼠伤寒沙门氏菌进行血清反应时获得强烈的阳性反应信号。结果表明，该方法具有灵敏、特异、精确和可重复的优点，可用于检测动物中一系列病原体的感染[15]。

Lan 等利用 SPR 生物传感器检测鸡肉中的鼠伤寒沙门氏菌，结果显示 SPR 生物传感器能够检测 1×10^6 CFU/ml 的鼠伤寒沙门氏菌，表明 SPR 生物传感器具有应用于病原微生物监测的潜力[16]。

Mazumdar 等使用 Plasmonic SPR 装置用于检测牛奶中的沙门氏菌。使用针对沙门氏菌的多克隆抗体捕获和检测抗体，将 SPR 测定开发为夹心模型，采用 Plasmonic SPR 测定法，在牛奶和缓冲液系统中检测到鼠伤寒沙门氏菌浓度为 1.25×10^5 CFU/ml。而且不需要样品制备或清洁步骤，测定的样品体积需求仅为 10 μl，在 1 h 内即可检测到牛奶中的鼠伤寒沙门氏菌，该检测方法快速、简单且具有特异性[17]。

14.4.3　单核细胞性李斯特菌

单核细胞性李斯特菌（*Listeria monocytogenes*）简称单增李斯特菌，是一种人畜共患病的病原微生物。感染后主要表现为败血症、脑膜炎和单核细胞增多。它广泛存在于自然界中，食品中存在的单核细胞性李斯特菌可威胁人类健康，该菌在 4℃ 的环境中仍可生长繁殖，因此，在食品卫生微生物检验中，必须加以重视。

Leonard 等基于多克隆抗体的 BIAcore 3000 生物传感器的间接法检测单核细胞性李斯特菌。首先将单核细胞性李斯特菌细胞和抗体短时间孵育，随后用逐步离心法分离游离的未结合的抗体，允许检测浓度为 1×10^5 CFU/ml 的单核细胞性李斯特菌，检测时间少于 30 min。游离抗体通过与包被在传感器芯片表面的抗 Fab 配体反应，产生的反应与抑制细胞浓度成反比。该方法具有简单、快速、灵敏检测病原体的潜力[17]。进一步将抗 InlB 富集的多克隆抗体与各种浓度的单核细胞性李斯特菌细胞孵育，随后注射到纯化的重组 InlB 固定的 CM5 传感器芯片表面上，随着单核细胞性李斯特菌细胞浓度的增加，观察到抗体结合反应逐渐减少。该方法可测定小于 2×10^5 CFU/ml 的病原微生物[18]。

D'Urso 等设计了一种基于蛋白质阵列的 SPR 生物传感器并应用于细菌的检测。单核细胞性李斯特菌用作模型病原体。在蛋白质阵列方法中，将亲和纯化的单克隆抗体用作捕获抗体。蛋白质阵列检测限为 $10^2 \sim 10^3$ CFU/ml。在将抗原固定在金底物上后，与抗-L 抗体进一步温育，来进行 SPR 免疫测定。基于阵列的方法虽然标记步骤更昂贵，但可以与一组物种特异性抗体一起使用，允许在不超过 2.5 h 的单个杂交步骤中同时检测多种病原体[19]。

Marusov 等设计了一种利用压印在金属涂层传感器芯片上的光学衍射光栅耦合到表面等离子体的新型传感器，其捕获敏感性显著提升。这种新型传感器使用的一次性生物传感器芯片，可以低成本批量生产并以微阵列格式点样，使用这种方法可直接检测大动态范围内的多种分析物，包括可溶性蛋白毒素、细菌细胞、孢子和病毒等，以及大分子抗原、铜绿假单胞菌外毒素 A（ntPE）、芽孢杆菌（*Bacillus globigii*）、猪肺炎支原体（*Mycoplasma hyopneumoniae*）、单核细胞性李斯特菌、大肠杆菌和 M13 噬菌体。这种方法可用于同时检测毒素和病原体的存在，所需量少，只需纳升级的捕获试剂，可检测在快速、无标记和高度多重的测定环境中的特异性抗体[20]。

14.4.4　金黄色葡萄球菌

金黄色葡萄球菌是引起人类疾病的一种重要病原微生物，也称金葡菌，隶属于葡萄球菌属（*Staphylococcus*），有嗜肉菌的别称，是革兰氏阳性菌的代表，可引起许多严重感染。对于金黄色葡萄球菌在速冻食品中的存在量，卫生部于 2011 年 11 月 24 日公布的食品安全国家标准《速冻面米制品》（GB 19295—2011）允许金葡菌限量存在。金黄色葡萄球菌细胞壁含 90% 的肽聚糖和 10% 的磷壁酸，其肽聚糖的网状结构比革兰氏阴性菌致密，染色时结晶紫附着后不被乙醇脱色故而呈现紫色，相反，阴性菌的细胞壁肽聚糖层薄、交联度差、脂类含量高，所以紫色复合物易被乙醇脱色然后附着了番红的红色。

Naimushin 等使用 SPR 生物传感器提供连续实时监测。完整的 SPR 生物传感器可以由 12 V 电池供电。一次性的镀金薄玻璃载玻片为系统提供了易于更新的传感器元件。金黄色葡萄球菌蛋白毒素可直接在亚纳摩尔和飞摩尔水平上进行检测。传感器表面的再生程序允许在一个月内可以超过 60 个直接检测周期[21]。

Subramanian 等研究了基于烷烃单硫醇和二硫醇树枝状系链的自组装单层结合 SPR 用于金黄色葡萄球菌检测。在固定的抗金黄色葡萄球菌的抗体上进行直接和夹心测定，可以在夹心测定中检测金黄色葡萄球菌至 10^5 CFU/ml 的水平，结果表明，二硫醇自组装单层可用于快速检测金黄色葡萄球菌[22]。

Syed 等利用商业自动化 SPR 生物传感器来检测金黄色葡萄球菌。传感器表面被蛋白质 G 功能化，用于直接固定针对金黄色葡萄球菌的单克隆抗体。这种生物传感器可用于检测非常少量的细菌，具有更高的灵敏度和特异性，检测限可以达到 10^3 CFU/ml[23]。

14.5　结　　语

SPR 技术已被证明是生物传感器应用中最通用的技术之一。SPR 生物传感器由于无须标记且实时，在高灵敏度、快速响应、检测限和可重复性方面具有优异的分析性能。目前，SPR 非特异性结合对结果信号干扰的问题尚未完全解决。由于 SPR 生物传感器获得的生物分子相互作用的动力学速率和平衡常数数据，在生物分析中具有较好重复性，所以用来执行 SPR 技术的便携式和手持设备，成为最有发展前景的工具之一。为了满足对 SPR 生物传感器不断增长的需求，更易于操作、更简便适用和成本更低的 SPR 生物传感器产品，正在被努力地设计研发中。目前市场上 SPR 生物传感器庞大且昂贵，这仍然是 SPR 生物传感器的商业化障碍之一，在未来几年，创新芯片化学和防污策略结合放大方案和小型化的研究，将使 SPR 成为常规临床分析和便携式诊断中不可替代的工具之一。

参 考 文 献

[1] Wood R W. On a remarkable case of uneven distribution of light in a diffraction grating spectrum[C]. Proceedings of the Physical Society of London，1902，18：269.

[2] Kretschmann E. Die bestimmung optischer konstanten von metallen durch anregung von oberflächenplasmasc hwingungen[J]. Zeitschrift für Physik A Hadrons and Nuclei，1971，241(4)：313-324.

[3] Liedberg B，Nylander C，Lunström I. Surface plasmon resonance for gas detection and biosensing[J]. Sensors and Actuators，1983，4(2)：299-304.

[4] Hickel W，Knoll W. Surface plasmon microscopic imaging of ultrathin metal coatings[J]. Acta Metallurgica，1989，37(8)：2141-2144.

[5] Karlsson R. SPR for molecular interaction analysis：A review of emerging application areas[J]. Journal of Molecular Recognition，2004，17(3)：151-161.

[6] Homola J，Yee S S，Gauglitz G. Surface plasmon resonance sensors：Review[J]. Sensors and Actuators B：Chemical，1999，54(1-2)：3-15.

[7] Cooper M A. Optical biosensors in drug discovery[J]. Nature Reviews，Drug Discovery，2002，1(7)：515-528.

[8] Prieto C I，Rodriguez M E，Bosch A，et al. Whole-bacterial cell enzyme-linked immunosorbent assay for cell-bound *Moraxella bovis* pili[J]. Veterinary Microbiology，2003，91(2-3)：157-168.

[9] Taylor A D，Ladd J，Yu Q，et al. Quantitative and simultaneous detection of four foodborne bacterial pathogens with a multi-channel SPR sensor[J]. Biosensors and Bioelectronics，2006，22：752-758.

[10] Fratamico P M，Strobaugh T P，Medina M B，et al. Detection of *Escherichia coli* O157：H7 using a surface plasmon resonance biosensor[J]. Biotechnology Techniques，1998，12(7)：571-576.

[11] Subramanian A，Irudayaraj J，Ryan T. A mixed self-assembled monolayer-based surface plasmon immunosensor for detection of *E. coli* O157：H7[J]. Biosensors and Bioelectronics，2006，21(7)：998-1006.

[12] Tawil N，Sacher E，Mandeville R，et al. Surface plasmon resonance detection of *E. coli* and methicillin-resistant *S. aureus* using bacteriophages[J]. Biosensors and Bioelectronics，2012，37(1)：24-29.

[13] Wang Y，Ye Z，Si C，et al. Monitoring of *Escherichia coli* O157：H7 in food samples using lectin based surface plasmon resonance biosensor[J]. Food Chemistry，136(3-4)：1303-1308.

[14] Oh B K，Kim Y K，Park K W，et al. Surface plasmon resonance immunosensor for the detection of *Salmonella typhimurium*[J]. Biosensors and Bioelectronics，2004，19(11)：1497-1504.

[15] Jongerius-Gortemaker B G M，Goverde R L J，van Knapen F，et al. Surface plasmon resonance（BIACORE）detection of serum antibodies against *Salmonella enteritidis* and *Salmonella typhimurium*[J]. Journal of Immunological Methods，2002，266(1-2)：33-44.

[16] Lan Y，Wang S，Yin Y，et al. Using a surface plasmon resonance biosensor for rapid detection of *Salmonella typhimurium* in chicken carcass[J]. Journal of Bionic Engineering，2008，5(3)：239-246.

[17] Mazumdar S D，Hartmann M，Kämpfer P，et al. Rapid method for detection of *Salmonella* in milk by surface plasmon resonance（SPR）[J]. Biosensors and Bioelectronics，2007，22(9-10)：2040-2046.

[18] Leonard P，Hearty S，Wyatt G，et al. Development of a surface plasmon resonance-based immunoassay for *Listeria monocytogenes*[J]. Journal of Food Protection，2005，68(4)：728-735.

[19] D'Urso O F，Blasi M D D，Manera M G，et al. *Listeria monocytogenes* detection with surface plasmon resonance and protein arrays[C]. 2008 IEEE Sensors. 2008：458-461.

[20] Marusov G，Sweatt A，Pietrosimone K，et al. A microarray biosensor for multiplexed detection of microbes using grating-coupled surface plasmon resonance imaging[J]. Environmental Science and Technology，2012，46(1)：348-359.

[21] Naimushin A N，Soelberg S D，Nguyen D K，et al. Detection of *Staphylococcus aureus* enterotoxin B at femtomolar levels with a miniature integrated two-channel surface plasmon resonance（SPR）sensor[J]. Biosensors and Bioelectronics，2002，17(6-7)：573-584.

[22] Subramanian A，Irudayaraj J，Ryan T. Mono and dithiol surfaces on surface plasmon resonance biosensors for detection of *Staphylococcus aureus*[J]. Sensors and Actuators B：Chemical，2006，114(1)：192-198.

[23] Syed M A，Bhatti A S，Li C Z，et al. SPR immunosensor for the detection of *Staphylococcus aureus*[R]. 2016 13th International Bhurban Conference on Applied Sciences and Technology（IBCAST）. 2016：96-100.

第15章　石英晶体微天平生物传感器

15.1　引　言

石英晶体微天平（Quartz Crystal Microbalance，QCM）的发展始于 20 世纪 60 年代初期[1]，它是一种非常灵敏的质量检测仪器，其测量精度可达纳克级，比灵敏度在微克级的电子微天平高 100 倍，理论上可以测到的质量变化相当于单分子层或原子层的几分之一。石英晶体微天平利用石英晶体的压电效应，将石英晶体电极表面的质量变化转化为石英晶体振荡电路输出电信号的频率变化，进而通过计算机等其他辅助设备获得高精度的数据。

QCM 作为微质量传感器具有结构简单、成本低、灵敏度高、测量精度可以达到纳克量级的优点，被广泛应用于化学、物理、生物、医学和表面科学等领域（图 15-1），可用于进行气体、液体的成分分析及微质量的测量、薄膜厚度与黏弹性结构检测等[2]。它具有在线跟踪检测微观过程的变化，以及获取丰富在线信息的优点，这是其他方法无法比拟的[3]。这项技术以其简便、快捷、灵敏度高、在线跟踪等优势，必将与其他技术结合，成为微观过程与作用机制研究、微量与痕量物质的检测等方面十分有效的手段，并获得广泛应用[4]。

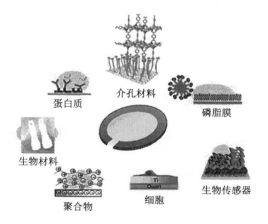

图 15-1　基于 QCM 研究蛋白质、磷脂膜、聚合物、细胞、生物材料、介孔材料及生物传感器等系统图[5]

15.2　QCM 基本原理

　　石英晶体微天平工作原理是基于石英晶体的压电效应，具体如下：石英晶体内部的晶格呈正六边形，当在石英晶体两侧施加机械压力时，晶格的电荷中心发生偏移而极化，进而导致在晶片相应的方向上产生电场；同理，当石英晶体电极两侧加上电场后，晶片则会产生相应的机械形变，该现象即为压电效应。当晶片两极电压为交变电压时，晶片会产生机械振动，同时引起的晶片机械振动又会引发交变电场。在一般情况下，晶片机械振动的振幅和交变电场的振幅非常微小，但当外加交变电压的频率为某一特定值时，振幅明显加大，即为压电谐振。电路的振荡频率等于石英晶体振荡片的谐振频率，谐振频率可通过主机进行收集并转化为电信号输出。晶片本身的谐振频率基本上仅与晶片的几何形状、切割方式及尺寸有关，因此利用石英谐振器组成的振荡电路可获得很高的频率稳定度。

　　1959 年德国科学家 Sauerbrey 研究发现，如果在晶体表面上镀一层薄膜，则晶体的振动就会减弱，而且还发现这种振动或者频率的减少是由薄膜的厚度和密度决定的。在假定外加持量均匀刚性地附着于 QCM 的金电极表面的条件下，得出了 QCM 的谐振频率变化与外加质量成正比的结论。通过 Sauerbrey 方程，吸附在晶体传感器上的物质质量和频率的改变可建立以下关系[1]。

$$\Delta f = \left\{ \frac{2f_0^2}{A\sqrt{\rho_q \mu_q}} \right\} \times \left\{ \frac{\Delta m \times m}{\Delta m + m} \right\} \qquad (15\text{-}1)$$

　　QCM 主要由石英晶体传感器、信号收集、信号检测和数据处理等构件组成。石英晶体传感器是其最核心的构件，其基本构造是：从一块石英晶体上沿着与石英晶体主光轴成 35°15′切割（AT-CUT）得到石英晶体振荡片，在它的两个对应面上涂敷金层作为电极，石英晶体夹在两片电极中间形成三明治结构。根据需要，还可以在金属电极上有选择地镀膜来进一步拓宽其应用。例如，在电极表面加一层具有选择性的吸附膜，可用来探测气体的化学成分或监测化学反应的进行情况；不同金属及金属氧/氮化物镀膜，以及合金镀层可用来进行金属腐蚀性能和人工关节的排异反应研究；而表面修饰生物材料如多肽、生物素等可以让 QCM 作为基因传感器在生物领域有着广阔的应用[5]。

　　随着科技日新月异的发展，QCM 也进行了大幅的更新。与其他仪器的联用使得 QCM 在更多领域发挥其特长[6]。传统的 QCM 流动样品池可以进行水相/油相等液相实验；新式的窗口流动池可以与光学显微镜联合，同时观测诸如细胞等在芯片表面繁殖的过程；电化学样品池可以实时检测吸附样品阻抗等电化学性质的变化；光学样品池可以让光化学反应实验在 QCM 仪器上变为可能；而椭偏样品池，基于椭偏仪原理，可以精确地测量吸附层的含水量[7]。

15.3 QCM 生物传感器在微生物检测中的应用

15.3.1 基于抗体分子的QCM生物传感器

基于抗体-抗原相互作用的 QCM 生物传感器（图 15-2）是简单、高度敏感和特异性的，因此 QCM 生物传感器是用于快速检测食源性病原体的理想选择，不需要复杂的微生物实验室设施。由于这些病原微生物具有大的且未知的各种抗原，所得抗血清的抗体含量是变化且不确定的。QCM 检测由芯片表面上的质量变化导致的共振频率变化的压电生物传感器可用于病原体检测。如果靶细胞或来自靶细胞的 DNA 或 RNA 被晶体芯片表面上的固定的特异性抗体或 DNA 探针捕获，则可以检测到由于质量变化引起的信号变化。磁珠和纳米颗粒可以用作信号放大器，通过将它们与 QCM 生物传感器中的抗体或 DNA 探针结合，这样的 QCM 生物传感器的致病性检测水平仍然不能达到 10 CFU/ml，最低报告的检测限是 100 CFU/ml。与大多数现代食源性病原体检测方法一样，检测的病原微生物的活力不能通过抗体的识别来确认。

Guo 等使用具有抗体功能化纳米金颗粒作为信号放大工具，用压电生物传感器-石英晶体微天平作为检测大肠杆菌 O157：H7 的敏感细菌富集和检测系统。通过 QCM 频率变化鉴定在 QCM 生物传感器芯片表面上特异性捕获和富集的大肠杆菌细胞，再加入检测抗体功能化纳米金颗粒。其开发的大肠杆菌 O157：H7 的实时监测方法可在 24 h 内同时富集和检测活细胞[8]。

Wong 等基于石英晶体微天平技术开发用于从血清群 A、B 和 D 中检测沙门氏菌属。特异性生物传感器的线性范围为 $1\times10^5\sim5\times10^8$ CFU/ml，并且不会受其他沙门氏菌和大肠杆菌菌株的干扰[10]。用沙门氏菌特异性单克隆抗体包被传感器芯片来开发生物传感器，使用聚合物层作为涂层，用于固定化的最佳抗体浓度为 3 mg/ml，与相应的沙门氏菌菌株一起孵育 40 min 就足以对其他沙门氏菌菌株在低噪声水平下产生强信号。

蜡状芽孢杆菌是一种常见的食物病原体，通常与食物中毒有关。Vaughan 等研究了一种快速、无标记的 QCM 生物传感器，用于特异性检测这种病原体。所有测定直接在溶液中进行，并且进行实时分析。使用硫代水杨酸的自组装单层将抗体共价固定到石英晶体表面，芯片的频率变化与结合材料的质量成比例，获得

约 10^4 CFU/ml 的检测限[11]。

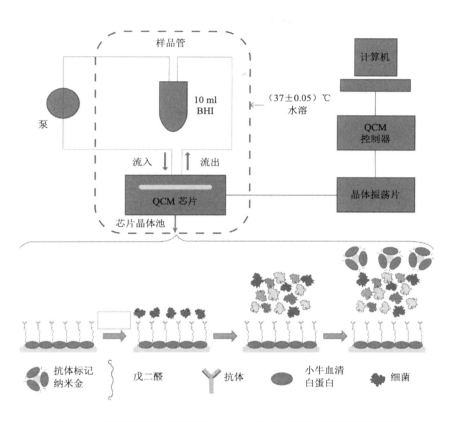

图 15-2　基于抗体抗原识别的 QCM 生物传感器快速诊断微生物[9]

　　病原性细菌如炭疽芽孢杆菌的武器——孢子是对人类的新威胁。由于它们在感染期间的高隐蔽性和对恶劣环境的强抵抗力，所以在孢子危害群体之前，早期且快速地检测孢子是一个重要的问题。Lee 等提出了通过构建 QCM 生物传感器系统即时识别枯草芽孢杆菌孢子的方法。通过使用针对单一芽孢杆菌属物种孢子的单克隆抗体组成的免疫感应层来维持特异性。将 QCM 响应特征同芽孢杆菌芽孢的特定种类与抗体的特异性结合相关联对病原性物质的鉴定具有重要影响[12]。

15.3.2　基于核酸探针的QCM生物传感器

　　DNA 片段是病原微生物特异性检测的理想靶标。为了实现期望的快速性、灵敏性和检测限，基于 DNA 的病原体检测方案通常需要利用扩增的方法，如聚合酶链反应。这些方法基于凝胶的检测，其对 PCR 产物显示出比较差的灵敏度和特异性。

Mao 等开发了基于纳米颗粒扩增方法的石英晶体微天平 DNA 生物传感器（图 15-3），用于检测大肠杆菌 O157：H7。通过自组装技术将大肠杆菌 O157：H7 基因的硫醇化单链 DNA 探针固定在 QCM 生物传感器表面上。通过将 ssDNA 探针与靶 DNA 杂交，导致 QCM 生物传感器频率发生变化。链霉亲和素修饰的 Fe_3O_4 纳米颗粒用作"信号增强剂"以放大信号。对于大肠杆菌 O157：H7，频率变化和细菌细胞浓度的对数值之间的线性范围为 $2.67 \times 10^2 \sim 2.67 \times 10^6$ CFU/ml[13]。

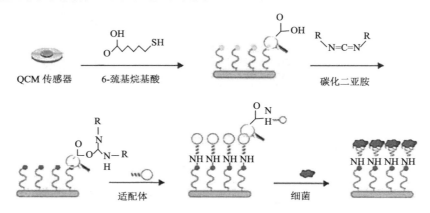

图 15-3 　基于磁珠富集的适配体的 QCM 生物传感器[14]

Xia 等开发使用纳米金颗粒信号放大的压电石英晶体微天平核酸生物传感器阵列，以快速检测临床样品中的表皮葡萄球菌。合成的硫醇化探针特异性靶向表皮葡萄球菌 16S rRNA 基因固定在传感器阵列的表面，通过将固定的探针暴露于表皮葡萄球菌的 PCR 扩增片段来诱导杂交，导致传感器的质量和频率变化。为了进一步增强上述杂交的信号，将链霉抗生物素蛋白包被的纳米金颗粒与 PCR 扩增片段结合。QCM 系统的最低检测限为 1.3×10^3 CFU/ml，其检测线性范围为 $1.3 \times 10^3 \sim 1.3 \times 10^7$ CFU/ml。用当前 QCM 生物传感器系统和常规临床微生物方法检测到 55 个临床样品，这种生物传感器系统的灵敏度和特异性分别为 97.14% 和 100%[15]。

Hao 等开发了一种 DNA 探针功能化石英晶体微天平生物传感器，用于检测炭疽杆菌，即染色体中 *Ba813* 基因的 168 bp 片段和质粒 pXO1 中 *pag* 基因的 340 bp 片段。通过自组装的 Au—S 键将硫醇 DNA 探针固定在 QCM 金表面，再利用与不对称 PCR 获得的靶 ssDNA 序列杂交。靶 DNA 和 DNA 探针之间的杂交导致质量增加，QCM 生物传感器的共振频率降低。为了扩增信号，用纳米金颗粒功能化与靶 DNA 的另一端互补的巯基 DNA 片段。DNA 探针功能化 QCM 生物传感器可以从其最接近的物种如苏云金芽孢杆菌中特异性识别炭疽杆菌的 DNA 片段，检测限达到 3.5×10^2 CFU/ml。DNA 探针功能化 QCM 生物传感器具备稳定、无污染、实时检测的优势，并且可以应用在炭疽芽孢杆菌的快速检测中[16]。

　　Ozalp 等通过集成磁珠纯化系统，开发了用于食品样品中的沙门氏菌的高灵敏和特异性检测的 QCM 生物传感器。其结合了基于 DNA 适配体的磁分离系统快速富集目标病原体，实现实时监测。在相对短的处理时间（少于 10 min）内有效捕获微生物细胞。随后用 NaOH 溶液处理 QCM 晶体表面可再生传感器芯片[14]。

15.3.3　基于凝集素的QCM生物传感器

　　快速检测细菌的方法在食品工业、环境监测、临床诊断和生物防御中至关重要，可以更快诊断食物中毒及水污染疾病中的病菌。大多数常规方法（如培养、生化测试、显微镜、流式细胞术及生物发光）是非常耗时的，通常需要 $1 \sim 2$ d 获得结果。虽然有更快的检测方法，如生物传感器或 DNA 芯片，但需要先进的技术手段，高成本的实验试剂，抗体的低稳定性，导致其未能获得广泛应用。因此需要检测快速、定量、灵敏和特异的方法。凝集素是动物细胞和植物细胞都能够合成和分泌的、能与糖结合的蛋白质，在细胞识别和黏着反应中起促进细胞间黏着的作用。凝集素具有一个以上同糖结合的位点，因此能够参与细胞的识别和黏着，将不同的细胞联系起来。当前研究者利用凝集素作为生物识别元件来快速检测微生物（图 15-4）。

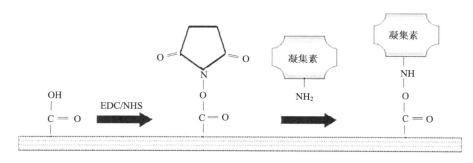

图 15-4　基于凝集素识别的 QCM 生物传感器快速检测微生物[17]

　　Yakovleva 等利用 QCM 及凝集素分型测定 7 种空肠弯曲菌菌株，其凝集素可以选择性识别不同的碳水化合物。以敲打模式进行分析，识别了在凝集素包被表面上的细菌。对于不同的空肠弯曲菌菌株观察到耗散响应的差异，进而使用该参数来区分细菌菌株。这项工作证明了 QCM 对空肠弯曲菌菌株的识别和区分的能力，也可证明其适用于其他细菌物种，特别是病原体的菌株辨别[18]。

凝集素-糖类化合物相互作用参与多种细胞识别过程，包括细胞生长调节、分化和黏附、免疫应答，以及病毒或细菌感染。细菌实现黏附的常见方式是通过其菌毛——具有可结合宿主组织表面上的互补糖类化合物的细胞凝集素。Wang 等将可逆加成断裂链转移（RAFT）聚合合成糖聚合物固定在 QCM 生物传感器表面，来研究细菌与蓖麻凝集素的相互作用。使用铜绿假单胞菌 PAO1（具有半乳糖特异性结合 C 型凝集素的革兰氏阴性菌）和大肠杆菌 K-12（具有甘露糖特异性结合凝集素的革兰氏阴性菌）作为模型细菌研究不同聚合物负载的传感器表面上的细菌黏附机制，结果表明在凝集素与糖类化合物相互作用中发挥重要作用。与大肠杆菌 K-12 相比，铜绿假单胞菌 PAO1 在糖聚合物表面吸附更多的量，并且铜绿假单胞菌 PAO1 对糖聚合物的附着高度依赖于钙离子的存在[19]。

宿主受体识别细菌表面抗原在感染过程中起重要作用，并与细菌毒力密切相关。细菌-宿主相互作用通常依赖于纯化细菌和检测宿主靶分子之间的结合事件。Kalograiaki 等描述了一种组合的微阵列和石英晶体微天平方法用于分析糖类化合物介导的微生物与宿主相互作用。选择流感嗜血杆菌（NTHi）作为含有 O 抗原的脂多糖的模型致病物种，所述脂多糖是几种重要的呼吸道病原体中常见的物质。微阵列方法显示对于检测三种先天免疫凝集素，即表面活性蛋白-D、人半乳糖凝集素-8 和 Siglec-14 对不同 NTHi 临床分离物的应变选择性结合是有效的。QCM 芯片可用于分析凝集素结合动力学和亲和力[20]。

15.4　QCM 生物传感器表面微生物生长机制

自然环境中经常观察到生物膜与表面的有机和无机物质产生生物淤积的现象。生物污损在各种工业设备和医疗设备中会引起严重的问题。虽然生物膜形成要经过一系列复杂的过程，但早期细菌黏附到材料表面已被认为是关键的步骤。原子力显微镜（AFM）可用于测量细菌和表面之间的相互作用力，因为它能够在天然水合细菌条件下操作，并产生具有良好分辨率的图像。另外，利用数字延时显微镜成像（DTLM）技术，近实时跟踪生物膜形成的过程，即跟踪从初始微生物黏附到表面再到生物膜生长过程。

大多数生物膜生长的研究是基于微生物取样和显微成像（图 15-5）。微生物取样方法仅提供单个时间点的细菌菌落数，显微成像提供关于生物膜形态的信息，但是需要特殊的观察设备且具有有限的工作距离。实时获取数据的方法提供了关于生物膜动态变化的有价值信息，是可用于测量生物膜上信息的一种非侵入性和非破坏性方法。石英晶体微天平技术是基于与溶液组分相互作用的谐振频率偏移来研究固液界面的。

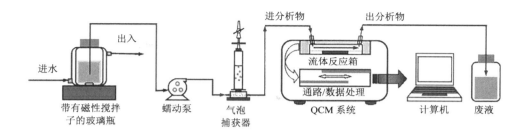

图 15-5　用 QCM 生物传感器实时控制微生物形成过程示意图[21]

Reipa 等使用石英晶体微天平和新型光学方法来监测生物膜的长期生长状态。将铜绿假单胞菌的生物膜生长用作模型系统，将 QCM 数据表示为电阻与频率的比率（$\Delta R/\Delta f$），该参数反映生物膜的黏弹性性质的变化。QCM 和反射率的组合允许我们在长时间内实时监测生物膜的黏弹性和厚度的实时变化[22]。

Chen 等使用实时石英晶体微天平技术来监测荧光假单胞菌生物膜的早期形成。为了更好地理解早期生物膜形成的动态过程，所有实验均在层流室中的各种环境条件下进行。在早期生物膜形成之前，由于其瞬时吸附，在极短的持续时间内，在传感器芯片表面上检测到包含有机、无机和大分子物质的调理膜。基于原子力显微镜观察，发现了与各种调理膜相关的不同表面特征，证明传感器芯片表面在表面形貌、粗糙度、水接触角和调理膜化学等方面显示出复杂的性质。在早期生物膜形成之前似乎存在滞后时间，早期生物膜形成的速率显著不同，这取决于处理膜的特性和环境条件。然而，随后的生物膜形成可以由环境条件介导，反映生物膜发展的复杂和动态过程。特别是使用 QCM 直接原位实时地观察生物膜发育过程的整个序列，开始是调节膜的形成，随后是初始细菌黏附，最后是生物膜形成。

硫还原地杆菌生物膜被广泛用作电化学系统模型，研究电子如何从生物膜内传导到细胞外，可以通过显微镜监测生物膜形成以获得关于生物膜自分泌电子传递介质和局部物理化学环境的状态下有价值的信息。QCM 侧重研究生物膜内电子传递和质量传递梯度的机制。Babauta 等使用电化学石英晶体微天平技术证明了硫还原地杆菌生物膜的短期和长期电子传递过程。QCM 实时监测从初始共振频率（背景）的频移开始，一直到生物膜生长导致电流增加。在短期内，频移相对于生物膜的电流是线性的，在直到指数期的长期生物膜生长中，可观察到相对于电流的频移的第二线性区域[23]。

15.5　结　　语

QCM 广泛应用于化学、生物学、材料科学、医学和环境监测等多个领域。

与常规测定程序相比，基于 QCM 的检测程序具有简单、低成本、无危险、实时、时间短且操作简便的特点。研究人员最近还建立了表面等离子共振和 QCM 生物传感器，这将使下一代传感设备能够为分析科学的进步提供大量有用的信息。基于耗散的石英晶体微天平具有耗散功能，能够实时、无标记地测量各种表面上的分子吸附及相互作用。耗散参数提供关于吸附层的结构（黏弹性）性质的新信息。基于 QCM 和电化学测量的装置对于提供微生物分析信息也将是非常有用的。基于 QCM 的传感器已经足够成熟，已经针对广泛的分析物进行了研究，但是与商业微生物检测技术的可靠性相比，该方法仍然需要进行严格评估，以发现其与现有技术相比的优缺点。此外，还有微量滴定板免疫测定，例如，酶联免疫吸附测定、荧光免疫测定和化学发光免疫测定，都具有非常高的灵敏度和高通量，并且仍然作为疾病诊断的金标准。QCM 和 SPR 或电化学测量系统的组合使用将是非常有利的，因为与单独的分析技术相比，组合使用将提供许多额外的信息。

参 考 文 献

[1] Sauerbrey G. Verwendung von Schwingquarzen zur Wägung dünner Schichten und zur Mikrowägung[J]. Zeitschrift für Physik，1959，155：206-222.

[2] Vashist S K，Vashist P. Recent advances in quartz crystal microbalance-based sensors[J]. Journal of Sensors，2011：1-13.

[3] Dixon M C. Quartz crystal microbalance with dissipation monitoring：Enabling real-time characterization of biological materials and their interactions[J]. Journal of Biomolecular Techniques，2008，19(3)：151-158.

[4] Saad N A，Zaaba S K，Zakaria A，et al. Quartz crystal microbalance for bacteria application review[R]. 2014 2nd International Conference on Electronic Design（ICED）. 2014：455-460.

[5] Cheng C I，Chang Y P，Chu Y H. Biomolecular interactions and tools for their recognition：Focus on the quartz crystal microbalance and its diverse surface chemistries and applications[J]. Chemical Society Reviews，2012，41(5)：1947-1971.

[6] Ferreira G N M，da-Silva A C，Tomé B. Acoustic wave biosensors：Physical models and biological applications of quartz crystal microbalance[J]. Trends in Biotechnology，27(12)：689-697.

[7] Arnau A，Montagut Y，Garcia J V，et al. A different point of view on the sensitivity of quartz crystal microbalance sensors[J]. Measurement Science and Technology，2009，20(12)：124004.

[8] Guo X，Lin C S，Chen S H，et al. A piezoelectric immunosensor for specific capture and enrichment of viable pathogens by quartz crystal microbalance sensor，followed by detection with antibody-functionalized gold nanoparticles[J]. Biosensors and Bioelectronics，2012，38(1)：177-183.

[9] Farka Z，Kovář D，Skládal P. Rapid detection of microorganisms based on active and passive modes of QCM[J]. Sensors，2015，15(1)：79-92.

[10] Wong Y Y, Ng S P, Ng M H, et al. Immunosensor for the differentiation and detection of *Salmonella* species based on a quartz crystal microbalance[J]. Biosensors and Bioelectronics, 2002, 17(8): 676-684.

[11] Vaughan R D, Carter R M, O'Sullivan C K, et al. A quartz crystal microbalance (QCM) sensor for the detection of *Bacillus cereus*[J]. Analytical Letters, 2003, 36(4): 731-747.

[12] Lee S H, Stubbs D D, Cairney J, et al. Rapid detection of bacterial spores using a quartz crystal microbalance (QCM) immunoassay[J]. IEEE Sensors Journal, 2005, 5(4): 737-743.

[13] Mao X, Yang L, Su X, et al. A nanoparticle amplification based quartz crystal microbalance DNA sensor for detection of *Escherichia coli* O157: H7[J]. Biosensors and Bioelectronics, 2006, 21(7): 1178-1185.

[14] Ozalp V C, Bayramoglu G, Erdem Z, et al. Pathogen detection in complex samples by quartz crystal microbalance sensor coupled to aptamer functionalized core–shell type magnetic separation[J]. Analytica Chimica Acta, 2015, 853: 533-540.

[15] Xia H, Wang F, Huang Q, et al. Detection of *Staphylococcus epidermidis* by a quartz crystal microbalance nucleic acid biosensor array using Au nanoparticle signal amplification[J]. Sensors, 2008, 8(10): 6453-6470.

[16] Hao R, Song H, Zuo G, et al. DNA probe functionalized QCM biosensor based on gold nanoparticle amplification for *Bacillus anthracis* detection[J]. Biosensors and Bioelectronics, 2011, 26(8): 3398-3404.

[17] Wang Y, Ye Z, Ying Y. New trends in impedimetric biosensors for the detection of foodborne pathogenic bacteria[J]. Sensors, 2012, 12(3): 3449-3471.

[18] Yakovleva M E, Moran A P, Safina G R, et al. Lectin typing of Campylobacter jejuni using a novel quartz crystal microbalance technique[J]. Analytica Chimica Acta, 2011, 694(1-2): 1-5.

[19] Wang Y, Narain R, Liu Y. Study of bacterial adhesion on different glycopolymer surfaces by quartz crystal microbalance with dissipation[J]. Langmuir: The ACS Journal of Surfaces and Colloids, 2014, 30(25): 7377-7387.

[20] Kalograiaki I, Euba B, Proverbio D, et al. Combined bacteria microarray and quartz crystal microbalance approach for exploring glycosignatures of nontypeable haemophilus influenzae and recognition by host lectins[J]. Analytical Chemistry, 2016, 88(11): 5950-5957.

[21] Tam K, Kinsinger N, Ayala P, et al. Real-time monitoring of Streptococcus mutans biofilm formation using a quartz crystal microbalance[J]. Caries Research, 2007, 41(6): 474-483.

[22] Reipa V, Almeida J, Cole K D. Long-term monitoring of biofilm growth and disinfection using a quartz crystal microbalance and reflectance measurements[J]. Journal of Microbiological Methods, 2006, 66(3): 449-459.

[23] Babauta J T, Beasley C A, Beyenal H. Investigation of electron transfer by *Geobacter* sulfurreducens biofilms by using an electrochemical quartz crystal microbalance[J]. ChemElectroChem, 2014, 1(11): 2007-2016.

第 16 章　微悬臂生物传感器

16.1　引　　言

微悬臂生物传感器是由原子力显微镜（AFM）和生物传感器发展而来，具有无须标记、快速、实时、灵敏度高等优点，已被广泛运用于生物医学、环境监测、医药、食品及军事等多个领域。微悬臂生物传感器已成为当前研究的热点技术。1986 年 Binnig 等通过改进扫描隧道显微镜（STM）研制出第一台原子力显微镜，通过检测样品表面与探针之间的作用力来实现对样品表面的监测。当研究人员使用微机电悬臂作为 AFM 探针后，逐渐意识到硅和氮化硅探针对于各种环境因素，如噪声、湿度、温度和环境压强等具有极端的灵敏度。微悬臂的共振频率对于微小数量吸附物的灵敏度优于多数的压电重量分析传感器，如石英晶体微天平和表面声波传感器。AFM 的广泛使用和微悬臂梁体积小、分析速度快、灵敏度高、易于集成等优点的结合，使得微悬臂作为一个新的平台引起人们的关注，因此微悬臂成了物理、化学、生物传感器研究中的一个新平台[1]。

16.2　微悬臂生物传感器工作模式

微悬臂生物传感器是生物传感器中具有发展前景的新型高灵敏生物传感器之一，它可以进行实时、高分辨率和无标记分子识别测定。微悬臂生物传感器主要是通过微悬臂表面应力的改变来进行测定，当生物分子在悬臂表面相互作用时就会引起微悬臂的表面发生弯曲，微悬臂将生物分子的分子识别转化为纳米级的机械偏移，然后通过读出系统将信号输出即可对微生物的表面进行监测。微悬臂生物传感器在临床中可用于病原体的检测，如肠炎沙门氏菌、牛痘病毒等[2-4]。

微悬臂是通过半导体工艺加工而成的具有微米尺寸的一类特殊传感元件，通常是由单晶硅、氧化硅或氮化硅等材料做成的一端固定，另一端悬空的结构。从尺寸上来看，常用的微悬臂长度为 100～500 μm，宽度为 50～200 μm，厚度为 1～10 μm。微悬臂有多种结构，三角形结构一般用于 AFM，在它的顶端有一个三角锥；矩形结构的应用最为广泛，主要是因为它的加工和设计工艺都最为简单；一般为了增加反应面积，将悬臂的顶端做得比主体大，这就形成了 T 形结构；将微悬臂做成 V 形结构不仅可以减小横向的位移，而且可以增加纵向的灵敏度。还有其他几种形状的微悬臂，例如，桥式结构的微悬臂一般用于压力检测，音叉形状的微悬臂主要用于对角速度的检测，U 形结构的微悬臂用于制造加速度计[5]，等等。

　　类似于 AFM 的接触和轻敲模式，微悬臂生物传感器有多种工作模式，最常用的两种工作模式是动态工作模式和静态工作模式（图 16-1）。除此之外，还有光、电、热和磁模式。每种模式的偏转原理、检测手段都不同于其他模式，但是光、电、磁模式很少使用。

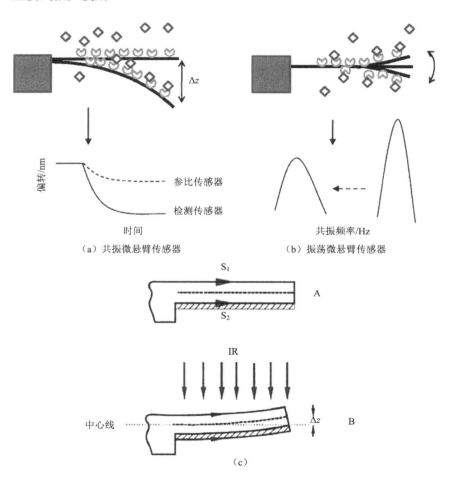

图 16-1　微悬臂生物传感器的动态工作模式和静态工作模式[6]

A 为室温下的微悬臂；B 为受到热辐射后的微悬臂

16.2.1　动态工作模式

在微悬臂生物传感器动态工作模式的检测过程中，由于弹性系数、附加质量、阻尼系数的变化，会导致振动特性即振幅、频率、品质因子等特性的变化。动态工作模式下，微悬臂梁的表面吸附物质后，其频率会发生变化。通过测量微悬臂梁频率的变化，就可以得到吸附物的质量。方程如下[7]：

$$f = \frac{1}{2\pi}\sqrt{\frac{k}{m}} \tag{16-1}$$

$$\Delta m = \frac{k}{4\pi^2}\left(\frac{1}{f_m^2} - \frac{1}{f_o^2}\right) \tag{16-2}$$

式中，k 是悬臂的弹性常数；f_o 和 f_m 是物质吸附前后悬臂的共振频率。动态工作模式可在气体、真空和液体环境中工作，动态工作模式下的微悬臂梁比静态模式时具有更高的灵敏度。但是动态工作模式的缺点是必须有相关装置来激励微悬臂梁，这会增加系统的运行成本和复杂度，而且在液体环境中微悬臂梁的灵敏度会因溶液阻尼效应的干扰而大幅度降低。

16.2.2　静态工作模式

静态工作模式一般用来检测外场作用或自身内应力变化导致的静态弯曲变形或应力特征，从而达到物质传感检测的目的。截至目前，针对微悬臂生物传感器的静态模式的理论研究，大多数仍通过 Stoney 方程来计算，但也有学者采用能量法研究吸附引起的微悬臂的静态理论模型[8]。静态工作模式下的微悬臂可在气体、真空和液体环境中进行操作，质量检测灵敏度可以达到 10^{-12} g 甚至 10^{-15} g，力学分辨率上可达纳牛量级，表面应力的检测限可达到 10^{-4} N/m。相对于动态工作模式，静态工作模式依靠的是微悬臂上下表面应力的不同引起的悬臂梁弯曲响应，不会受液体黏性的影响，更适用于液体的环境。静态工作模式能对分子间的作用进行连续观测，获取分子构象变化及吸附动力学方面的信息，这是动态工作模式所不具备的优势。

$$R = \frac{Et^2}{6\Delta\sigma(1-\upsilon)} \tag{16-3}$$

$$\Delta z = 0.5 \cdot \frac{l^2}{R} = \frac{3l^2(1-\upsilon)}{Et^2}\Delta\upsilon \tag{16-4}$$

式中，E 是泊松常数；l 是微悬臂长度；$\Delta\upsilon$ 是微悬臂生物传感器检测前后表面应力的变化；t 是微悬臂厚度。

16.2.3　热模式

热模式是基于微悬臂生物传感器的"双金属"效应，即微悬臂中由于双材料膨胀系数的差异导致在升温时产生不同的切应力而发生角度偏转和变形的操作模式。除此之外，环境温度的变化、表面催化的作用、样品的材料属性等因素也会导致热模式的开启。

该模式的基本原理如图 16-1（c）所示，双材料微悬臂由两种膨胀系数相差很大的材料组成，即吸收层材料和反光层材料。当有红外辐射时，吸收层材料如氮化硅会吸收红外辐射的能量并将其转化成热能，进而导致微悬臂温度升高。由于双材料在热膨胀系数方面存在差异，所以两种材料膨胀后会使微悬臂最终产生一个与辐射能量成正比的弯曲形变，通过力学原理即可计算出微悬臂的形变量。热模式具有检测灵敏度高（温度分辨率达到 10^{-5} ℃）、响应快（时间常数在毫秒量级），以及能在小环境内精确探测温度信号等优点，但该模式对材料的一些物理、化学性质也有要求。

16.3　微悬臂生物传感器在微生物检测中的应用

16.3.1　悬浮微通道谐振器

1. 悬浮微通道谐振器快速检测细胞和微生物

传统的纳米机械共振装置质量测定方法能够达到的精确度为 10^{-21} g，但只能针对无生命的物体，因为整个过程要在真空中进行。传统方法通过测定真空中一块微小的共振板在放上被测分子前后的振动频率，来确定分子的质量。真空会使活细胞死亡，因此活细胞质量的测定必须在流体中进行，这就大大降低了测量的精度。

悬浮微通道谐振器（SMR）是麻省理工学院斯科特·玛娜丽丝在 2007 年开发出的一种装置，可将包含被测样品的流体放在共振板上，使其在真空中保持振动（图 16-2）。不同的是，生物样品由一个横贯板面的微通道（Microchannel）通过整个装置，并且不会影响板面的振动，该设备能够测得单个活细胞的精确质量。研究人员利用它跟踪细胞的生长，测量细胞的密度、硬度等。

$$f = \frac{1}{2\pi}\sqrt{\frac{k}{(m^* + \alpha \Delta m)}} \tag{16-5}$$

式中，k 是谐振弹簧常数；m^* 是有效质量；α 是基于增加质量 Δm 空间分布的常数。

　　悬浮微通道谐振器有一个微型流体通道构成的硅制悬臂，其能够对单个纳米粒子的质量进行高精度测量，精度可达 0.85 ag。当细胞从流体通道经过时，其质量会改变悬臂的振动频率。通过对悬臂振动频率变化的计算就可获得细胞确切质量。该装置可以用来评估纳米粒子质量，确定精确的纳米结构，跟踪肿瘤细胞的物理化学变化，为相关实验提供了一种新型研究工具。

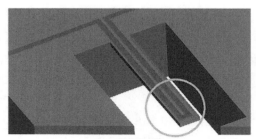

（a）悬浮微通道

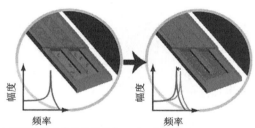

（b）通道内壁上修饰特异性的识别元件，能够识别流体内的靶点物质

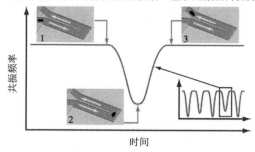

（c）颗粒流体通过微悬臂，获取信号依赖于颗粒物质在通道中位置

图 16-2　悬浮微通道谐振器细节及工作图[9]

2. 悬浮微通道谐振器快速检测微生物质量和密度

　　纳米和微米级颗粒和胶体溶液是工业制造、纳米技术和生命科学等领域中应用的核心。悬浮微通道谐振器可以直接测量单个颗粒的绝对质量，目前应用

于粒度分析的其他技术，如光散射和盘式离心沉降。除了质量，SMR 还可测量粒子密度，这使它在粒子计量方面成为一个独特的仪器，可以分析纳米颗粒、细胞和细胞器。微悬臂生物传感器包括一个微悬臂的硅基微流控通道，其通过机械振动来驱动。传感器置于真空环境中，其质量因子在 8000～15000，其质量分辨率为 1 fg。

该技术运用单个颗粒的多顺序测量来测定溶液中颗粒的质量分布。因为是通过整体质量来测定微悬臂的共振频率，所以 SMR 测定颗粒质量相对于溶液体系的质量会有一定的差异（图 16-3）。

$$M_d = V(\rho_p - \rho_f)$$

式中，V 是颗粒体积；ρ_p 和 ρ_f 分别是颗粒和流体的密度。当颗粒密度超过流体的密度时，差异质量 M_d 正移；当颗粒密度低于流体的密度时，差异质量 M_d 负移。

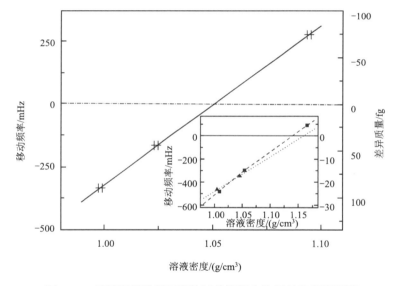

图 16-3　悬浮微通道谐振器快速检测微生物质量和密度图[10]

这种密度测量在生物或医学诊断中非常重要。如大肠杆菌和人血细胞的密度可通过测量不同密度溶液中每个样本得到。图 16-3 展示了悬浮在 NaCl：Histodenz5 溶液中大肠杆菌和血细胞的平均移动频率。Histodenz 用于增加溶液密度，为了尽可能减小渗透压对细胞体积和密度的影响，使渗透压维持在 290 mOsm。通过线性拟合，可以计算出大肠杆菌的密度是（1.160±0.001）g/cm³，人血细胞密度是（1.139±0.003）g/cm³。SMR 颗粒测量能够提供一种辅助的技术来测量颗粒质量，特别是 SMR 能够直接测量单个颗粒的密度和质量。

3. 悬浮微通道谐振器快速检测微生物抗性的渗透休克

将大肠杆菌的培养物与 Histodenz 溶液混合用于诱导渗透性休克。$t = 0$ 表示加入 Histodenz 溶液并将样品注入 SMR 的时间。对于实验的前几分钟，观察到的所有细胞具有正浮力质量。随着时间的推移和细胞失水，细胞的浮力密度下降。这时被观察为正浮力质量细胞的平均幅度减小，并且最终观察到具有负浮力质量的细胞出现，因为细菌细胞变得比周围溶液密度更小（图 16-4）。

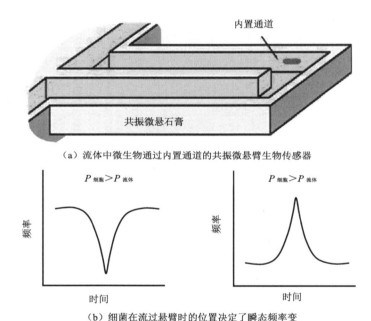

（a）流体中微生物通过内置通道的共振微悬臂生物传感器

（b）细菌在流过悬臂时的位置决定了瞬态频率变化，其高度与微生物细胞的浮力质量成比例

图 16-4　基于 SMR 的微生物质量检测的基本原理[11]

观察到的浮力质量变化的动力学与渗透性休克反应的已知时间尺度一致。在实验开始时，所有的细胞都具有正浮力质量，这意味着它们比载体流体的 1.11 g/cm^3 密度更大。在正常条件下，大肠杆菌的浮力密度远小于该流体的浮力密度。然而，高渗透性休克（特异性地用 Histodenz15）导致细胞内的水损失。水的损失和细胞密度的增加在 1 s 内发生，并且测量中没有观察到，因为需要一些时间来混合溶液及将样品装载到 SMR 中。大多数微生物种群可在 20 min 内从正的浮力质量转变为负浮力质量，这与报道的在超高渗透性休克后再水合的时间尺度一致。当每个单元通过悬臂时，这种转变发生时间约为 1 s。大多数细胞能够以这种方式改变其密度，但是观察到许多细胞保持比周围溶液更大的密度。这些细胞可能是死的或不适于从渗透性休克中恢复的其他形式。

选择小鼠-病原体柠檬酸杆菌作为模型，以评估使用渗透性休克恢复作为推断抗生素抗性的方法。获得对氨苄青霉素具有天然抗性的啮齿柠檬酸杆菌菌株，使用其中已经敲除编码 β-内酰胺酶（催化一些青霉素中的内酰胺环的水解的酶）的基因的衍生菌株作为抗生素敏感性对照。将每个菌株的培养物在培养基中生长，并在含有或不含有 100 μg/ml 氨苄青霉素的培养基中孵育 1 h，再加入等体积的 Histodenz 溶液。在不存在氨苄青霉素的情况下，来自抗性菌株和易感菌株的细菌能够回收一些损失的水，从而将它们的密度减小到小于周围流体的密度。相比之下，在用氨苄青霉素处理后，抗性和易感菌株的行为是不同的。观察到来自抗性菌株的细菌转移到负浮力质量，就像它们在没有抗生素的情况下一样，而敏感菌株的细胞保持比周围液体更高的密度。

上述测定证明 SMR 提供了观察细菌细胞密度较小变化的方法，可以观察到在渗透性休克条件下细菌细胞的实时状态，并且证明群体恢复的能力与抗生素抗性相关。测定结果表明，细菌从渗透性休克中恢复的能力在确定抗生素抗性中具有诊断价值。然而，该测定不是通用的，例如，对于耻垢分枝杆菌的培养物没有观察到恢复，因为抗性和敏感株的生长速率在抗生素不存在和存在的情况下显著不同。该方法还可用于在 SMR 的质量敏感区域内捕获细胞（或细胞簇）。给定 SMR（1 Hz 带宽）约 1 fg 的分辨率和合适的参考信号，最终可在大约 10 min 内确定具有 10 h 倍增时间的应变的生长速率。如同用于确定抗生素抗性的传统培养方法，该测定不取决于药物作用的机制。通过直接观察少量细胞的积累，可以观察到生长的时间远远少于培养方法所需的时间。

4. 悬浮微通道谐振器快速区分微生物的死活状态

监测细胞生长和细菌细胞的物理特征不仅对于确定细菌感染的能力非常重要，而且能够更好地理解这些生物体存活和随后生长的条件，同时对于评估细菌是否存在或监测其存活状态也是必须的。当前存在多种可用于监测细菌是否存在和生长动力学的技术，但仍然需要进一步开发用于以较低浓度观察细胞群体、观察单个细胞并测量细胞的物理特征的技术[12]。

传统方法检查细菌细胞的生长动力学是通过使用分光光度计的光密度（OD）进行测量。在所需波长处，可见光通过细胞样品，光由于细胞样品的浊度而散射，并且它提供 OD 值。随时间变化记录的 OD 值可用于绘制生长曲线，指示细胞生长的不同状态。Bioscreen C 是用于在多孔板中随时间测量细菌生长的自动化系统。用 Bioscreen C 检测细胞生长所需的细胞的最小浓度为 1×10^7 CFU/ml。商用的 Coulter 计数器可用于监测小细菌细胞群的生长。重点是检查在较低浓度的且不能用比浊法测量的细胞群，使用 Coulter 计数器研究微生物细胞的体积，以便将细胞体积与生长速率进行比较。Coulter 计数器不是用于实时观察细菌的细胞生长动力学的常用工具。Coulter 计数器分析的是样品所需的特定离子环境，其中环境变化影响细胞的物理性质和生长。

虽然考虑细胞的独特物理特征，可以为洞察其生长提供更多的信息或表征不同的细胞状态，但 SMR 是悬挂在真空腔中的微悬臂生物传感器，其仅能测量单个颗粒的浮力质量。当颗粒流过 SMR 时，根据颗粒的质量和位置而产生频率移动。粒子的质量与在悬臂通道的尖端处引起的频率移动成比例。已经用子像素分辨率确定了单个细胞、单个纳米颗粒或生物分子的质量。通过测量具有不同密度的两种载体溶液中的颗粒的频率移动来获取颗粒密度。使用 SMR 测量颗粒和细胞群体的密度可达到 10^{-4} g/ml 的分辨率。

商用的 SMR，又名阿基米德（Archimedes），可以用于浮力质量测量。当配备微型传感器时，阿基米德在最佳条件下以 1 fg（10^{-15} g）的精度测量颗粒浮力质量，细胞通过传感器需要 75 ms。比较阿基米德的细菌生长数据与监测大肠杆菌 O157：H7 和无害李斯特氏菌生长特征的光密度测量数据，可显示活的大肠杆菌和无害李斯特氏菌之间的浮力质量差异。浮力质量测量可以用于检查包括密度和总细胞质量等特征值。

用于该工作的微悬臂生物传感器的尺寸为 200 μm×8 μm×8 μm。传感器由 Duke Standards 的 1.034 μm 聚苯乙烯微球校准。所有实验在 37℃条件下进行，将样品瓶悬浮在 37℃的外部水浴中。细胞群样品使用仪器的自动补充功能每 5 min 刷新 15 s。含有待研究的细胞群的小瓶样品通过压力驱动流通过仪器流体刷新 15 s，使得存在于样品小瓶中的细胞群样品被刷新到悬液传感器位置。在实验的整个持续时间内，每 5 min 将新鲜的细胞群样品加载到悬臂传感器中。包括细胞数、浮力质量、时间和其他总结测量的实验数据，如总测量时间、测量体积和总浓度、细胞浓度、测量时间和获得的细胞的总值在内的数据是每个阿基米德实验的标准概括值的一部分。将时间窗口值设置为 5 min，并且使用定制的 MATLAB 程序确定窗口中细胞的值，以确定对于所分析的每个数据集在 50 min 窗口中测量的细胞总数。

当考虑食物传播的病原微生物的活细胞和死细胞群时，必须考虑在次优环境中存活的细胞，即应激细胞。过氧化氢已被用于模拟食品加工和食品保存过程中遇到的氧化应激条件。为了再现该条件，将无害李斯特氏菌和大肠杆菌 O157：H7 细胞暴露于 5 mmol/L 的过氧化氢中，用阿基米德实验进行两小时评价。在含有过氧化氢应激物的 BHI 肉汤中监测无害李斯特氏菌细胞，并且于它们的低生长速率用阿基米德分析之前在 37℃孵育 90 min，在具有过氧化氢应激子的基本培养基中监测大肠杆菌细胞。从一系列初步 OD 测量值确定 5 mmol/L 过氧化氢浓度的使用情况，该测量响应于 0～5 mmol/L 的过氧化氢浓度范围检查大肠杆菌的生长情况。5 mmol/L 浓度使细胞应激，使得它们不能生长并产生新细胞；与低于 5 mmol/L 过氧化氢相比，该方法允许细胞的生长。

对于无害李斯特氏菌，活细胞具有比死细胞更大的浮力质量，无害李斯特氏菌的活细胞和死细胞的浮力质量的差异比大肠杆菌 O157：H7 的更大，而两种细胞的浓度随时间保持恒定。浮力质量测量还可以用于确定细胞的附加物理特征，特别是密度和总细胞质量。

16.3.2　微悬臂生物传感器的其他应用

1. 微悬臂生物传感器检测微生物和抗生素相互作用

当前，检测细菌对抗生素反应的方法缺乏灵敏度、选择性、稳定性和实时分析的能力。通常实验室的检测方法，如琼脂板和肉汤稀释测定，需要最少 24 h 才能完成。快速检测技术，例如，抗体-抗原测定（如酶联免疫吸附测定），刃天青-还原测定（用于细菌抗性），以及分枝杆菌生长指示剂或基于聚合酶链反应的方法都是非常灵敏的检测工具，但成本高且它们不能区分活的和死的物种。此外，上述技术在实时测量中的高灵敏度和选择性仍然是一个难以解决的问题。因此，需要开发一种用于快速检测细菌和确定其对抗生素的敏感性的传感器，以便克服耐药菌株的出现。

许多方法受到空气或潮湿环境（不是指在生理介质中）的影响。大多数方法依赖于传感器表面上的细菌生长繁殖的检测，在这种条件下便增加了测量所需的时间（可能需要几天）。为了规避这些限制，研究者提出了一种诊断方法——利用原子力显微镜微悬臂（1 kHz）的低频波动实时表征细菌的活动（图 16-5）。

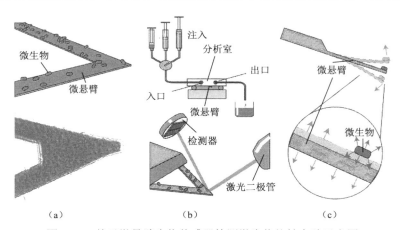

图 16-5　基于微悬臂生物传感器检测微生物抗性实验示意图

（a）微生物黏附的微悬臂（上）和微悬臂光学成像（下）；　（b）微悬臂生物传感器数据采集装置，样本和缓冲液用不同的注射系统注入装置内部（上），装置有入口和出口，利用 AFM 光源检测系统来测量微悬臂的波动（下）；　（c）微生物吸附到微悬臂生物传感器表面导致其产生波动信号[13]

　　细菌附着到纳米机械振荡器，将其插入到分析室中，其装配有入口和出口，可以被不同的液体冲洗。使用 AFM 悬臂作为传感器，其用连接分子（APTES）处理，为细菌提供附着表面，将其保持在适当位置而不改变它们的代谢活性。使用商业的 AFM 检测器作为悬臂的纳米级动态波动进行转导来检测微生物移动。激光聚焦在悬臂顶点上，通过检测反射点的波动，用亚纳米级的灵敏度测量其移动距离。测量集中在远低于传感器的热致谐振频率（约为 3 kHz）的频率（0.1～200 Hz）上。悬臂的谐振频率在整个实验中没有表现出被任何可测量的质量引起的变化。

　　使用微悬臂评估暴露于抗生素的细菌反应，步骤如下。

　　（1）将化学处理的传感器引入到用 PBS 冲洗的分析室中，然后关闭注射系统（5 min）以减少测量中的漂移。测量传感器的热波动 2 min，用作整个实验的基线。在测量中没有任何大的漂移，证实了系统的稳定性。

　　（2）将含有少量活细菌（10^5 个细胞）的溶液注入分析室中，并在环境温度下孵育 10 min，确保微生物附着于悬臂的两侧。将该时间点用作时间零点。

　　（3）用 PBS 冲洗分析室以除去任何松散黏附或漂浮的细菌。收集传感器的纳米级动态偏转至少 6 min。

　　（4）将分析室中的 PBS 与标准的细菌生长培养基（LB）交换以促进细菌的代谢和生长。收集传感器的偏转至少 6 min。

　　（5）将补充有抗生素的 LB 注入分析室。记录传感器的偏转最少 10 min，并在选择抗生素后标记。

　　（6）用 LB 将抗生素溶液冲洗出分析室。这一步骤为确认抗生素效果的持久性。通常，根据细菌对抗生素的反应，需要在 15～30 min 内确认传感器的增强波动的停止或检测它们的扩增。

　　所有的细菌引起传感器的波动频率为 0.1～200 Hz，当暴露于抗生素环境中时，均导致微生物引起波动迅速减少。根据具体的实验参数，首先检测其振幅下降所需的时间从 5 min 变化到小于 1 min。这种反应是相当快的，例如，氨苄青霉素作为转肽酶的竞争性抑制剂，主动抑制细胞壁合成，并且其作用与细菌的复制时间相关（大肠杆菌的复制时间为 30～40 min）。药物还引起细菌转录谱的快速变化。这种代谢性休克是对抗生素直接攻击的细胞反应。抗生素暴露约 15 min 后，抗性菌株恢复其正常代谢活性，但 99.9% 的易感菌不能恢复。在波动快速减少后几分钟内，所有易感细菌死亡，但是抗性细菌几乎完全从代谢性休克中恢复，并且在约 15 min 后，恢复正常活动。

2. 微悬臂生物传感器检测微生物

　　Wang 等使用微悬臂生物传感器来测量沙门氏菌与源自噬菌体展示基因文库

的肽的特异性结合[14]。这些噬菌体衍生肽对沙门氏菌属与市售的抗沙门氏菌抗体进行比较，应用 Langmuir 等温线模型来确定肽与病原体的结合亲和常数。一种特定的肽 MSal 020417 表现出对沙门氏菌属有较高的结合亲和力，比市售的抗体更高，并且能够区分微悬臂梁上的 8 种沙门氏菌血清型。用于快速确定各种肽与特定病原体的结合亲和力的多重筛选系统大大提高了肽筛选过程的效率。结合噬菌体衍生肽，这种基于微悬臂梁的技术提供了一种新的生物传感器来快速和准确地检测病原体，并具进一步发展作为筛选方法来识别病原体特异性的潜力。Mader 等基于碳水化合物的传感器，特异性地检测糖结合分子或细胞[15]。基于微悬臂生物传感器的免疫吸附快速检测微生物示意图如图 16-6 所示。

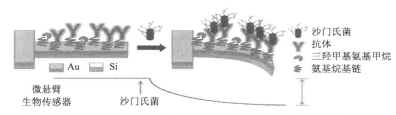

图 16-6　基于微悬臂生物传感器的免疫吸附快速检测微生物示意图[16]

16.4　结　语

对于单组分物质的检测，微悬臂生物传感器研究的报道已有很多，而且近来有较多的报道是通过压电阻微悬臂、磁致伸缩微悬臂和集成悬臂对物质进行测定。自驱动自传感微悬臂传感器具有体积小、集成度高、成本低、适用范围广等优点，同时，由微悬臂梁技术制作的集成的微电极电化学阵列更可以实现多通道、多指标同时检测。目前提高自制的微悬臂生物传感器的灵敏度和缩短响应时间仍是面临的主要问题。可解决的途径包括适当地增加微悬臂的长度、减小微悬臂的厚度及增大两侧表面应力的差值，这些方法将有利于提高检测的灵敏度。在化学测量系统中对自驱动自传感微悬臂电极表面性质进行控制，对测定条件进行优化，也能提高检测的灵敏度与响应速度。例如，使用测定空白体系中电信号变化-微悬臂变形的定量关系来扣除背景变形，或者采用性能相同的微悬臂作参比；选择变形能力高的微悬臂材料，提高微悬臂的变形能力；选择微悬臂双面同时涂金属或其他材料作为修饰，以减少电信号自身对微悬臂变形的影响，同时又可使微悬臂两侧的应力性质保持一定的差距。未来，通过微悬臂表面被测物质固定方法的改进和悬臂制作工艺的提高，以及实验仪器控制部分的微型化，微悬臂生物传感器有望发展成为具有更高灵敏度的便携式的分析检测仪器。

参 考 文 献

[1] Boisen A，Dohn S，Keller S S，et al. Cantilever-like micromechanical sensors[J]. Reports on Progress in Physics，2011，74(3)：036101.

[2] Waggoner P S，Craighead H G. Micro- and nanomechanical sensors for environmental，chemical，and biological detection[J]. Lab on A Chip，2007，7(10)：1238-1255.

[3] Alvarez M，Lechuga L M. Microcantilever-based platforms as biosensing tools[J]. The Analyst，2010，135(5)：827-836.

[4] McKendry R，Zhang J，Arntz Y，et al. Multiple label-free biodetection and quantitative DNA-binding assays on a nanomechanical cantilever array[J]. Proceedings of the National Academy of Sciences of the United States of America，2002，99(5)：9783-9788.

[5] Braun T，Ghatkesar M K，Backmann N，et al. Quantitative time-resolved measurement of membrane protein-ligand interactions using microcantilever array sensors[J]. Nature Nanotechnology，2009，4(3)：179-185.

[6] Reed J，Wilkinson P，Schmit J，et al. Observation of nanoscale dynamics in cantilever sensor arrays[J]. Nanotechnology，2006，17(15)：3873-3879.

[7] Godin M，Tabard-Cossa V，Miyohara Y，et al. Cantilever-based sensing：The origin of surface stress and optimization strategies[J]. Nanotechnology，2010，21(7)：075501.

[8] Tamayo J，Ruz J J，Pini V，et al. Quantification of the surface stress in microcantilever biosensors：Revisiting Stoney's equation[J]. Nanotechnology，2012，23(47)：475702.

[9] Burg T P，Godin M，Knudsen S M，et al. Weighing of biomolecules，single cells and single nanoparticles in fluid[J]. Nature，2007，446 (713a)：1066-1069.

[10] Burg T P，Sader J E，Manalis S R. Nonmonotonic energy dissipation in microfluidic resonators[J]. Physical Review Letters，2009，102(22)：228103.

[11] Knudsen S M，von Muhlen M G，Schauer D B，et al. Determination of bacterial antibiotic resistance based on osmotic shock response[J]. Analytical Chemistry，2009，81(16)：7087-7090.

[12] Lewis C L，Craig C C，Senecal A G. Mass and density measurements of live and dead Gram-negative and Gram-positive bacterial populations[J]. Applied and Environmental Microbiology，2014，80(12)：3622-3631.

[13] Dufrêne Y F. Towards nanomicrobiology using atomic force microscopy[J]. Nature Reviews Microbiology，2008，6(a)：674-680.

[14] Wang J，Morton M J，Elliott C T，et al. Rapid detection of pathogenic bacteria and screening of phage-derived peptides using microcantilevers[J]. Analytical Chemistry，2014，86(3)：1671-1678.

[15] Mader A，Gruber K，Castelli R，et al. Discrimination of *Escherichia coli* strains using glycan cantilever array sensors[J]. Nano Letters，2012，12(1)：420-423.

[16] Etayash H，Khan M F，Kaur K，et al. Microfluidic cantilever detects bacteria and measures their susceptibility to antibiotics in small confined volumes[J]. Nature Communications，2016，7：12947.

第17章 基于原子力显微镜的微生物快速检测技术

17.1 引　言

原子力显微镜（AFM），是一种可用来研究包括绝缘体在内的固体材料表面结构的分析仪器。它扫描样品时，利用传感器检测，获得作用力分布信息，从而以纳米级分辨率获得表面形貌结构信息及表面粗糙度信息。

原子力显微镜的基本原理是：将一个对微弱力极敏感的微悬臂一端固定，另一端有一微小的针尖，针尖与样品表面轻轻接触，由于针尖尖端原子与样品表面原子间存在极微弱的排斥力，通过在扫描时控制这种力的恒定，带有针尖的微悬臂将对应于针尖与样品表面原子间作用力的等位面而在样品表面的垂直方向起伏运动。利用光学检测法或隧道电流检测法，可测得微悬臂对应于扫描各点的位置变化，从而可以获得样品表面形貌的信息。下面以激光检测原子力显微镜为例来详细说明其工作原理（图17-1）。

如图17-1所示，激光二极管发出的激光束经过光学系统聚焦在微悬臂背面，并从微悬臂背面反射到由光电二极管构成的光斑位置检测器上。在扫描样品时，由于样品表面的原子与微悬臂探针尖端的原子间的相互作用力，微悬臂将随样品表面形貌而弯曲起伏，反射光束也将随之偏移，因而，通过光电二极管检测光斑位置的变化，即可获得被测样品表面形貌的信息。

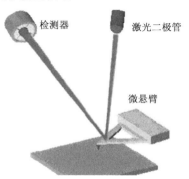

图17-1　激光检测原子力显微镜结构原理图

在系统检测成像的全过程中,探针和被测样品间的距离始终保持在纳米量级,距离太大不能获得样品表面的信息,距离太小会损伤探针和被测样。反馈回路(Feedback)的作用就是在工作过程中,通过探针感测探针-样品相互作用的强度,进而来改变加在样品扫描器垂直方向的电压,从而使样品伸缩,调节探针和被测样品间的距离,反过来控制探针-样品相互作用的强度,实现反馈控制。

相对于电子显微镜、扫描隧道显微镜(STM),原子力显微镜具有许多优点。首先,电子显微镜只能提供二维图像,而 AFM 提供真正的三维表面图。其次,AFM 不需要对样品进行任何特殊处理,如镀铜或碳,这种处理对样品会造成不可逆转的伤害。最后,电子显微镜需要运行在高真空条件下,原子力显微镜在常压下甚至在液体环境下都可以正常工作。这样 AFM 就可以用来研究生物宏观分子,甚至活的生物组织。原子力显微镜与扫描隧道显微镜相比,由于能观测非导电样品而具有更为广泛的适用性。当前在科学研究和工业界广泛使用的扫描力显微镜,其基础就是原子力显微镜。除了成像,AFM 也被用于测量分子间相互作用和物质性质的力学谱,通过记录微悬臂偏转与样本垂直距离之间的变化获得力学曲线,通过记录不同位置的多重力-距离曲线可获取空间分辨率信息。自 1980 年以来,AFM 对生物分子、磷脂膜、二维蛋白晶体和细胞进行了成像。但直到最近才有大量 AFM 用于微生物样本的研究工作被报道。

17.2　AFM 成像

微生物细胞是一个高度负载的系统,其细胞壁组分不断与其环境进行相互作用。细胞表面的复杂功能由特异性大分子的多样性(包括蛋白质、多糖和脂质)和动态装配所介导。虽然在阐明细胞表面成分的组成和生物合成方面已经取得了很大的进展,但是对于活细胞中各个组分的组织及它们之间的相互作用仍然了解甚少。经典微生物测定提供大量关于细胞的信息。相比之下,单细胞微生物学为分析单个细胞的行为和异质性提供了新的机会,使研究人员能够以先前不可能的方式了解细胞性质和它们间的相互作用。单细胞技术的实例包括荧光测定、流式细胞技术、微光谱方法、机械、光学和电动显微操作、微毛细管电泳、生物微机电系统和原子力显微镜。在过去几年中,基于 AFM 的技术已经越来越多地被应用于微生物细胞表面的多参数分析,提供了有关它们的结构-功能关系的新颖见解。对于微生物学家来说,AFM 与电子显微镜相比的主要优点是在常压甚至液体环境下都可以较好地进行工作,AFM 在原位检测细胞壁的结构动力学的能力压力和药物,以及测量单细胞壁成分的定位、黏附和力学的能力。

与其他形式的显微镜不同,AFM 通过检测尖锐探针和样品表面之间的作用力来对生物进行分析。压电扫描具有高分辨率三维定位,附接了柔性悬臂,偏转并量化力。通过从悬臂的自由端反射到光电二极管的激光束检测悬臂的偏转。在成像模式中，尖端遵循溶液中细胞的轮廓，以产生具有（近）分子分辨率的细胞表面结构的 3D 图像。AFM 成像允许微生物学家直接在活细胞（包括多糖、肽聚糖、磷壁酸、菌毛和鞭毛）上观察细胞壁组分，以及进行结晶蛋白层（如小棒和 S 层）的观察。值得注意的是，相关的 AFM-荧光成像可用于获得细胞结构更完整的视图。

　　AFM 力谱可用于量化探针和样品之间的力。在单分子力谱（SMFS）中，AFM 使尖端接近样品并从样品中缩回，并且以悬臂偏转测量作为分离距离的函数的相互作用力（图 17-1）。这种产生的力-距离曲线提供了关于细胞表面分子的定位、结合强度和力学等关键信息。在大多数 SMFS 实验中，AFM 探针将特定的生物分子功能化，AFM 灵敏度仅为几皮牛顿（pN，$1pN=10^{-12}N$）的量级。这允许研究人员探测单个受体-配体键或研究单个蛋白质，因为这样的单分子测量通常需要 50～250 pN 的力。值得注意的是，空间解析的 SMFS 使研究人员能够定量地映射细胞表面结构、性质及它们间的相互作用。SMFS 的变化是单细胞力谱（SCFS），其中探针被活细胞替换可用来探测单细胞的黏附力。

17.2.1　微生物细胞壁

　　AFM 成像使微生物学家以（近）分子分辨率可视化微生物细胞壁和附属物的组织及动力学，回答以前无法回答的相关问题。AFM 的最大优势是不需要染色、标记或固定，可以在生理条件下成像，通过揭示最外面的细胞表面的超微结构细节，以较低的分辨率探测整个细胞壁。

　　肽聚糖是细菌细胞壁的主要成分。尽管该聚合物具有重要的功能（机械支撑、维持细胞形状和作为抗生素的靶标），但其三维结构长期以来一直存在争议[1]。通常认为，聚糖链平行于质膜延伸，可能被布置为围绕细胞短轴的环或螺旋。在过去的几年中，AFM 成像补充了电子冷冻显微镜和层析成像技术的短处，提供了肽聚糖的关键结构细节，如链取向。这项工作大部分是由 Turner 等在纯化的卵泡上进行的[2]。最初 Hayhurst 等发现模型杆状细菌枯草芽孢杆菌的细胞壁具有长达 5 μm 的聚糖链，比细胞本身更长[3]。细胞壁的内表面显示出平行于细胞的短轴运行的 50 nm 宽的肽聚糖线，以及沿着线的平均周期为 25 nm 的交叉条纹。所以 Hayhurst 等认为聚糖链被聚合和交联以形成肽聚糖线的架构模型，然后将其卷成螺旋以形成内表面缆索结构。在另一项研究中，AFM 与光学显微镜结合荧光万古霉素标记用来研究肽聚糖在球形细菌金黄色葡萄球菌中的分布[4]。该研究观察到了同心环和球形表面结构，并将其分别归属于新生和成熟肽聚糖，同时建议肽聚糖特征可用来描述先前的分裂现象，并且保持必要的信息以指定下一个分裂平面。肽聚糖结构和动力学也已在具有卵形细胞形状（卵圆形）的细菌中进行了研究，包括许多重要的病原体在内[5]。研究的 AFM 图像显示了平行于细胞的短轴的肽聚糖网络的优先取向，用超分辨率荧光显微镜解开了肽聚糖组装的动力学，结果表明卵母细胞具有独特的肽聚糖结构，这种结构在其他模式生物中没有观察到。另外超分辨荧光显微镜解开了意想不到的不连续、补片合成模式。因此，这些高分辨率研究已经表明，细菌物种表现出多种肽聚糖结构，其结果有助于研究肽聚糖排列的新结构模型。

　　肽聚糖结构已在活细胞中可视化。有研究观察到在生长期间的金黄色葡萄球菌肽聚糖结构（纳米级孔和同心环）的变化[6]。芽孢杆菌芽孢萌发过程中的高分辨率图像揭示了肽聚糖纤维的多孔网络，与合成肽聚糖寡聚体的蜂窝模型结构一致[7]。有趣的是，SMFS 使用功能化探针开发了一种识别活细胞中的单个肽聚糖链手段[8]。使用万古霉素功能化探针，肽聚糖的 D-Ala-D-Ala 位点显示位于乳酸乳球菌的赤道环上，新形成的肽聚糖被插入这些区域[8]。同样，使用赖氨酸基序修饰的 AFM 探针可对乳酸乳球菌中的肽聚糖纳米微粒成像。通过 AFM 发现了野生型细胞显示无特征的表面形态，而缺乏细胞壁外多糖的突变细胞具有平行于细胞短轴的 25 nm 宽的周期性带。高分辨率 AFM 图像极大地改善了我们目前对多种细菌物种中的肽聚糖结构的感知。

　　糖聚合物代表另一类细胞壁组分，具有重要功能，例如，保护细胞免受不利的环境条件影响，介导细胞识别和促进生物膜形成，等等。Stukalov 等使用 AFM 和透射电子显微镜研究 4 种不同革兰氏阴性菌菌株的荚膜多糖，AFM 明确鉴定到所有菌株的胶囊的存在[9]。Francius 等探测益生菌鼠李糖乳杆菌 GG 的细胞表面多糖，缓冲液中细胞的 AFM 图像显示了具有纳米级波形装饰的粗糙形态[10]。这些特征表明了细胞外多糖的存在，因为它们在外多糖生产受损的突变体中几乎看不到。此外，具有凝集素功能化的末端的 SMFS 用于鉴定单个多糖链，证明了不同性质的多糖共存于细胞表面上。虽然已知磷壁酸在细胞延长和细胞分裂过程中发挥重要作用[11]，但是这些组件的空间定位与其功能作用之间的关系尚不清楚。为了解决这个问题，将 AFM 与荧光显微镜相结合以绘制植物乳杆菌中壁磷壁酸（WTA）的分布，对野生型和突变体菌株的表型分析揭示了 WTA 是细胞延长和细胞分裂所需的。通过 AFM 的纳米成像显示表达 WTA 的菌株具有高度极化的表面形态。SMFS 和荧光成像与特定的凝集素探针结合表明极化的表面结构与 WTA 的不均匀分布相关，结果表明 WTA 在植物乳杆菌中的极化分布及控制细胞形态中发挥关键作用[12]。

　　AFM 也被用于在纯化的膜中对蛋白质进行成像。膜蛋白研究的一个重要挑战是增加 AFM 的时间分辨率，以便监测动态过程[13]。近年来，新一代高速 AFM 在技术方面取得了显著进步。由于用常规 AFM 记录高分辨率图像所需的时间约为 60 s，但新一代高速 AFM 每秒可获得 10 幅图像，这使得研究者能够观察光活化细菌视紫红质中的动态分子过程，结果显示了这种光驱动质子泵的照明诱导一秒内的主要结构变化[14]。此外，高速 AFM 能够跟踪大肠杆菌外膜蛋白 F（OmpF）的运动[15]。高分辨率图片显示蛋白质广泛分布在膜中，是扩散聚集的结果。虽然整体蛋白质运动与膜中蛋白质的局部密度成比例，但单个蛋白质分子也可以自由扩散或被蛋白质-蛋白质相互作用捕获。基于这些数据，可以确定膜蛋白的相互作用电位图和相互作用途径。上述研究有助于更好地理解微生物成分的结构组织，包括肽聚糖、糖聚合物和膜蛋白。

17.2.2 微生物鞭毛

AFM 还用于研究细菌菌毛和鞭毛的形态和组织，研究者利用该方法能够直接量化结构尺寸。Touhami 等研究表明 AFM 是一种非常敏感的工具，可以高分辨率地检测铜绿假单胞菌的菌毛和鞭毛的结构和弹性[16]。AFM 成像显示革兰氏阴性菌不动杆菌 RAG-1[17]的细胞周围存在鞭毛。Fälker 等[18]分析了来自革兰氏阳性菌肺炎链球菌菌毛的超微结构特性，包括厚度和长度，高放大倍率图像显示了细纤维与球形装饰纤维内部结构。鼠李糖乳杆菌的高分辨率 AFM 图像显示菌毛不仅分布在细胞周围，而且以星状结构和在基质上装配的细长束的形式存在[19]。AFM可以用于研究与功能相关的细胞表面附属物的表达，例如，由 AFM 图像确定了由 6 种苏云金芽孢杆菌菌株表达的鞭毛的量，并发现了其与细胞的微观群集运动性相关[20]。

17.2.3 细胞壁-抗生素重构

了解细胞壁如何响应生长及药物，以及这种结构动力学如何与生物物理性质的变化相关联是细胞微生物学的重要主题。AFM 成像允许研究人员跟踪生物体的动态结构变化，而力谱提供了一种手段来将这些变化与细胞壁的差异相关联。Plomp 等使用 AFM 探测芽孢杆菌孢子的高分辨率结构动力学[7]。AFM 图像显示以前未认识到的萌发诱导的孢子衣壳结构和拓扑的改变及外部孢子包被小棒结构。AFM 荧光成像使研究者观察到真菌病原体白色念珠菌利用阿基米德酵母到菌丝阶段过渡，使其得以逃离吞噬细胞。除了生长，环境应激也可以大大改变微生物细胞壁。Pillet 等探讨了热应激对酿酒酵母的结构和机械性质的影响，结果发现热应激诱导在细胞表面上形成圆环，并增加细胞壁刚度，同时增加壳多糖含量[21]。

许多重要的抗生素，包括 β-内酰胺（青霉素）和糖肽（万古霉素），均靶向微生物细胞壁。由于其具有监测微生物病原体中药物诱导的表面改变的能力，AFM 为理解抗生素的作用模式和筛选能够抗抗性菌株的分子开辟了新途径[22]。使用实时成像，Francius 等[23]捕获暴露于溶葡萄球菌素的金黄色葡萄球菌细胞的结构动力学，溶葡萄球菌素是特异性切割肽聚糖交联五糖氨基酸桥的酶。酶诱导细胞表面形态（肿胀，隔膜和纳米级穿孔的分裂）和细胞壁力学的变化，这归因于肽聚糖的消化，最终导致具有渗透性和脆性细胞的形成。铜绿假单胞菌细胞壁被证明在结构和生物物理学上受到两种抗生素——替卡西林和妥布霉素——的影响，细胞壁的刚度在抗生素处理后显著降低[24]。

AFM 也有助于研究抗菌肽的作用方式[25]。在这些肽中，黏菌素与其他抗生素组合使用以治疗和控制囊性纤维化患者中的慢性肺部感染，其作用机制似乎涉及阳离子肽和革兰氏阴性菌的外膜之间的静电作用。AFM 显示用黏菌素处理的各种细菌物种，能破坏细胞表面，增加刚度和降低黏合特性[26]。相比之下，用肽康宁霉素处理枯草芽孢杆菌能诱导细胞壁塌陷、增加粗糙度及降低细胞刚度[27]，从而推测细胞内物质泄漏的可能作用机制。AFM 还可用于探测 chrysophsin-3 与炭疽芽孢杆菌在孢子形成、发芽和营养状态中的相互作用，与形成孢子和发芽的细胞不同，营养细胞在处理后变得更硬，这是由于细胞膜的破坏导致细胞材料和水含量的丧失[28]。这些研究表明，AFM 成像有可能成为抗菌治疗和药理学的重要工具。未来研究的关键方向是提高时间分辨率，以便可以快速监测细胞壁重塑。在未来预计 AFM 能更具体地高速成像，将使我们更好地了解抗菌剂，包括抗生素、抗菌肽和创新化合物如纳米颗粒的作用模式。

17.3　微生物蛋白成像与相互作用

AFM 除了提供对微生物细胞壁的结构见解，还可以提供关于细胞表面功能的大量信息。最近的研究结果表明，AFM 力谱揭示了微生物黏附素的结合机制，揭示了细胞表面蛋白的力学和其在细胞功能中的作用，了解了细胞表面蛋白如何组装成功能纳米域，并量化了力驱动单细胞黏附。

17.3.1　微生物黏附机制

微生物彼此及与宿主细胞的黏附在微生物学、生物技术和医学中具有重要意义。微生物感染通常由病原体通过细胞表面黏附素特异性黏附到宿主组织而引发。虽然关于微生物黏附素的结构和生物合成是众所周知的，但是其与宿主受体的相互作用的分子机制仍然需要探索。SMFS 已被用于解开黏附素的结合机制，提供关于黏附素结合强度、亲和力和特异性的直接信息。这意味着用同源配体功能化 AFM 探针可在活细胞上测量特异性受体-配体力[29]（图 17-2）。有研究者利用 AFM 探索了金黄色葡萄球菌的纤连蛋白结合蛋白（FnBP，又分为 FnBPA 和 FnBPB 等多种）的结合性质，使用含有纤连蛋白的 AFM 探针来定量纤连蛋白-S

的分子强度及与活细菌的相互作用。结果表明，强的键由转录因子 SigB 促进，并且可能在金黄色葡萄球菌对宿主组织的机械抗性黏附中起作用，而且 FnBPA 和 FnBPB 对于金黄色葡萄球菌与宿主纤连蛋白的装置的结合是必须的[30]。Lower 研究小组探查了 46 种血液金黄色葡萄球菌分离物的 FnBP 结合强度[31]，分子动力学模拟证明，在这些分离物中，黏附素中的三个残基与纤连蛋白形成额外的氢键。

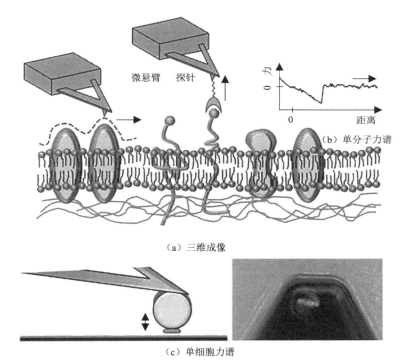

（a）三维成像

（b）单分子力谱

（c）单细胞力谱

图 17-2　响应样本与探针尖端之间的力进行成像示意图

（a）对细胞表面结构进行三维成像；（b）功能化探针与细胞表面分子之间相互作用力谱；
（c）在 AFM 微悬臂表面吸附微生物细胞[3]

单分子实验已经揭示了黏附蛋白的重要特征，即它们的多功能性质。多功能黏附素的本质是分枝杆菌肝素结合血凝素黏附素（HBHA）。驱动 HBHA 和肝素受体之间的特异性识别的力被量化，其大小取决于相互作用时间，这表明对于最佳结合需要时间依赖性的构象变化[32]。进一步的调查表明，黏附素促进分枝杆菌聚集[33]。此外，HBHA 被证明通过其 N 末端和 C 末端结构域可特异性结合肌动蛋白，这表明 HBHA-肌动蛋白相互作用在分枝杆菌疾病发病机制中起到了重要的作用[34]。亲和性和异嗜性相互作用显示出低结合亲和力，其对于上皮细胞定居可能是重要的。与活的肺细胞的结合导致膜系链的形成，其可以在黏附中起促进作用。

最后，来自益生菌植物乳杆菌的肽聚糖水解酶 Acm2 显示出广泛的特异性。其不仅能够结合不同的肽聚糖，而且能够识别黏蛋白，即肠黏膜层的主要细胞外组分，表明该酶还可以作为细胞黏附分子。

AFM 力谱可探索病原体入侵背后的机制。Dupres 等揭示了 Septins 在单核细胞性李斯特菌入侵蛋白 InlB 和 Met 受体之间相互作用中的作用[35]。Septins 是调节单核细胞性李斯特菌进入宿主细胞的非常规细胞骨架元件。Dupres 进一步发现，Septins 的消耗能显著降低 InlB-Met 与活细胞间相互作用的结合力。

因为细胞表面上的多糖也参与细胞黏附，研究它们的黏附和构象特性也非常重要。当带有凝集素探针的 SMFS 用于探测鼠李糖乳杆菌表面上的多糖时，揭示出了两种不同性质的多糖的共存。测量野生型细菌的多糖性质（分布、黏附和延伸）与具有受损的生物膜形成和胞外多糖生产的突变株性质显著不同，这表明这些分子在细菌黏附中起到了作用。AFM 力谱有助于理解脂多糖（LPS）在黏附和毒力中的作用。有研究表征了 8 个大肠杆菌菌株的 LPS 的长度和理化性质，揭示了 LPS 长度和一些菌株的黏附之间的联系[36]。用不同长度 LPS 的铜绿假单胞菌菌株的力测量表明，尽管黏附力与 LPS 长度不相关，但在感染的急性肺炎小鼠模型中发现黏附力和细菌致病性之间存在一定的关系[37]。

17.3.2　蛋白质力学

细胞表面蛋白的机械性质在细胞功能中起重要作用。机械传感器将机械力转化为生化信号，细胞黏附蛋白通过力诱导的构象变化介导黏附[38]。截至目前，这样的细胞蛋白质如何响应机械刺激以实现功能仍然未有明确答案。由于其具有吸附单一蛋白质的能力，研究人员能够利用 AFM 解决这个问题。尽管蛋白质力学已经在体外得到广泛研究，但是将这些纳米机械实验引入活细胞一直是具有挑战性的问题[39]。在一项开创性的研究中，SMFS 与分子遗传学的现代工具结合用于测量酿酒酵母中 Wsc1 机械传感器的弹性[40]。机械传感器被伸长并用 His 标签修饰以便通过化学修饰的 AFM 探针进行特异性检测。它们表现为能够抵抗高机械力和响应环境应力的纳米弹簧。该技术进一步发展为用于在酵母细胞中测定体内细胞壁厚度的工具[41]。

单分子实验已经证明，在外力作用下，黏附素对细胞黏附显示出重要的机械响应。在生物膜研究中，从荧光假单胞菌中提取的黏附蛋白 Lap（如 LapA 等）具有长延伸的黏附的机械特征，其可以通过增加蛋白质-底物键的能量来增强细菌黏附[41]。蛋白质力学使 LapA 成为理想的多用途桥接蛋白质，使荧光假单胞菌能够固定在各种表面。SMFS 证明了 Als 淀粉样蛋白在增强真菌黏附中的作用[42]。

通过 AFM 对细菌菌毛的力学的探索，了解了如何使用这些结构来促进黏附和抵抗机械应力。革兰氏阴性菌菌丝由于它们的螺旋四级结构的展开容易在受力时伸长。相比之下，革兰氏阳性菌菌丝呈现出在革兰氏阴性菌菌丝中未观察到的明显的机械响应，这与它们通过共价聚合形成并通过内部异肽键稳定的观点一致。在机械应力较小的情况下，显示鼠李糖乳杆菌 GG（LGG）菌毛介导包括沿着菌毛分布的多种黏附素的拉链样相互作用（拉链模式破裂）；而在机械应力较大的情况下，菌毛表现为能够承受大的机械负荷（剪切模式破裂）[43]。拉链样相互作用和类似弹簧的性质被认为是在肠环境中加强细菌-宿主和细菌-细菌之间相互作用的关键。总之，纳米机械实验已经使新的光能转移到细胞表面传感器、黏附素和菌毛，并响应于与功能相关的机械刺激。除了蛋白质力学，细胞力学也可以通过 AFM 进行处理，使我们能够评估抗生素对细胞刚度的影响[44]。

17.3.3　蛋白质组装

细胞表面受体的分布和动力学信息对于细胞表面功能的发挥非常重要。AFM 可以绘制单个蛋白质在活细胞包括微生物细胞上的分布[45]，因此它适合解决这一问题。单蛋白成像通常涉及通过空间分辨的 SMFS 扫描细胞表面，其中探针带有特异性配体或抗体。这种方法在微生物研究中得到重要应用，例如，应激诱导的蛋白质簇的形成，其能激活细胞信号转导和细胞黏附[46]。蛋白质聚集在去离子水中或在升高的温度下强烈增强，表明其在适当的应激反应中的相关性。在细胞黏附背景下，一个关键的发现是微生物黏附素响应机械应力的聚集。例如，从可用特异性抗体终止的 AFM 探针的白色念珠菌中提取的单个 Als 黏附素能触发细胞表面上黏附纳米域的形成和增殖[47]。淀粉样蛋白形成序列中的单位点突变表明淀粉样蛋白相互作用代表了基于 A1s 聚簇的驱动力。因此，细胞-细胞黏附的强度是由数百个蛋白质在细胞表面上的力激活的淀粉样蛋白聚集形成的，以形成有序多聚体结合位点阵列（图 17-3）。这些结果与上述拉链结合机制一起突出了淀粉样蛋白可在微生物细胞黏附中发挥作用，包括聚集黏附素以增加亲和力，以及形成稳定的淀粉样蛋白之间的相互作用。进一步的研究也已经证明细胞形态的发生，即酵母到菌丝的转变对 Als 黏附素及其相关甘露聚糖的分布和黏附会产生影响，其对于微生物-宿主相互作用是至关重要的[48]。

尽管 SMFS 的成像细胞表面分析的潜力巨大，但该技术长期以来受限于其较差的时空分辨率。然而，现在新的多参数成像模式允许研究人员在增加速度和横向分辨率的同时，对细胞样品的结构和物理性质（弹性和黏附）成像[49]。在微生物学中，多参数成像已经应用于来自 *Halobacterium salinarum* 的紫色膜和外膜蛋白 F[50]。Chopinet 等[51]对大肠杆菌、白色念珠菌和烟曲霉细胞的结构、弹性和黏附性进行了成像。Alsteens 等[52]开发了具有化学修饰的探针的多参数成像方法，以便映射对烟曲霉的疏水力，并检测和操纵酵母细胞上的单个传感器蛋白。

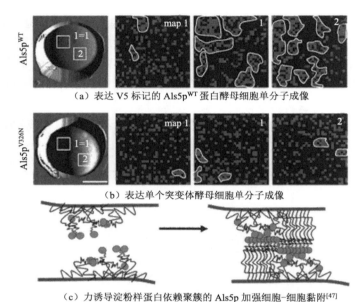

（a）表达 V5 标记的 Als5p^{WT} 蛋白酵母细胞单分子成像

（b）表达单个突变体酵母细胞单分子成像

（c）力诱导淀粉样蛋白依赖聚簇的 Als5p 加强细胞-细胞黏附[47]

图 17-3　功能性淀粉样蛋白在细胞上产生黏附纳米结构域步骤图

17.3.4　微生物细胞相互作用

使用 AFM 来研究细胞-细胞和细胞-基底之间的相互作用具有重要意义，即将微生物细胞固定在 AFM 悬臂上并测量细胞探针和靶表面之间的相互作用力。细胞探针实验补充了研究微生物黏附的传统方法，即电子和光学显微镜检查、流动室实验、表面化学分析，以及表面电荷和疏水性测量。同时还提供了一种手段来关联单分子和单细胞数据，帮助了解细胞黏附机制。

在大多数细胞探针研究中，一般用化学方法制备细胞探针会导致细胞表面变性或死亡。此外，多个细胞通常连接到悬臂，意味着相互作用细胞的数量不受控制。为了获得生物相关信息，需要开发能够进行单细胞分析的 SCFS 测定[53]。SCFS 的非侵入性方法是使用特异性受体-配体相互作用将细胞简单地附着在悬臂上。在大多数情况下，微生物-悬臂结合太弱，会导致细胞脱离。一个替代方案是 FluidFM，其使用中空悬臂分配和操纵单个活细胞[54]的方法对细胞进行监测。FluidFM 允许在短时间内监测多个细胞，并且以这种方式可以记录统计相关的数据。更简单的方案是结合使用探针悬臂和聚多巴胺湿黏合，用聚多巴胺涂覆探针表面识别的细菌，使研究人员能够量化单个细菌和目标表面之间的黏附力[55]。

Younes 等[56]的研究显示乳杆菌对金黄色葡萄球菌菌株具有强的黏附力，解释了为何共聚集可以消除这些病原体。Ovchinnikova 等[57]研究了铜绿假单胞菌和不同形式的白念珠菌之间的相互作用，发现铜绿假单胞菌对菌丝的黏附力非常强，不能产生群体感应分子的细菌突变体较少黏附，这表明群体感应能在建立多微生物群落中发挥作用。Beaussart 等[58]量化了表皮葡萄球菌和白念珠菌之间的共黏附力，揭示了细菌能与白念珠菌胚芽管发生强烈结合，但与酵母细胞结合较弱。Alsteens 等[59]揭示了参与白念珠菌形成的酵母菌丝的黏附力，这是生物膜形成的重要因素。当使用突变菌株时，他们发现在胚管上表达的 Als3 蛋白质在黏附中起到了关键作用。Liu 等[60]揭示细胞探针测定为抗黏连治疗提供了很好的前景。通过研究酸果蔓汁的 P-流感大肠杆菌和人类尿路上皮细胞之间的黏附力，揭示了这些化合物抑制细菌黏附的机制。

17.4　结　　语

AFM 在微生物学中得到广泛应用，有助于增强我们对微生物细胞表面的结构和功能的理解。这些单分子和单细胞分析不仅对微生物学，而且对医学阐明病原体宿主和病原体药物相互作用的分子机制及开发新的抗菌方法都具有重要意义。

AFM 成像不仅揭示了细胞壁的主要组分（肽聚糖、多糖、磷壁酸、膜蛋白、菌毛和鞭毛）的结构和装配的机制信息，并且有助于阐明它们在生长、分裂、形态发生、运动性和黏附等细胞过程中起到的作用。此外，该技术使我们能够了解细胞壁如何响应于生长过程和药物作用。

目前研究人员不仅从 SMFS 和 SCFS 实验中获得了对各种功能的见解，SMFS 还被用于解开黏附素（如 FnBPs 和 HBHA）和多糖的结合机制，帮助提供关于它们的结合强度、亲和力、特异性和多功能性的直接信息。这些实验有助于更好地了解促进或抑制细菌黏附的分子。研究人员还解释了机械传感器（Wsc1）、黏附素（Als 和 LapA）和菌毛对机械应力（蛋白质解折叠、拉链样相互作用和类似弹簧的性质）如何反应，以及如何使用这种反应来调节细胞功能机械传感和黏附。研究结果表明功能淀粉样蛋白在细胞黏附和生物膜形成过程中发挥重要作用。基于 SMFS 的成像与探针负载特定的生物配体能够使我们映射细胞表面受体的分布，形成功能的纳米作用域，激活细胞信号并进行细胞黏附。多参数成像已经成为一种新的 AFM 模态，用于了解这种细胞表面纳米域的结构和物理性质。SCFS 通过实现引导细胞-细胞和细胞-基底之间相互作用的基本力的直接量化来补充 SMFS，上述相互作用对于生物膜形成和宿主是至关重要的。还有研究基于 AFM 的机械传感器实现了生物分析物和细胞的超灵敏、无标记的检测，其还应用于研究抗生素的结合机制、快速检测细菌对抗生素的抗性及功能性药物发现等领域。

与光学显微镜相比，AFM 成像受到其时间分辨率的限制，即记录图像（60 s）

所需的时间比许多生物过程的时间长得多。最近，在开发高速 AFM 方面取得了进展，使其能够以毫秒时间分辨率跟踪分子和细胞动力学。这项技术使研究人员能够观察在溶菌酶处理下对枯草芽孢杆菌的溶菌作用，以及与抗微生物肽相互作用后大肠杆菌表面的变化。我们期望这种更新的模式有助于解决微生物细胞中丰富的动态过程问题。

细胞表面生物学中的一个重要问题是同时表征生理条件下细胞表面的结构、物理性质和相互作用。虽然空间解析 SMFS 使研究人员能够将细胞的结构图像与其生物物理性质的定量图相关联，但是该方法检测速度慢、空间分辨率差，限制了其在微生物学中的使用。过去几年研究人员已在开发新的定量多参数成像技术（定量成像和力谱）方面取得了重大突破。结合使用生物化修饰的探针，多参数成像系统能同时使蛋白质结构、物理性质和微生物细胞完成成像。最近实例包括对微生物病原体的疏水性质的定量绘图、细胞表面机械传感器的快速定位和机械分析，以及从活细菌挤出的单噬菌体的成像。

最后，使用 SCFS 来量化引导微生物细胞的黏附力，但长期以来缺乏用于单个微生物细胞在 AFM 悬臂上的受控附着的方案。直到最近，通过静电作用、疏水作用或化学固定的方法将细胞附着到悬臂暴露出几个问题，如细胞悬臂键太弱，会导致细胞脱离，化学品的使用或干燥会导致细胞表面变性或引起细胞死亡，多个细胞通常会附着在一起，这也意味着不能获得可靠的单细胞分析。

尽管 AFM 具有巨大的潜力，但其在微生物学中的广泛应用受到技术瓶颈的限制，包括技术的低分辨率和分析的侵入性。但是，最近发展的先进 AFM 模式有助于解决这些问题。目前，大多数 AFM 耦合到高质量倒置光学显微镜，使其能够对单细胞进行靶向 AFM 测量，以及分析它们与荧光成像的相关性。在未来的研究中，可将 AFM 与超分辨光学显微镜技术（如光活化定位显微镜、随机光学重建显微镜、结构照明显微镜和受激发射损耗显微镜成像平台）相互结合，从结构和功能方面分析微生物细胞表面。

参 考 文 献

[1] Vollmer W，Seligman S J. Architecture of peptidoglycan：More data and more models[J]. Trends in Microbiology，2010，18(2)：59-66.

[2] Turner R D，Vollmer W，Foster S J. Different walls for rods and balls：The diversity of peptidoglycan[J]. Molecular Microbiology，2014，91(5)：862-874.

[3] Hayhurst E J，Kailas L，Hobbs J K，et al. Cell wall peptidoglycan architecture in *Bacillus subtilis*[J]. Proceedings of the National Academy of Sciences of the United States of America，2008，105(38)：14603-14608.

[4] Turner R D，Ratcliffe E C，Wheeler R，et al. Peptidoglycan architecture can specify division planes in *Staphylococcus*

aureus[J]. Nature Communications，2010，1：26.

[5]　Wheeler R，Mesnage S，Boneca I G，et al. Super-resolution microscopy reveals cell wall dynamics and peptidoglycan architecture in ovococcal bacteria[J]. Molecular microbiology，2011，82(5)：1096-1109.

[6]　Touhami A，Jericho M H，Beveridge T J. Atomic force microscopy of cell growth and division in *Staphylococcus aureus*[J]. Journal of Bacteriology，2004，186(11)：3286-3295.

[7]　Plomp M，Leighton T J，Wheeler K E，et al. *In vitro* high-resolution structural dynamics of single germinating bacterial spores[J]. Proceedings of the National Academy of Sciences of the United States of America，2007，104(23)：9644-9649.

[8]　Gilbert Y，Deghorain M，Wang L，et al. Single-molecule force spectroscopy and imaging of the vancomycin/D-Ala-D-Ala interaction[J]. Nano Letters，2007，7(3)：796-801.

[9]　Stukalov O，Korenevsky A，Beveridge T J，et al. Use of atomic force microscopy and transmission electron microscopy for correlative studies of bacterial capsules[J]. Applied and Environmental Microbiology，2008，74(17)：5457-5465.

[10]　Francius G，Lebeer S，Alsteens D，et al. Detection，localization，and conformational analysis of single polysaccharide molecules on live bacteria[J]. ACS Nano，2008，2：1921-1929.

[11]　Weidenmaier C，Peschel A. Teichoic acids and related cell-wall glycopolymers in Gram-positive physiology and host interactions[J]. Nature Reviews Microbiology，2008，6(4)：276-287.

[12]　Andre G，Kulakauskas S，Chapot-Chartier M P，et al. Imaging the nanoscale organization of peptidoglycan in living *Lactococcus lactis* cells[J]. Nature Communications，2010，1(3)：27.

[13]　Ando T，Uchihashi T，Scheuring S. Filming biomolecular processes by high-speed atomic force microscopy[J]. Chemical Reviews，2014，114(6)：3120-3188.

[14]　Shibata M，Yamashita H，Uchihashi T，et al. High-speed atomic force microscopy shows dynamic molecular processes in photoactivated bacteriorhodopsin[J]. Nature Nanotechnology，2010，5(3)：208-212.

[15]　Casuso I，Khao J，Chami M，et al. Characterization of the motion of membrane proteins using high-speed atomic force microscopy[J]. Nature Nanotechnology，2012，7(8)：525-529.

[16]　Touhami A，Jericho M H，Boyd J M，et al. Nanoscale characterization and determination of adhesion forces of *Pseudomonas aeruginosa* pili by using atomic force microscopy[J]. Journal of Bacteriology，2006，188(2)：370-377.

[17]　Dorobantu L S，Bhattacharjee S，Foght J M，et al. Atomic force microscopy measurement of heterogeneity in bacterial surface hydrophobicity[J]. Langmuir，2008，24(9)：4944-4951.

[18]　Fälker S，Nelson A L，Morfeldt E，et al. Sortase-mediated assembly and surface topology of adhesive *Pneumococcal pili*[J]. Molecular Microbiology，2008，70(3)：595-607.

[19]　Tripathi P，Dupres V，Beaussart A，et al. Deciphering the nanometer-scale organization and assembly of *Lactobacillus rhamnosus* GG pili using atomic force microscopy[J]. Langmuir，2012，28(4)：2211-2216.

[20]　Gillis A，Dupres V，Delestrait G，et al. Nanoscale imaging of Bacillus thuringiensis flagella using atomic force microscopy[J]. Nanoscale，2012，4(5)：1585-1591.

[21]　Pillet F，Lemonier S，Schiavone M，et al. Uncovering by atomic force microscopy of an original circular structure

at the yeast cell surface in response to heat shock[J]. BMC Biology, 2014, 12: 6.

[22] Kasas S, Fellay B, Cargnello R. Observation of the action of penicillin on *Bacillus subtilis* using atomic force microscopy: Technique for the preparation of bacteria[J]. Surface and Interface Analysis, 1994, 21(6-7): 400-401.

[23] Francius G, Domenech O, Mingeot-Leclercq M P, et al. Direct observation of *Staphylococcus aureus* cell wall digestion by lysostaphin[J]. Journal of Bacteriology, 2008, 190(24): 7904-7909.

[24] Formosa C, Grare M, Duval R E, et al. Nanoscale effects of antibiotics on *P. aeruginosa*[J]. Nanomedicine: Nanotechnology, Biology and Medicine, 2012, 8(1): 12-16.

[25] Soon R L, Nation R L, Hartley P G, et al. Atomic force microscopy investigation of the morphology and topography of colistin-heteroresistant *Acinetobacter baumannii* strains as a function of growth phase and in response to colistin treatment[J]. Antimicrobial Agents and Chemotherapy, 2009, 53(12): 4979-4986.

[26] Mortensen N P, Fowlkes J D, Sullivan C J, et al. Effects of colistin on surface ultrastructure and nanomechanics of *Pseudomonas aeruginosa* cells[J]. Langmuir: The ACS Journal of Surfaces and Colloids, 2009, 25(6): 3728-3733.

[27] Su H N, Chen Z H, Song X Y, et al. Antimicrobial peptide trichokonin VI-induced alterations in the morphological and nanomechanical properties of *Bacillus subtilis*[J]. Plos One, 2012, 7(9): e45818.

[28] Pinzón-Arango P A, Nagarajan R, Camesano T A. Interactions of antimicrobial peptide chrysophsin-3 with *Bacillus anthracis* in sporulated, germinated, and vegetative states[J]. The Journal of Physical Chemistry B, 2013, 117(21): 6364-6372.

[29] Mitchell G, Lamontagne C A, Brouillette E, et al. *Staphylococcus aureus* SigB activity promotes a strong fibronectin-bacterium interaction which may sustain host tissue colonization by small-colony variants isolated from cystic fibrosis patients[J]. Molecular Microbiology, 2008, 70(6): 1540-1555.

[30] Buck A W, Fowler V G, Yongsunthon R, et al. Bonds between fibronectin and fibronectin-binding proteins on *Staphylococcus aureus* and *Lactococcus lactis*[J]. Langmuir: The ACS Journal of Surfaces and Colloids, 2010, 26(13): 10764-10770.

[31] Casillas-Ituarte N N, Lower B H, Lamlertthon S, et al. Dissociation rate constants of human fibronectin binding to fibronectin-binding proteins on living *Staphylococcus aureus* isolated from clinical patients[J]. Journal of Biological Chemistry, 2012, 287(9): 6693-6701.

[32] Dupres V, Menozzi F D, Locht C, et al. Nanoscale mapping and functional analysis of individual adhesins on living bacteria[J]. Nature Methods, 2005, 2(7): 515-520.

[33] Verbelen C, Raze D, Dewitte F, et al. Single-molecule force spectroscopy of mycobacterial adhesin-adhesin interactions[J]. Journal of Bacteriology, 2007, 189(24): 8801-8806.

[34] Verbelen C, Dupres V, Raze D, et al. Interaction of the mycobacterial heparin-binding hemagglutinin with actin, as evidenced by single-molecule force spectroscopy[J]. Journal of Bacteriology, 2008, 190(23): 7614-7620.

[35]]Dupres V, Verbelen C, Raze D, et al. Force spectroscopy of the interaction between mycobacterial adhesins and heparan sulphate proteoglycan receptors[J]. ChemPhysChem, 2009, 10: 1672-1675.

[36] Strauss J, Burnham N A, Camesano T A. Atomic force microscopy study of the role of LPS O-antigen on adhesion

of *E. coli*[J]. Journal of Molecular Recognition，2009，22(5)：347-355.

[37] Ivanov I E，Kintz E N，Porter L A，et al. Relating the physical properties of *Pseudomonas aeruginosa* lipopolysaccharides to virulence by atomic force microscopy[J]. Journal of Bacteriology，2011，193(5)：1259-1266.

[38] Vogel V，Sheetz M. Local force and geometry sensing regulate cell functions[J]. Nature Reviews Molecular Cell Biology，2006，7(4)：265-275.

[39] Dufrêne Y F，Evans E，Engel A，et al. Five challenges to bringing single-molecule force spectroscopy into living cells[J]. Nature Methods，2011，8(2)：123-127.

[40] Dupres V，Alsteens D，Wilk S，et al. The yeast Wsc1 cell surface sensor behaves like a nanospring *in vivo*[J]. Nature Chemical Biology，2009，5(11)：857-862.

[41] Dupres V，Dufrêne Y F，Heinisch J J. Measuring cell wall thickness in living yeast cells using single molecular rulers[J]. ACS Nano，2010，4(9)：5498-5504.

[42] Alsteens D，Ramsook C B，Lipke P N，et al. Unzipping a functional microbial amyloid[J]. ACS Nano，2012，6(9)：7703-7711.

[43] Tripathi P，Beaussart A，Alsteens D，et al. Adhesion and nanomechanics of pili from the probiotic *Lactobacillus rhamnosus* GG[J]. ACS Nano，2013，7(4)：3685-3697.

[44] Longo G，Kasas S. Effects of antibacterial agents and drugs monitored by atomic force microscopy[J]. Wiley Interdisciplinary Reviews：Nanomedicine and Nanobiotechnology，2014，6(3)：230-244.

[45] Lower B H，Yongsunthon R，Shi L，et al. Antibody recognition force microscopy shows that outer membrane cytochromes OmcA and MtrC are expressed on the exterior surface of *Shewanella oneidensis* MR-1[J]. Applied and Environmental Microbiology，2009，75(9)：2931-2935.

[46] Heinisch J J，Dupres V，Wilk S，et al. Single-molecule atomic force microscopy reveals clustering of the yeast plasma-membrane sensor Wsc1[J]. Plos One，2010，5(6)：e11104.

[47] Alsteens D，Garcia M C，Lipke P N，et al. Force-induced formation and propagation of adhesion nanodomains in living fungal cells[J]. Proceedings of the National Academy of Sciences，2010，107(48)：20744-20749.

[48] Beaussart A，Alsteens D，El-Kirat-Chatel S，et al. Single-molecule imaging and functional analysis of Als adhesins and mannans during Candida albicans morphogenesis[J]. ACS Nano，2012，6(12)：10950-10964.

[49] Dufrêne Y F，Martínez-Martín D，Medalsy I，et al. Multiparametric imaging of biological systems by force-distance curve-based AFM[J]. Nature Methods，2013，10(9)：847-854.

[50] Pfreundschuh M，Hensen U，Müller D J. Quantitative imaging of the electrostatic field and potential generated by a transmembrane protein pore at subnanometer resolution[J]. Nano Letters，2013，13(11)：5585-5593.

[51] Chopinet L，Formosa C，Rols M P，et al. Imaging living cells surface and quantifying its properties at high resolution using AFM in QI™ mode[J]. Micron，2013，48：26-33.

[52] Alsteens D，Trabelsi H，Soumillion P，et al. Multiparametric atomic force microscopy imaging of single bacteriophages extruding from living bacteria[J]. Nature Communications，2013，4：2926.

[53] Helenius J，Heisenberg C P，Gaub H E，et al. Single-cell force spectroscopy[J]. Journal of Cell Science，2008，

121：1785-1791.

[54] Benoit M，Gabriel D，Gerisch G，et al. Discrete interactions in cell adhesion measured by single-molecule force spectroscopy[J]. Nature Cell Biology，2000，2(26)：313-317.

[55] Beaussart A，El-Kirat-Chatel S，Herman P，et al. Single-cell force spectroscopy of probiotic bacteria[J]. Biophysical Journal，2013，104(9)：1886-1892.

[56] Younes J A，Van der Mei H C，van den Heuvel E，et al. Adhesion forces and coaggregation between vaginal staphylococci and lactobacilli[J]. Plos One，2012，7(5)：e36917.

[57] Ovchinnikova E S，Krom B P，van der Mei H C，et al. Force microscopic and thermodynamic analysis of the adhesion between *Pseudomonas aeruginosa* and *Candida albicans*[J]. Soft Matter，2012，8(24)：6454-6461.

[58] Beaussart A，Herman P，El-Kirat-Chatel S，et al. Single-cell force spectroscopy of the medically important *Staphylococcus epidermidis*-Candida albicans interaction[J]. Nanoscale，2013，5(22)：10894-10900.

[59] Alsteens D，Van D P，Lipke P N，et al. Quantifying the forces driving cell-cell adhesion in a fungal pathogen[J]. Langmuir：The ACS Journal of Surfaces and Colloids，2013，29(44)：13473-13480.

[60] Liu Y，Pinzón-Arango P A，Gallardo-Moreno A M，et al. Direct adhesion force measurements between *E. coli* and human uroepithelial cells in cranberry juice cocktail[J]. Molecular Nutrition and Food Research，2010，54(12)：1744-1752.

第 18 章 质谱技术

18.1 引　言

当前基于一系列酶活性反应和脂肪酸组成分析的自动鉴定技术，以及基于 DNA 探针和特定基因序列扩增的微生物鉴定方法已逐渐成熟，并应用于社会生活的各个方面。然而上述方法依然是建立在传统的生理生化和核酸基础上，存在一些不足。比如，前者必须对微生物进行纯化培养，后者不可能在单一实验中开展大规模候选微生物分析。近年来，基于蛋白质组学的质谱技术由于其高灵敏、高通量及快速检测等特点在微生物检测和鉴定领域发展迅速。

18.2 质谱常见类型

18.2.1 气相色谱-质谱联用

气相色谱-质谱（Gas Chromatography-Mass Spectrometry，GC-MS）联用是气相色谱仪和质谱仪的在线联用技术，可用于快速分离和定量混合物。在当前所有联用技术中，GC-MS 发展最为完善。该技术是 J. C. Holmes 和 P. A. Morrell 于1957 年首次使用。截至目前，GC-MS 技术已得到长足的发展[1,2]。目前 GC-MS 已成为有机物定性分析的主要手段之一，在很多情况下，该技术又可以进行定量分析[3]。

质谱可以对待测样品中有机物或无机物进行定性分析和定量分析。质谱能够测定有机分子的分子量，碎片离子之间及碎片离子和分子离子间的相互关系，以及各种离子元素组成、有机分子的裂解方式及其与分子结构的关系。质谱分析具有很强的结构鉴定能力，但不能直接用于复杂化合物的鉴定。气相色谱对混合物具有超强的分离能力，其首先将混合物分离成单个单一组分，这些组分按时间顺序依次进入质谱离子源，最终获得各组分质谱图并确定结构。

GC-MS 可分为 GC 模块、MS 模块、GC-MS 接口模块、仪器控制模块及软件模块 5 个部分，如图 18-1 所示，其中气相色谱仪主要是用于分离样品中各组分，为样品制备部分；气质联机接口是把气相色谱仪依次流出的各组分分别输送至质谱仪，起着气相色谱与质谱间适配器的作用；质谱仪对从气质联机接口处依次引入的各组分进行分析，是气相色谱仪的检测器；计算机控制系统可通过交互式地控制气相色谱仪、气质联机接口和质谱仪，进行数据采集和处理，它是整个系统的中央控制单元。

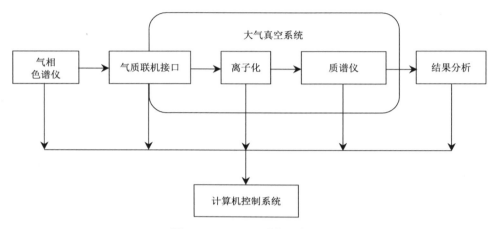

图 18-1　GC-MS 系统示意图[1]

GC-MS 的工作原理包括以下过程[4]：①样品在色谱柱中进行分离，即样品中各个部分在色谱柱中通过物理分离，并在不同保留时间出峰。②从色谱柱中流出的样品组分进入到质谱的真空室中，在这里通过适合的离子化模式使样品组分离子化。③产生的离子通过质谱仪进行质谱测定。在给定的质量范围内，每个质量数的离子流量被适当的检测器测量出来。用离子流量对碎片的质量数作图形成质谱图。每一种化合物都有其特征的可作为质纹图谱的质谱图，这是鉴定化合物的基础。质谱图中离子流量与化合物量成正比，这是定量分析的基础。④通常用全扫描质谱图对未知物进行鉴定，该图可看作被测组分原来结构的指纹图。图谱中分子离子峰可以确定被测组分的分子量，各碎片离子是该分子的一些组成部分。质谱仪的定量基础是被测组分的峰强度，与其含量成正比。采用全扫描和选择离子扫描进行数据采集，用外标法和内标法定量。

GC-MS 操作步骤为：

（1）对待定量组分进行鉴定，确保样品中有被测定组分存在；

（2）确定用于定量的离子特征；

（3）用标准样作标准曲线；

（4）实际样品分析。

18.2.2 基质辅助激光解吸飞行时间质谱

基质辅助激光解吸飞行时间质谱（Matrix-Assisted Laser Desorption/Ionization Time of Flight Mass Spectrometry，MALDI-TOF MS）是 20 世纪 80～90 年代发展起来的一种软电离新型有机质谱，通过引入基质分子，使待测分子不产生碎片，解决了非挥发性和热不稳定性生物大分子解析离子化的问题，是分析难挥发的有机物质的重要手段之一。该技术是由美国科学家约翰·芬恩、日本科学家田中耕一和瑞士科学家库尔特维特里希发明的，3 位科学家于 2002 年获得诺贝尔化学奖[5,6]。目前梅里埃公司推出了基质辅助激光解吸飞行时间质谱仪器用于常规检测，可在日常实验室条件中，几分钟内快速鉴定环境中的细菌、酵母菌、霉菌和分枝杆菌。

MALDI-TOF MS 的原理是样品（一般在微升或微克级别）和小分子有机酸基质溶液混合点在金属靶盘上形成共结晶，用一定量的脉冲激光照射晶体后，基质分子吸收能量与样品解吸附并使其电离（通常是基质的质子转移到样品分子上）[7]。样品离子在加速电场下获得相同动能，经高压加速、聚焦后进入飞行时间（TOF）检测器，离子的质荷比与飞行时间的平方成正比，从而对样品进行分析。理论上讲，只要飞行管足够长，TOF 检测器可检测分子的质量数是没有上限的，因此 MALDI-TOF MS 适合对蛋白质、核酸等生物大分子进行研究。如应用 MALDI-TOF MS 测定蛋白质酶解的肽质量指纹图谱（PMF）、源后裂解（PSD）碎片离子图谱，并结合质谱网络数据库检索，可获得多肽、蛋白质的序列。应用 MALDI-TOF MS 对基因组单核苷酸多态性（SNPs）进行分析检测，可区分和鉴别分子量达 7000 左右（含 20 多个碱基对）、仅存在一个碱基对差异的不同 DNA。

MALDI-TOF MS 操作非常简便，用部分菌落接种玻片，加入基质液，上机即可检测。待获得结果后，比较分析 MALDI-TOF 仪器产生的图谱与数据库序列，从而确定所分析微生物的科、属，甚至种。MALDI-TOF MS 技术是当前微生物质谱检测最为有效的方法（具体见 18.4 节）。

18.2.3 电喷雾质谱

电喷雾（Electrospray Ionization，ESI）作为一种产生气相离子的方法是由 Dole 等于 1968 年提出，并在 1973 年将其与传统质谱仪联用形成电喷雾质谱（ESI-MS）。电喷雾质谱主要由两部分组成，电喷雾部分和质谱仪部分[2,8]。电喷雾部分可以提供一种相对简单的方式，使非挥发性溶液相的离子转入到气相；质谱仪部分可以提供一种灵敏的、直接的检测方式。其中质谱仪结构见 18.2.1 节。电喷雾电离源实际上是由两个外部独立、内部关联的组件组成。大气压区域包括 ESI 喷雾毛细管和辅助硬件，真空接口负责将离子传输到质谱仪内部。ESI 电离源大气压部分的常见组成包括：带有高电压的电喷雾毛细管、电喷雾毛细管与连通高真空区的取样孔之间的电位差，以及一些去溶剂装置真空接口的常见组成部件（如引入喷雾离子的小孔或毛细管、一组溶剂分离器和真空泵系统、射频离子引导装置）。

　　ESI-MS 是带有电喷雾离子化系统的质谱分析法，其基本原理是：样品溶液经毛细管进入电喷雾室，在强电场的作用下，样品在出口处因电荷的分离和静电引力而破碎成许多细小的带有电荷的液滴，带电液滴在电场的作用下，逆着干燥气体流动方向，向质谱仪入口处漂移，干燥气体使液滴迅速蒸发，并使液滴表面的电荷浓度增大，当库仑张力和液滴表面张力极限值相等时，液滴就会爆裂成更小的液滴，直到液滴变得非常小。由于小液滴的曲率半径很小，而它的表面电荷密度很大，结果在液滴表面形成非常强的电场。这电场足以从液滴中解吸出离子，离子经玻璃毛细管进入第一真空区。在那里可以进行碰撞、活化裂解，获得样品分子的碎片，从而可获得分子的结构信息。样品的分子离子和裂片离子经一系列分离器和静电透镜进入质谱分析器进行分析。这种电喷雾质谱法具有很高的灵敏度，被电离的分子可以带有许多电荷，这种多电荷离子的产生大大扩展了普通质谱仪分析的质量范围，使质谱仪可以分析分子质量为几十万道尔顿的蛋白质分子。

18.2.4　热裂解亚稳态原子轰击质谱

　　热裂解亚稳态原子轰击质谱（Pyrolysis Metastable Atom Bombardment Mass Spectrometry，Py-MAB MS）原理主要是样品在高温下快速裂解，热裂解物离子化后形成特异性的分子离子峰。传统的离子源主要采用电子离子化（EI）和化学离子化（CI）两种方式进行离子的解吸，但这两种方式离子化的能量不易控制，能量过高或过低都会产生碎片离子，增加了图谱的复杂性和分析难度。近年来有报道采用氮气等惰性气体受激发后形成的亚稳态原子作为离子源（MAB），其优点是使用不连续的量子化能量离子化样品，可大大提高离子化效率和仪器分辨率，而又不易产生碎片离子，便于图谱分析[1]。

18.3　各类质谱检测技术的特点

　　质谱检测和鉴定微生物主要是基于质谱图中是否存在生物标志物。所谓生物标志物是微生物中含有的一系列化学物质（主要包括蛋白质、脂肪酸、核酸、糖类等生物分子），其含量或结构具有种属特征，能够标志某一类或某种特定微生物的存在[1,9]。

18.3.1 GC-MS

尽管微生物的细胞壁和细胞膜均由肽聚糖、脂多糖及磷脂双分子层等物质组成,但不同细菌的脂肪酸、糖类等组成和含量上有显著差异。GC-MS 主要用于分析不同微生物中的脂肪酸、糖类等小分子物质,从而实现对细菌的鉴定。但需注意,GC-MS 技术要求所分析成分要有一定的挥发性和热稳定性。脂肪酸本身挥发性较小,因而待测微生物样品需通过微生物分离培养、菌落收集、微生物细胞的皂化、脂肪酸甲基化、脂肪酸甲酯的萃取和洗涤等一系列烦琐的处理过程,从而限制了该技术的应用。

18.3.2 MALDI-TOF MS

MALDI-TOF MS 主要基于检测不同微生物蛋白质表达谱中的特异性谱峰而对细菌的属、种、株,甚至是不同亚型进行分类和鉴定。目前,微生物细胞壁或膜上的信号蛋白是被研究最多的生物标记物。与其他质谱技术相比,MALDI-TOF MS 对样品纯度要求不高,对缓冲液、盐、去垢剂等杂质有一定耐受力,因此样品无须进行烦琐的分离纯化,直接点样。

MALDI-TOF MS 可对单菌落和细胞提取液进行分析:①单菌落分析通常是将单菌落直接涂在样品靶上,而后用基质覆盖,几分钟后就可以得到被检测菌株的全细胞图谱;②细胞提取液分析,主要是通过溶剂提取的方法先将微生物细胞破碎,释放被提取物质。MALDI-TOF MS 的优点是待测组分中的杂质(如非挥发性成分、较高浓度的盐及去垢剂)不影响目标物质的测定,并且具有灵敏度高、准确度高、分辨率高、图谱简明、质量范围广、操作简单及快速准确等特点。

18.3.3 ESI-MS

ESI-MS 主要是通过分析微生物的脂质、蛋白质、核酸等大分子物质来鉴定微生物。该技术于 1999 年由 Goodacre 等首次报道,他们应用 ESI-MS 直接检测细菌悬浮液,通过主成分分析法分别鉴定了仙人掌杆菌和大肠杆菌两种不同菌株[10]。

ESI-MS 最大的特点是使被检测生物大分子离子化。高分子量的分子通常会带有更多的电荷离子,这一特点使质荷比降低到多种质谱仪都可以检测的范围,可更准确测定分子量。一般来讲,与 ESI 相连的质谱仪多为四极杆离子阱,因为其具有较高的质量分辨率,所以可以在质量较低的范围内检测到生物大分子。

18.3.4　Py-MAB-MS

Py-MAB-MS 主要是分析微生物细胞壁及膜上的肽聚糖、脂肪酸等热解产物，采用多种现代技术，如亚稳态原子轰击源、快速色谱分析、飞行时间检测器等技术，具有方便移动和高灵敏度的特点，可用于现场快速、准确、自动化的探测各种微生物制剂及有毒化合物等。此外，MAB 离子源有多个不连续的能量使样品离子化，因此可以通过选择不同离子化能量获得多组指纹图谱，从而增加鉴定结果的可信度。

18.4　MALDI-TOF MS 在微生物检测中的应用

18.4.1　MALDI-TOF MS技术方法

MALDI-TOF MS 用于微生物检测时，为了保证结果的重复性、准确性和灵敏性，需要对细菌的生长条件、样品的制备过程等进行标准化和优化。一般情况下培养后的纯菌株才可进行质谱检测，因此培养基的选择要遵循既有利于细菌选择性生长，又有利于质谱检测的原则。如对食品中微生物鉴定方法进行研究时，首先可参照食品微生物学检验标准中的方法对食品样品上的病原微生物进行增菌培养和分离。然后用分离得到的经过准确生化鉴定的菌体选择适宜的培养基、培养时间和培养温度以确定实验方案。菌体样品的制备包括直接处理法和溶剂提取法。直接处理法即获得纯菌体的培养物后，用无菌棉棒挑取适量菌样，直接涂布于样品板，而后覆盖基质，待自然挥发后进行分析。一般溶剂提取法效果更好，溶剂提取法步骤如下：取适量细菌于离心管中，加适量纯水混合均匀后，加一定量的无水乙醇进行菌株灭活，再次混匀后离心弃去上清液，继续往离心管中加适宜比例的甲酸和纯乙腈的混合溶液，再次离心之后取上清液点样品于靶板上进行分析。提取细菌的溶剂还可以是甲酸、异丙醇和水的混合提取剂。

18.4.2　MALDI-TOF MS技术影响因素

随着质谱技术应用范围的扩大，MALDI-TOF MS 标准化处理方法研究越来越重要。该技术主要受微生物培养条件、样品处理方式、基质选择、数据库的完善性等因素的影响[5,11]。

1. 培养条件

培养基种类、培养时间及培养温度都可能影响鉴定结果。陈秀金等分别将肠炎沙门氏菌（*Salmonella enterica*）DSM 17058 T 接种于 HE、SS、BS 及哥伦比亚琼脂培养基，于 37℃培养 24、36、48、60、72 h 时分别取样，用乙醇/甲酸法处理后进行 MALDI-TOF MS 分析，结果显示哥伦比亚琼脂是沙门氏菌培养和鉴定的最适培养基，24 h 时可达到强峰值信号并且获得正确的鉴定结果。在沙门氏菌的鉴定中，也有用非选择性营养琼脂（NA）筛选出的最适宜培养基的报道[12]。

2. 样品的处理方式

目前，样品的处理方法尚没有规范化，这也是导致获得的质谱图峰信息存在差异的因素之一。选择适合鉴定菌株的预处理方法，采取有效的手段控制预处理中菌体的浓度和含量，实现菌株预处理方式与菌体量的标准化仍是不可忽视的重要环节。混合溶剂提取法是 MALDI-TOF MS 鉴定食源性致病常用的预处理法。为了进一步提高检测效率，最好使用全细胞分析方法。

3. 基质的选择

由于基质辅助解吸生物大分子电离的机制尚不完全清楚，目前基质的合理选择尚处于探索阶段。最常用的基质有以下几种：阿魏酸（FA）、α-氰-4-羟基肉桂酸（α-cyano-4-hydroxycinnamic acid，CHCA）、芥子酸（SA）、2，5-二羟基苯甲酸（DHB）及 4-羟基吡啶羧酸（HPA）。在食源性病原微生物鉴定中以 CHCA 应用最多。也有应用其中两种或两种以上混合基质的报道。FA、SA、CHCA 是研究蛋白质类生物标记物的常用基质；DHB 在糖蛋白检测中应用较多；同时基质的选择也与目标标记物分子大小有关，DHB、CHCA 适用于 10 kDa 以下的分子，而 SA、FA 适用于研究 15 kDa 左右的生物分子。

4. 仪器及数据库资源

目前较常用的仪器及数据库有岛津 AXIMA 系列质谱平台及 SARAMIS（Anagnos Tec-Shimadzu）数据库、MALDI Biotyper 高通量微生物鉴定系统、沃特世 Microbe Lynx（Waters）、通用 Voyager DE STR MALDI-TOF 质谱平台及其各自配套的配套数据库等。充足的数据资源是保证鉴定结果真实可靠的前提，利用标准菌株鉴定信息扩充数据库，可以丰富数据库资源，保证鉴定结果的真实性。利用野生菌株鉴定信息扩充数据库，在扩大数据库资源的同时，可为菌株的溯源、监测、分型提供有力可靠的支撑。有研究者将 317 株常见临床分离细菌及 296 株与其他细菌较难区分的非常见临床细菌分别用 MALDI Bio typer 高通量微生物鉴定系统和岛津 AXIMA 系列质谱平台及 SARAMIS 数据库进行检测，并与分子生物学方法进行比较。结果显示，在 317 株常见临床分离细菌中两者分别与分子生物学方法在属水平 98.4%、95.3%的一致性；在种水平有 97.2%、93.4%的一致性；在另外 296 株细菌中两者分别与分子生物学方法在属水平有 94.9%、83.4%的一致性，在种水平有 83.8%、65.9%的一致性。进一步证明，不同系统质谱鉴定有一定的差异，这可能与数据库的完善性有关[3]。

18.4.3　VITEK MS 全自动快速微生物质谱检测系统

VITEK MS 全自动快速微生物质谱检测系统（图 18-2）是法国 Biomerieux 公司研发的新一代基于蛋白质组的微生物鉴定系统，它是利用 MALDI-TOF MS 获得图谱，之后与数据库中不同微生物的种或者属特定图谱相比对，从而对微生物进行鉴定，菌株鉴定时间以分钟计算，具有 4×48 孔位靶板，一次性可鉴定 192个菌株，2 h 内完成所有鉴定[3]。鉴定范围涵盖常见病原微生物、霉菌、酵母菌、芽孢杆菌、棒状杆菌和军团菌等。该系统具有宽泛灵敏的质量检测范围，其检测细菌蛋白范围为 1～5000000 Da，拥有高分辨率的质谱信号，从而进一步提高检测能力。此外，VITEK MS 通过 MYLA 软件连接微生物科室各仪器（如培养、鉴定、药敏及其他），优化工作流程，减少人为误差。

VITEK MS 全自动快速微生物质谱检测系统为微生物鉴定领域开启了一个新的时代。与传统表型鉴定的 4 h 以上及核酸扩增的约 1 h 以上的耗时长度相比，该技术几分钟就可获得鉴定结果。此外，该技术亦不需要预先锁定待鉴定微生物的大致类群，纯培养物直接上机就可以完成所谓的"无目标"鉴定。

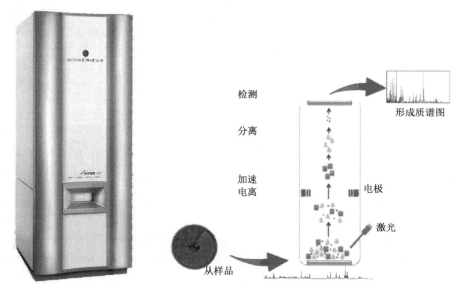

图 18-2　VITEK MS 全自动快速微生物质谱检测系统及工作原理图

VITEK MS 全自动快速微生物质谱检测系统的鉴定菌谱库有两个：一个包含

2000 多种细菌，除一般临床病原微生物外，还包括环境、食品及药品领域中的有关细菌（2007 年欧洲共同体专利 EP1253622 B1，利用 MADLI-TOF 质谱鉴定微生物）；另一个包含 800 多种细菌，针对临床病原微生物、酵母真菌、丝状真菌、皮肤真菌及分枝杆菌等。鉴定准确度达 95%，而且菌谱库将开放给用户自由增加菌种数目，建立未知微生物的标准蛋白质指纹质谱数据库。

VITEK MS 全自动快速微生物质谱检测系统具有其他微生物鉴定方法无法比拟的优点：快速、自动化、高通量、应用范围广及单次鉴定成本极低等。VITEK MS Prep Station 软件平台，可允许多位检测人员集中或者分散地利用工作平台同步处理样本板。因为其可同时检测 4 个样本板（一个样本板 48 个孔位，每次检测的最大通量为 192 个样本）。8 h 可以完成 800 个以上样本鉴定。该仪器的耗材只有样本板和质谱专用基质，没有其他任何附加试剂，因此每个样本鉴定成本不超过 30 元。但 VITEK MS 最大的问题是质谱仪器过于昂贵，其维修和保养费用也较高。另外，微生物质谱库的质量直接决定了该鉴定技术鉴定微生物的能力，因此当前微生物库仍旧需要不断地完善。

18.4.4 MALDI-TOF MS 检测微生物应用现状

1. 细菌诊断

1）临床诊断病原微生物

就临床诊断而言，传统的基于生化和代谢产物鉴定感染细菌种类的方法需要 24～48 h，在这段时间，由于不能确定病原微生物种类，病人或许会因治疗不当而遭受疾病折磨，所以建立更为快速、高效和可靠的细菌微生物鉴定技术就显得十分重要。大量临床实验已经将 MALDI-TOF MS 作为血液、脑髓液、尿液、呼吸道分泌物、粪便等样品快速鉴定病原微生物的关键技术。在比较 MALDI-TOF MS 与传统方法鉴定血液微生物的速度和准确度方面，前者显示了与传统方法相当甚至更好的效果；另有报道，用氯化铵、甲酸等与固体培养基进行短时间抚育前处理能够提高 MALDI-TOF MS 的诊断效果[13,14]；在诊断感染性腹泻（痢疾）过程中，通常需要将粪便样品培养 3～5 d，有研究采用 MALDI-TOF MS 直接对假定痢疾感染粪便样品进行检测获得了成功，实验整个过程仅需 30 min，大大缩短了诊断时间。

2）食物和水传播病原微生物诊断

食物和水是病原微生物传播的重要途径。当前 MALDI-TOF MS 被应用于食物和病原微生物的检测，包括水体中可致病的气单胞菌属（*Aeromonas*），食物中乳酸菌的鉴定和分类，牛奶和猪肉中腐败细菌的检测，日常新鲜牛奶中细菌的动态变化，益生菌制剂和奶酪中细菌种类鉴定，以及海产品中引起细菌性肠胃炎候选病原微生物筛选等方面。可以说 MALDI-TOF MS 已成功应用到食物和水传播病原微生物检测的各个方面，能够更为快速地检测样品中病原微生物，并及时提出警示[15]。

3）环境细菌学

环境中存在着大量的微生物，并且绝大多数是不可培养的。据统计自然界中可分离培养的环境微生物只占总量的 0.1%～1%，因此不能用传统的分离及生化方法开展环境细菌学研究。截至目前，已有大量关于利用全细胞 MALDI-TOF MS 开展特殊环境下细菌种类筛选及鉴定的报道。如鉴定城市污泥中细菌微生物组成，不同种类海绵体内细菌种群差异，以及受多氯联苯污染土壤中细菌微生物种群变化等。另外，Ferreira 等在 2011 年利用 MALDI-TOF MS 研究了根瘤菌科细菌的组成[16]，建立了包括当前所有已报道的分离于根瘤菌科细菌的一个数据库。

4）检测和识别细菌生物武器

建立快速、可靠的炭疽杆菌、鼠疫耶尔森菌等生物武器病原微生物鉴定技术是避免生物恐怖主义威胁的基本要求，同时也是预防这些疾病自然暴发的重要手段。目前，这类传播性极强的细菌通常是通过表型、基因型及血清型进行鉴定的，然而传统鉴定技术有速度慢、处理不便及严重危及相关实验人员人身安全的缺点。目前，MALDI-TOF MS 可以快速、高效地鉴定布鲁氏菌（*Brucella* spp.）、立克次氏体（*Coxiella burnetti*）、炭疽杆菌（*Bacillus anthracis*）、土拉热弗朗西丝菌（*Francisella tularensis*）及鼠疫耶尔森菌（*Yersinia pestis*）。通过制备失活高感染力细菌的细胞和休眠孢子，而后采用常规 MALDI-TOF MS 开展安全和质谱兼容的细菌检测技术正在如火如荼地进行。例如，Couderc 和 Lasch 分别用三氟乙酸和乙醇处理病源细菌和休眠孢子后，进行 MALDI-TOF MS 常规检测并获得成功[17,18]。

此外，MALDI-TOF MS 还被用于检测细菌蛋白毒素，如葡萄球菌 B 型肠毒素、肉毒菌神经毒素、产气荚膜梭菌 ε 毒素、志贺毒素等。在生物武器战争中，对空气中毒素的及时、准确鉴定是有效的防范措施。例如，Alam 等利用气旋吸尘器收集空气中细菌毒素后，用 MALDI-TOF MS 对毒素进行分析，并与 MS 数据库中多肽序列进行比对，最终检测出病原微生物[19]。

5）细菌菌株分型和分类

如前面所述，传统的微生物分型和分类亦以细菌的生化、代谢及抗原性等为基础。当前应用最为广泛的微生物初期鉴定是基于基因组信息，其中 16S rDNA 序列被认为是细菌鉴定的黄金信息源。尽管 16S rDNA 序列在对已分离细菌的属及种的鉴定时是可行的，但不能分辨同一细菌种类的不同分型。因此一系列像扩增片断长度多态性（Amplified Fragment Length Polymorphism，AFLP）、脉冲电场凝胶电泳（Pulsed-field Gel Electrophoresis，PFGE）、多位点序列分型（MLST）等基因技术被应用于同种细菌的分型研究。

以蛋白质组学为代表的组学研究被应用于细菌分类研究。传统的凝胶电泳对细菌蛋白质组学研究，与上述基因研究一样烦琐和耗时。采用 MALDI-TOF MS 对细菌微生物蛋白质进行分析则克服了上述缺点，并且大量研究已证明该技术比DNA 指纹图谱及传统蛋白质电泳更实用、可靠（表 18-1）。

表 18-1　基于 MALDI-TOF MS 的细菌鉴定及分型

种类	参考文献	种类	参考文献
不动杆菌 Acinetobacter spp.	[20]、[21]	人苍白杆菌 Ochrobactrum anthropic	[35]
产气单胞杆菌 Aeromonas spp.	[22]、[23]	大肠杆菌 E. coli	[36]
化脓隐秘杆菌 Arcanobacterium spp.，溶血隐秘杆菌 Arcanobacterium haemolyticum	[24]、[25]	鸡杆菌 Gallibacterium spp.	[37]
拟杆菌 Bacteroides spp.	[26]	嗜血杆菌 Haemophilus spp.	[38]
β-溶血性链球菌 β-hemolytic streptococci	[27]	幽门螺杆菌 Helicobacter pylori	[39]
布鲁氏菌 Brucella spp.	[28]	军团菌 Legionella spp.	[40]
弯曲菌 Campylobacter spp.	[29]	分枝杆菌 Mycobacterium spp.	[41]～[44]
人心杆菌 Cardiobacterium hominis	[30]	奈瑟菌 Neisseria spp.	[45]
棒形杆菌 Clavibacter spp.	[31]	巴斯德菌 Members of family Pasteurellaceae	[46]
棒状杆菌 Corynebacterium spp.	[25]、[32]	马红球菌 Rhodococcus equi	[25]
阪山奇肠杆菌 Cronobacter spp.	[33]	沙门氏菌 Salmonella spp.	[47]～[49]
土拉热弗朗西丝菌 Francisella tularensis	[34]	—	—

尽管大量实验证实 MALDI-TOF MS 在细菌种类鉴定及分型中具有快速、可靠及成本低廉等优点。但该技术也有一些不足，例如：①只有数据库中具有待鉴定细菌的质谱信息时，才能对相应细菌进行研究；②所用的数据库需包含对待检测地区某些类群（如链球菌属或葡萄球菌属）由地理变化导致的基因型和表型差异。

2. 病毒诊断

1）临床病毒学

与临床细菌鉴定类似，传统临床病毒种类鉴定是用细胞系开展病毒实验，因此需要花费几天甚至一周的时间，而后采用抗体分析法（免疫分析法和免疫荧光检测法），以及基于 PCR 和电杂交的更灵敏的分子生物学方法。尽管 MALDI-TOF

MS 在临床诊断病毒性疾病方面应用不像细菌性疾病那样效果显著，但该技术在流感病毒、肠道病毒、人乳头瘤病毒、疱疹病毒及肝炎病毒等临床检测中呈现出较好的效果。据推测，MALDI-TOF MS 直接检测病毒性疾病限制因素受以下因素影响：①病毒体中蛋白质含量相对较低；②病毒蛋白质分子质量较大（＞20 000 Da）；③体外培养病毒全蛋白质组成与体内感染病毒蛋白质组成具有差异性等。

有意思的是，在大多数研究中，基于 PCR 的鉴定技术首先对病毒遗传物质进行扩增，然后采用 MALDI 方法对扩增产物进行分析。比如，Sjöholm 等在 2008 年基于 MALDI-TOF MS，在不同的生物学样本中开展了人类疱疹病毒多通道检测研究[50]。

2）病毒的基因型、亚型及流行病学研究

据报道，已有部分科学家将 MALDI-TOF MS 应用于 JC 多瘤病毒、乙型肝炎病毒、丙型肝炎病毒基因型检测，以及乙型肝炎病毒突变体的检测中。此外，MALDI-TOF MS 被应用于寻找流感病毒亚型和流感流行病学中的流感病毒的追踪中。新型流感病毒可通过几种原病毒在同一宿主体内的基因重排产生，这对基于稳定基因结构的 PCR 检测方法是一大严峻考验，同样的免疫学检测技术也不适用。与之相比，MALDI-TOF MS 在追踪新型流感病毒变异的流行病学研究中也能显示其优势。

3）病毒耐药性检测

尽管报道较少，但 MALDI-TOF MS 已在巨细胞病毒抗性药物检测中被应用。

3. 真菌诊断

1）临床诊断

传统致病性真菌的临床检测主要通过形态学、生化特征、免疫反应等几种方法综合才能确定，并且需 2～5 d。分子生物学方法主要包括扩增并分析样本真菌的 18S rRNA 及 ITS1/2 序列。与之相比，MALDI-TOF MS 在真菌临床检测中应用相对较少（表 18-2）。其限制因素主要有：①与细菌相比，真菌为真核生物，其生物学特性更为复杂。②真菌生活史较为复杂，包括菌丝和分生孢子等不同生活史阶段。为获得可靠的真菌肽指纹图谱（Peptide Mass Fingerprint，PMF）结果，培养基、所用克隆材料的质量及类型、培养时间等均需标准化。③处理真菌细胞时，需加入三氟乙酸、甲酸或乙腈，而后与磁珠共同破碎细胞壁。

表 18-2　基于 MALDI-TOF MS 的临床鉴定真菌种类表

真菌种类	参考文献
气廉孢菌 Fusarium spp.	[51]、[52]
曲霉菌 Aspergillus spp.	[53]～[56]

续表

青霉菌 *Penicillium* spp.	[57]
层出镰孢菌 *Fusarium prolieratum*	[58]
横梗霉属 *Lichtheimia* spp.	[59]
皮肤真菌 *Dermatophyte* species	[60]～[62]
新型隐球菌 *Cryptococcus neoformans*，*C. gattii*	[63]
柱顶孢霉属 *Neoscytalidium* spp.	[64]
念珠菌 *Candida* spp.	[65]

2）真菌耐药性检测

与细菌耐药性研究相比，利用 MALDI-TOF MS 开展真菌耐药性鉴定和预测的研究相对较少，这主要与真菌的耐药性相对较低有关。截至目前，仅有几个真菌种类（如 *Candida glabrata*、*C. krusei* 和 *C. parapsilosisis*）分别对唑类和棘白菌素类抗霉菌药产生了耐药性。

3）真菌菌株定型和分类

利用 MALDI-TOF MS 对真菌菌株定型和分类尚处于研究的初期阶段。与酵母不同，大部分真菌类生物因其复杂的系统发育关系和复杂的生活史很难定型。但 MALDI-TOF MS 在 *C. albicans* 和 *C. parapsilosis* 两个真菌物种的定型研究中获得了成功。

18.5　结　　语

随着新型质谱技术的诞生，使得不经培养、不需处理直接检测食物样品和临床分离样本中的病原体成为可能。如表面增强激光解吸电离飞行时间质谱技术把基质改为以色谱原理设计的蛋白芯片，从而增强了分离能力，可直接对血清、脑脊液、尿液、细胞培养液等样品进行高通量、自动化检测，其检测的灵敏度高达 1 fmol。串联质谱技术的出现可以对样品靶上的同一样品，数秒钟就分别获得高灵敏度的多肽质量指纹图和多肽序列，从而提供微生物更多的结构信息，使得鉴定结果更可靠。尽管质谱技术在微生物研究的各领域正发挥着独特的作用，但在应用上仍存在一些限制。首先是昂贵的价格使得一般医院和检测机构难以接受；其次是微生物样品产生的质谱图比纯化学样品的质谱图复杂得多，要用专门的软件进行分析；诸如脂类、蛋白、多肽等微生物标记物数据库的建立还应不断完善，以便应用于未知样品的匹配鉴定。

参 考 文 献

[1] 康琳, 李楠, 高宏伟, 等. 质谱技术在微生物检测和鉴定中的应用[J]. 中国卫生检验杂志, 2010, 20(10): 2613-2615, 2617.

[2] Holmes J C, Morrell F A. Oscillographic mass spectrometric monitoring of gas chromatography[J]. Applied Spectroscopy, 1957, 11(2): 86-87.

[3] 王朔, 王俊平. 食品安全检测技术[M]. 北京: 化学工业出版社, 2016.

[4] 贾俊涛, 梁成珠, 马维兴. 食品微生物检测工作指南[M]. 北京: 中国质检出版社、中国标准出版社, 2012.

[5] 林豪芸. MALDI-TOF MS 技术快速鉴定病原菌的应用研究[D]. 广州: 暨南大学, 2015.

[6] Demirev P A, Fenselau C. Rapid Characterization of microorganisms by mass spectrometry: An overview[J]. Annual Review of Analytical Chemistry, 2008, 1(1): 71-93.

[7] 周千渝. 鲜食蔬菜中食源性致病菌的 MALDI-TOF MS 鉴定[D]. 北京: 中国农业科学院, 2015.

[8] 王化斌, 刘钟栋, 郑隆钰, 等. 浅析电喷雾质谱仪中的电喷雾系统[J]. 中国食品添加剂, 2003, 5: 95-99.

[9] Singhal N, Kumar M, Kanaujia P K, et al. MALDI-TOF mass spectrometry: An emerging technology for microbial identification and diagnosis[J]. Frontiers in Microbiology, 2015, 6: 791.

[10] Goodacre R, Heald J K, Kell D B. Characterisation of intact microorganisms using electrospray ionisation mass spectrometry[J]. Fems Microbiology Letters, 1999, 176(1): 17-24.

[11] 吴永宁. 食品污染监测与控制技术——理论与实践[M]. 北京: 化学工业出版社, 2011.

[12] 陈秀金, 尹红红, 匡华, 等. 沙门氏菌 MALDI-TOF-MS 蛋白质指纹图谱分析方法的研究[J]. 食品与生物技术学报, 2012, 31(11): 1189-1197.

[13] Christner M, Rohde H, Wolters M, et al. Rapid identification of bacteria from positive blood culture bottles by use of matrix-assisted laser desorption-ionization time of flight mass spectrometry fingerprinting[J]. Journal of Clinical Microbiology, 2010, 48(5): 1584-1591.

[14] Prod'hom G, Bizzini A, Durussel C, et al. Matrixassisted laser desorption ionization-time of flight mass spectrometry for direct bacterial identification from positive blood culture pellets[J]. Journal of Clinical Microbiology, 2010, 48: 1481-1483.

[15] Donohue M J, Best J M, Smallwood A W, et al. Differentiation of *Aeromonas* isolated from drinking water distribution systems using matrix-assisted laser desorption/ionization-mass spectrometry[J]. Analytical Chemistry, 2007, 79(5): 1939-1946.

[16] Ferreira L, Sánchez-Juanes F, García-Fraile P, et al. MALDI-TOF mass spectrometry is a fast and reliable platform for identification and ecological studies of species from family Rhizobiaceae[J]. PLos One, 2011, 6(5): e20223.

[17] Couderc C, Nappez C, Drancourt M. Comparing inactivation protocols of *Yersinia organisms* for identification with matrix-assisted laser desorption/ionization time-of-flight mass spectrometry[J]. Rapid Communications in Mass

Spectrometry，2012，26(6)：710-714.

[18] Lasch P，Nattermann H，Erhard M，et al. MALDI-TOF mass spectrometry compatible inactivation method for highly pathogenic microbial cells and spores[J]. Analytical Chemistry，2008，80(6)：2026-2034.

[19] Alam S I，Kumar B，Kamboj D V. Multiplex detection of protein toxins using MALDI-TOF-TOF tandem mass spectrometry：Application in unambiguous toxin detection from bioaerosol[J]. Analytical Chemistry，2012，84(23)：10500-10507.

[20] Alvarez-Buylla A，Culebras E，Picazo J J. Identification of *Acinetobacter* species：Is Bruker biotyper MALDI-TOF mass spectrometry a good alternative to molecular techniques?[J] Infection，Genetics and Evolution：Journal of molecular Epidemiology and Evolutionary Genetics in Infectious Diseases，2012，12(2)：345-349.

[21] Espinal P，Seifert H，Dijkshoorn L，et al. Rapid and accurate identification of genomic species from the *Acinetobacter baumannii* （Ab） group by MALDI-TOF MS[J]. Clinical Microbiology and Infection，2011，18(11)：1097-1103.

[22] Donohue M J，Smallwood A W，Pfaller S，et al. The development of a matrix-assisted laser desorption/ionization mass spectrometry-based method for the protein fingerprinting and identification of *Aeromonas* species using whole cells[J]. Journal of Microbiological Methods，2006，65(3)：380-389.

[23] Lamy B，Kodjo A，Laurent F，et al. Identification of *Aeromonas* isolates by matrix-assisted laser desorption ionization time-of-flight mass spectrometry[J]. Diagnostic Microbiology and Infectious Disease，2011，71(1)：1-5.

[24] Hijazin M，Alber J，Lämmler C，et al. Identification of *Trueperella* (Arcanobacterium) *bernardiae* by matrix-assisted laser desorption/ionization time-of-flight mass spectrometry analysis and by species-specific PCR[J]. Journal of Medical Microbiology，2011，61(3)：457-459.

[25] Vila J，Juiz P，Salas C，et al. Identification of clinically relevant *Corynebacterium* spp.，*Arcanobacterium haemolyticum* and *Rhodococcus equi* by matrix-assisted laser desorption ionization-time of flight mass spectrometry[J]. Journal of Clinical Microbiology，2012，50(5)：1745-1747.

[26] Nagy E，Maier T，Urban E，et al. Species identification of clinical isolates of *Bacteroides* by matrix-assisted laser-desorption/ionization time-of-flight mass spectrometry[J]. Journal of Clinical Microbiology and infection，2009，15(8)：796-802.

[27] Cherkaoui A，Emonet S，Fernandez J，et al. Evaluation of matrix-assisted laser desorption ionization-time of flight mass spectrometry for rapid identification of Beta-hemolytic streptococci[J]. Journal of Clinical Microbiology，2011，49(8)：3004-3005.

[28] Lista F，Reubsaet F A，De S R，et al. Reliable identification at the species level of *Brucella isolates* with MALDI-TOF-MS[J]. BMC Microbiology，2011，11：267.

[29] Kiehntopf M，Melcher F，Hänel I，et al. Differentiation of *Campylobacter* species by surface-enhanced laser desorption/ionization-time-of-flight mass spectrometry[J]. Foodborne Pathogens and Disease，2011，8(8)：875-885.

[30] Wallet F，Loiez C，Decoene C，et al. Rapid identification of *Cardiobacterium hominis* by MALDI-TOF mass spectrometry during infective endocarditis[J]. Japanese Journal of Infectious Diseases，2011，64(4)：327-329.

[31] Zaluga J，Heylen K，Van H K，et al. *GyrB* sequence analysis and MALDI-TOF MS as identification tools for plant

pathogenic *Clavibacter*[J]. Systematic and Applied Microbiology，2011，34(6)：400-407.

[32] Alatoom A A，Cazanave C J，Cunningham S A，et al. Identification of non-diphtheriae *Corynebacterium* by use of matrix-assisted laser desorption ionization-time of flight mass spectrometry[J]. Journal of Clinical Microbiology，2012，50(1)：160-163.

[33] Zhu S，Ratering S，Schnell S，et al. Matrix-assisted laser desorption and ionization-time-of-flight mass spectrometry，16S rRNA gene sequencing，and API 32E for identification of *Cronobacter* spp.：A comparative study[J]. Journal of Food Protection，2011，74(12)：2182-2187.

[34] Seibold E，Maier T，Kostrzewa M，et al. Identification of *Francisella tularensis* by whole-cell matrix-assisted laser desorption ionization-time of flight mass spectrometry：Fast，reliable，robust，and cost-effective differentiation on species and subspecies levels[J]. Journal of Clinical Microbiology，2010，48(4)：1061-1069.

[35] Quirino A，Pulcrano G，Rametti L，et al. Typing of *Ochrobactrum anthropi* clinical isolates using automated repetitive extragenic palindromic-polymerase chain reaction DNA fingerprinting and matrix-assisted laser desorption/ionization-time-of-flight mass spectrometry[J]. BMC Microbiology，2014，14：74.

[36] Muroi M，Shima K，Nakagawa Y，et al. Application of matrix-assisted laser desorption ionization-time of flight mass spectrometry for discrimination of *Escherichia* strains possessing highly conserved ribosomal RNA gene sequences[J]. Biological and Pharmaceutical Bulletin，2011，34(3)：430-432.

[37] Alispahic M，Christensen H，Hess C，et al. Identification of *Gallibacterium* species by matrix-assisted laser desorption/ionization time-of-flight mass spectrometry evaluated by multilocus sequence analysis[J]. International Journal of Medical Microbiology，2011，301(6)：513-522.

[38] Nørskov-Lauritsen N，Bruun B，Andersen C，et al. Identification of haemolytic *Haemophilus* species isolated from human clinical specimens and description of *Haemophilus sputorum* sp. nov[J]. International Journal of Medical Microbiology，2012，302(2)：78-83.

[39] Ilina E N，Borovskaya A D，Serebryakova M V，et al. Application of matrix-assisted laser desorption/ionization time-of-flight mass spectrometry for the study of *Helicobacter pylori*[J]. Rapid Communications in Mass Spectrometry，2010，24(3)：328-334.

[40] He Y，Chang T C，Li H，et al. Matrix-assisted laser desorption ionization time-of-flight mass spectrometry and database for identification of *Legionella* species[J]. Canadian Journal of Microbiology，2011，57(7)：533-538.

[41] Hettick J M，Kashon M L，Simpson J P，et al. Proteomic profiling of intact mycobacteria by matrix-assisted laser desorption/ionization time-of-flight mass spectrometry[J]. Analytical Chemistry，2004，76(19)：5769-5776.

[42] Lefmann M，Honisch C，Böcker S，et al. Novel mass spectrometry-based tool for genotypic identification of mycobacteria[J]. Journal of Clinical Microbiology，2004，42(1)：339-346.

[43] Saleeb P G，Drake S K，Murray P R，et al. Identification of mycobacteria in solid-culture media by matrix-assisted laser desorption ionization-time of flight mass spectrometry[J]. Journal of Clinical Microbiology，2011，49(5)：1790-1794.

[44] Wang J，Chen W F，Li Q X. Rapid identification and classification of *Mycobacterium* spp. using whole-cell protein

barcodes with matrix assisted laser desorption ionization time of flight mass spectrometry in comparison with multigene phylogenetic analysis[J]. Analytica Chimica Acta，2012，716：133-137.

[45] Ilina E N，Borovskaya A D，Malakhova M M，et al. Direct bacterial profiling by matrix-assisted laser desorption-ionization time-of-flight mass spectrometry for identification of pathogenic *Neisseria*[J].The Journal of Molecular Diagnostics：JMD，2009，11(1)：75-86.

[46] Kuhnert P，Bisgaard M，Korczak B M，et al. Identification of animal Pasteurellaceae by MALDI-TOF mass spectrometry[J]. Journal of Microbiological Methods，2012，89(1)：1-7.

[47] 王晔茹,崔生辉,李凤琴. 基质辅助激光解吸/电离飞行时间质谱在沙门菌检测和鉴定分型中的应用研究[J]. 卫生研究，2008，37(6)：685-689.

[48] Dieckmann R，Malorny B. Rapid screening of epidemiologically important *Salmonella enterica* subsp. enterica serovars by whole-cell matrixassisted laser desorption ionization-time of flight mass spectrometry[J]. Applied and Environmental Microbiology，2011，77(12)：4136-4146.

[49] Sparbier K，Weller U，Boogen C，et al. Rapid detection of *Salmonella* sp. by means of a combination of selective enrichment broth and MALDI-TOF MS[J]. European Journal of Clinical Microbiology，2012，31(5)：767-773.

[50] Sjöholm M I，Dillner J，Carlson J. Multiplex detection of human herpesvirusesfrom archival specimensbyusing matrix-assistedlaserdesorption ionization-time of flight mass spectrometry[J]. Journal of Clinical Microbiology，2008，46(2)：540-545.

[51] Dong H，Kemptner J，Marchetti-Deschmann M，et al. Development of a MALDI two-layer volume sample preparation technique for analysis of colored conidia spores of *Fusarium* by MALDI linear TOF mass spectrometry[J]. Analytical and Bioanalytical Chemistry，2009，395(5)：1373-1383.

[52] Kemptner J，Marchetti-Deschmann M，Mach R，et al. Evaluation of matrix-assisted laser desorption/ionization （MALDI）preparation techniques for surface characterization of intact *Fusarium* spores by MALDI linear time-of-flight mass spectrometry[J]. Rapid Communications in Mass Spectrometry：RCM，2009，23(6)：877-884.

[53] Li T Y，Liu B H，Chen Y C. Characterization of *Aspergillus spores* by matrix-assisted laser desorption/ionization time-of-flight mass spectrometry[J]. Rapid Communications in Mass Spectrometry：RCM，2000，14(24)：2393-2400.

[54] Hettick J M，Green B J，Buskirk A D，et al. Discrimination of *Aspergillus* isolates at the species and strain level by matrix-assisted laser desorption/ionization time-of-flight mass spectrometry fingerprinting[J]. Analytical Biochemistry，2008，380(2)：276-281.

[55] Alanio A，Beretti J L，Dauphin B，et al. Matrix-assisted laser desorption ionization time-of-flight mass spectrometry for fast and accurate identification of clinically relevant *Aspergillus* species[J]. Clinical Microbiology and Infection 2011，17(15)：750-755.

[56] Pan Y L，Chow N H，Chang T C，et al. Identification of lethal *Aspergillus* at early growth stages based on matrix-assisted laser desorption/ionization time-of-flight mass spectrometry[J]. Diagnostic Microbiology and Infectious Disease，2011，70(3)：344-354.

[57] Chen H Y，Chen Y C. Characterization of intact *Penicillium* spores by matrix-assisted laser desorption/ionization mass

spectrometry[J]. Rapid Communications in Mass Spectrometry: RCM, 2005, 19(23): 3564-3568.

[58] Seyfarth F, Ziemer M, Sayer H G, et al. The use of ITS DNA sequence analysis and MALDI-TOF mass spectrometry in diagnosing an infection with *Fusarium proliferatum*[J]. Experimental Dermatology, 2008, 17(11): 965-971.

[59] Schröd W, Heydel T, Schwartze V U, et al. Direct analysis and identification of pathogenic *Lichtheimia* species by matrix-assisted laser desorption ionization-time of flight analyzer-mediated mass spectrometry[J]. Journal of Clinical Microbiology, 2012, 50(2): 419-427.

[60] Erhard M, Hipler U C, Burmester A, et al. Identification of dermatophyte species causing onychomycosis and tinea pedis by MALDI-TOF mass spectrometry[J]. Experimental Dermatology, 2008, 17(4): 356-361.

[61] Theel E S, Hall L, Mandrekar J, et al. Dermatophyte identification using matrix-assisted laser desorption ionization-time of flight mass spectrometry[J]. Journal of Clinical Microbiology, 2011, 49(12): 4067-4071.

[62] Nenoff P, Erhard M, Simon J C, et al. MALDI-TOF mass spectrometry-a rapid method for the identification of dermatophyte species[J]. Medical Mycology, 2013, 51(1): 17-24.

[63] Mc taggart L R, Lei E, Richardson S E, et al. Rapid identification of *Cryptococcus neoformans* and *Cryptococcus gattii* by matrix-assisted laser desorption ionization-time of flight mass spectrometry[J]. Journal of Clinical Microbiology, 2011, 49(8): 3050-3053.

[64] Alshawa K, Beretti J L, Lacroix C, et al. Successful identification of clinical dermatophyte and Neoscytalidium species by matrix-assisted laser desorption ionization-time of flight mass spectrometry[J]. Journal of Clinical Microbiology, 2012, 50(7): 2277-2281.

[65] Spanu T, Posteraro B, Fiori B, et al. Direct MALDI-TOF mass spectrometry assay of blood culture broths for rapid identification of *Candida* species causing bloodstream infections: An observational study in two large microbiology laboratories[J]. Journal of Clinical Microbiology, 2012, 50(1): 176-179.

第 19 章 分子印迹生物传感器

19.1 引 言

分子印迹的概念由 Southern 在 1975 年首先提出，他先将经琼脂糖凝胶电泳分离的 DNA 片段变性，然后利用毛细管作用原理将凝胶中的 DNA 片段转移到硝酸纤维素（Nitrocellulose，NC）膜上，再利用 DNA 杂交原理，将载有 DNA 单链分子的 NC 膜与带有放射性标记的 DNA 或 RNA 分子（探针）进行杂交，经放射自显影技术使与探针杂交的 DNA 片段显现[1]。当前生物大分子印迹技术已广泛应用于 DNA、RNA 及蛋白质的检测。通常将 DNA、RNA 和蛋白质印迹技术分别称为 Southern 印迹法、Northern 印迹法和 Western 印迹法，将不经凝胶的印迹技术称为斑点印迹法（Dot Blotting）[2,3]。

19.2 分子印迹生物传感器基本原理

分子印迹生物传感器基本原理是当模板分子与对应的聚合物单体接触时会形成多重作用点，并且这种聚合作用被记忆下来。当模板分子除去后，聚合物中形成了与结合的模板分子空间构型相匹配的空间结构（空穴），形成的特定的空间结构将对模板分子及其类似物具有选择识别特异性[4]。分子印迹具有预定性、识别性和实用性三大技术特点。

根据模板分子和聚合物单体间多重作用点方式的不同，分子印迹技术可以分为共价键法和非共价键法两类[5,6]。

（1）共价键法，又称为预组装方式：该方法中使用的共价结合作用的物质包括硼酸酯、缩醛酮、席夫碱、酯和螯合物等。其中最具代表性的是硼酸酯，其能够生成稳定的三角形的硼酸酯，当溶液为碱性或存在氮（NH_3、哌啶等形式）时生成四角形的硼酸酯。由于共价键作用力较强，在印迹分子自组装或识别过程中结合和解离速度较慢，难以达到热力学平衡，不适于快速识别，而且识别水平与生物识别相差甚远。因此，共价键法发展较为缓慢。

（2）非共价键法，又称为自组装方式：该方法是当前制备分子印迹聚合物最有效和常用的方法。这些非共价键包括氢键、离子作用、静电作用、金属螯合作用、电荷作用及范德瓦耳斯力等。其中离子作用和氢键作用是最主要的两种类型。非共价键法所用功能单体量远多于印迹分子，因而有相当多的结合基团呈无规则状分布，但对分离过程影响不大，所以色谱固定相、膜等分离介质的制备可优先考虑非共价键法。

分子印迹技术具有亲和性和选择性高、抗干扰性强、稳定性好、使用寿命长、应用范围广等特点，因此在很多方面得到广泛的应用。

（1）化学仿生传感器：由于分子印迹材料对于印迹分子的高选择性，故可以作为仿生传感器的分子识别元件，这种分子识别作用可以通过信号转化器（压电晶体、电极、电阻等）输出，然后通过各种电、热、光等手段转换成可测信号，定量分析各种小分子有机化合物。将分子印迹聚合物运用到传感器中有几大优势：第一，对于目标分子有着极其良好的选择识别能力，即使在有干扰的情况下，仍保持其识别能力；第二，分子印迹聚合物有着极好的稳定性，即使面对高温、高压或强酸碱盐等恶劣环境均可保持其稳定性不变，而且这种物质可以回收再利用；第三，相对于生物传感器来讲有效地避免了在生物机体内进行反应的风险。

（2）色谱分离：分子印迹材料最广泛的应用之一是利用其特异的识别功能去分离混合物，近年来，引人瞩目的立体、特殊识别位选择性分离已经完成。其适用的印迹分子范围广，无论是小分子（如氨基酸、药物和碳氢化合物等）还是大分子（如蛋白质等）均已被应用于各种印迹技术中 。

（3）固相萃取：通常，样品的制备都包括溶剂萃取，由于分子印迹技术的出现，样品制备可以用固相萃取代替，并且可利用分子印迹聚合物选择性地富集目标分析物。由于印迹聚合物既可在有机溶剂中使用，又可在水溶液中使用，故与其他萃取过程相比，具有独特的优点。与常规的分离或分析用的色谱固定相比较，分子印迹聚合物的突出特点是对被分离物或分析物具有高度的选择性，同时还具有良好的物理化学稳定性，能够耐受高温、高压、酸碱、有机溶剂等条件，而且其具有容易保存、制备简单、易于实现规模化制备等优点，使其得到比较广泛的应用。

（4）天然抗体模拟：一般天然抗体的稳定性差，价格昂贵，在工业上无法大规模地推广，而分子印迹材料与印迹分子之间作用的强度与选择性在一定程度上可以和抗原与抗体之间的作用相媲美，因而可用于抗体模拟。这种模拟抗体制备简单、成本低，在高温、酸碱及有机溶剂中具有较好的稳定性，此外，该方法还可以被重复使用。

（5）模拟酶催化：在用分子印迹聚合物作为催化剂的过程中，其反应与酶的催化是极其相似的，过渡态可以有效地促进产物的形成，会极大地促进反应的正向进行。因此利用这些特点，制备模拟酶的模板物质大多可选用印迹过渡态类似物、催化反应产物、底物级结构类似物等物质。这些酶也被称为酶催化剂，可以催化氧化还原反应、酯的水解与醇解、环加成反应等反应过程。例如，以吡哆醛为印迹分子，用 4-乙基咔唑为单体制备出分子印迹高聚物，它促进了氨基酸衍生物的质子转移。

（6）控缓释药物：分子印迹技术于近几年刚刚应用到药物的传输领域，是一种以模板分子介导的聚合方法，以产生对模板分子具有特定的亲和力、容量和选择性的孔穴的高分子聚合物技术。此前的研究将印迹技术应用到药物传输领域中的都是高度交联的聚合物结构，如凝胶的交联程度就较高。近几年来，研究者们的注意力逐步转向了弱交联的聚合物、在水相中制备或以一些生物体中重要的分子为模板制备的聚合物。目前已经被发现的以分子印迹聚合物为基础的药物传输系统对药物的作用方式主要有三种，即延迟药物开始从基体中释放的时刻，减缓药物从基体中释放的速度，以及激活调制与反馈调节。

19.3　分子印迹聚合物的制备

分子印迹聚合物（Molecular Imprinting Polymer，MIP）是由目标分子、功能单体在交联剂作用下形成作用位点，相互聚合发生反应，形成具有特异性识别功能的材料。分子印迹聚合物的制备过程主要包括以下几个步骤：①根据结合位点将印迹分子（目标分子）与功能单体发生相互作用；②加入交联剂发生聚合反应使印迹分子交联其中；③选择合适的溶剂洗脱印迹分子，将其从聚合物中去除；④印迹聚合物的深加工，将得到的印迹聚合物粉碎筛分或进行下一步的修饰。通过上述步骤，根据聚合方法、聚合形式的不同可以制备不同形态的分子印迹聚合物。

分子印迹聚合物的机制包含自由基聚合、溶胶和凝胶的过程。本体聚合是最普遍和通用的制备分子印迹聚合物的方法，因为它具有独特的优势，如制备和提纯过程快速、简单，不需要复杂或昂贵的仪器。然而，通过本体聚合获得的分子印迹聚合物必须被粉碎、研磨和筛分才能得到合适的尺寸，这个过程非常耗时，而且会降低聚合物的有效利用率。此外，研磨操作会导致形状和尺寸不规则的颗粒，一些高选择性识别位点的识别性能可能会大大降低甚至完全破坏，因此本体聚合会得到结合位点分布不均匀的分子印迹聚合物，大大降低了其应用范围[7,8]。

为了克服本体聚合的这些缺点，已经有各种有吸引力的聚合方式被相继提出，如悬浮聚合[9]、乳液聚合[10]、种子聚合[11]及沉淀聚合[12]。其中通过悬浮聚合制备分子印迹聚合物是以水相作为连续相，在稳定剂或表面活性剂的存在下将聚合混合物的液滴悬浮。目前已经有很多关于悬浮聚合的报道，并广泛应用于共价或非共价分子印迹体系。然而，通过悬浮聚合得到的分子印迹聚合物颗粒多呈分散态，更重要的是其生物识别特性较低，这可能是由于水分子的存在大大降低了非共价键（氢键和静电作用）的作用强度，并且稳定剂或表面活性剂的存在也会干扰目标分子和功能单体之间的结合。乳液聚合是一种制备单分散分子印迹聚合物的高效的方法，它已经被成功应用于蛋白质分子印迹聚合物的制备。另外，乳液聚合过程受到表面活性剂存在的干扰。种子聚合是另一种制备分子印迹聚合物的方法，它通过典型的多步溶胀和聚合能够很容易地实现单分散分子印迹聚合物颗粒的合成与修饰。然而，该方法使用水相作为连续相干扰了模板分子与功能单体之间的作用，并且制备过程复杂耗时。沉淀聚合在合成球形聚合物材料时非常有优势，并且避免了表面活性剂的使用，它的制备步骤简单，能够精确控制聚合物颗粒的尺寸，是一种非常有前景的制备方法。

以上几种方法主要用于制备球形分子印迹聚合物颗粒，其中悬浮聚合、乳液聚合和种子聚合发展最早，沉淀聚合则是最近新兴的制备方法。除这些方法以外，表面印迹方法也是一种新兴的具有巨大潜力的制备方法。其他方法，如可控活性自由基聚合法、嵌段共聚物自组装法、微波辅助加热法和离子液体致孔法，也陆续被报道出来。影响分子印迹聚合物材料制备的因素有以下几个。

1. 模板分子

通常，模板分子是分析过程中的目标化合物。理想的模板分子应该满足以下三个要求。首先，它不应该包含参与或阻止聚合反应的基团；其次，在聚合过程中它应该表现出优异的化学稳定性；最后，它应该包含适合与功能单体组装的功能团。印迹分子的作用主要包括两个方面：一是参加聚合反应，二是在反应后容易除去。常见的作为印迹分子的物质有很多种，能够用于印迹分子的化合物也很广泛，主要包括糖类、氨基酸、蛋白质、酶或辅酶、生物碱、药物、核酸、激素、碳水化合物、杀虫剂等。因为这些有机物质的结构复杂，有多个空间结构作用位点，所以被广泛使用。近几年来，随着人们的深入研究，结构简单、聚合位点单一的金属离子作为模板分子的相关成果也被陆续报道出来[13,14]。

2. 功能单体

功能单体的作用是提供功能团使其可以通过共价或非共价作用与模板形成复合物。功能单体与模板分子相互作用的结果决定着分子印迹聚合物的准确度和选择性[15,16]。二者的相互作用越强，作用位点越多，越容易形成稳定的复合物，进而提升分子印迹聚合物的结合力。因此，选择合适的功能单体是非常重要的，通常需要大量的测试以筛选最合适的功能单体。常见的功能单体选择技术有光谱测量（核磁共振、紫外可见光谱及傅里叶变换红外光谱）、计算机模拟和等温滴定量热法。常用于分子印迹的功能单体包括甲基丙烯酸、丙烯酸、2-乙烯基吡啶、4-乙烯基吡啶、丙烯酰胺、三氟甲基丙烯酸及甲基丙烯酸羟乙酯。甲基丙烯酸是目前应用最多的功能单体，它能够充当氢键的供体和受体，并且在离子反应中显示出良好的适应性 [4]。

此外，新型功能单体的开发研究也未曾停止。由于其独特的结构特点，β-环糊精在分子印迹中的应用得到了广泛的关注，β-环糊精分子是一种外部亲水内部疏水的环状寡糖分子，它能够与印迹模板分子以多种作用方式相结合，如氢键作用、范德瓦耳斯力、疏水作用或电荷作用，其分子中的羟基又可以作为聚合末端形成聚合物。因此，关于 β-环糊精在分子印迹中的应用也引起了该领域研究者广泛的关注[16]。

通常而言，模板分子和功能单体之间的比例会影响分子印迹聚合物的聚合过程和印迹效果。如果模板分子和功能单体之间的结合比例较低，会降低印迹聚合物的识别效率；而模板分子和功能单体之间的比例过高则会产生较多的非特异性结合，降低识别的选择性。因此，为了获得高效的分子印迹薄膜，模板分子和功能单体之间的比例需要进行优化。

3. 交联剂

交联剂的作用是将功能单体印迹分子交联并形成高度交联的刚性复合物，而且保证其具有高的稳定性，这种刚性的稳定性用于保证模板分子的洗脱过程不会影响识别位点的结构，进而保证识别位点的结合能力和其三维空穴形状不随环境的改变而发生变化。通常而言，增加交联剂的用量或选择高交联度的交联剂可以提升识别位点三维结构的稳定性，进而提升分子印迹聚合物对印迹模板分子的特异识别性，但是过高的聚合度会带来一定的副作用，如导致目标分子过早地到达识别位点，为印迹分子的洗脱带来困难。交联剂的选择中，在有机溶剂中进行分子印迹聚合物试验，乙二醇二甲基丙烯酸酯及二乙烯基苯是最常用的交联剂，除此之外，还有三丙烯酸季戊四醇酯、三甲醇基丙烷三甲基丙烯酸酯等试剂。而在水相中常用的典型交联剂是 N,N'-亚甲基双丙烯酰胺。目前应用最为广泛的是乙二醇二甲基丙烯酸酯[4]。

4. 引发方式

分子印迹聚合物的合成主要采用自由基聚合的方法，而引发方式常用的有热引发和光引发两种方式。热引发聚合常在 45～60℃ 或更高的温度下进行。光引发聚合是在室温或低温时，在紫外线的照射下进行。低温可以增强模板分子——单体复合物的稳定性，合成的分子印迹聚合物特异性识别能力较强，但当模板分子有强烈紫外线吸收或光降解时，热引发方式是必要的，并且光引发方式在聚合过程中难以对温度进行控制。目前常用的自由基引发剂有偶氮二异丁腈（AIBN）。

5. 溶剂

溶剂应该是能够溶解聚合反应中所需的各种试剂。除此之外，溶剂还有一个非常重要的作用，即为分子印迹聚合物提供多孔结构。溶剂的选择对聚合过程中分子印迹聚合物的均一性和非共价作用影响很大，对分子识别能力也有影响：极性大的溶剂可与模板分子竞争单体的功能基团，降低特异性识别位点的形成；不同溶剂的溶解性质不同，影响网状结构的形态、识别位点处功能基团的定位及位点的可达到性。

19.4　分子印迹技术在细菌、病毒检测中的研究进展

分子印迹聚合物由于其具有良好的选择性识别功能，目前已经成功应用于色谱分离、抗体和受体模拟物、固相萃取和生物传感器等诸多领域，显示出巨大的发展潜力。理论上分子印迹技术可对任何物质进行印迹，但是由于一系列的问题，使得分子印迹技术的研究工作一般都是以小分子物质如氨基酸、金属离子、药物等为模板分子，而在大分子中的应用依旧是一项挑战，其应用也相对较少，对于超分子水平的细胞和病毒印迹的研究更是一个巨大的挑战。对于细菌和病毒生物模板，合成具有高亲和力的分子印迹聚合物是非常困难的，这是由于在常规合成过程中常使用高极性溶剂，大大降低了溶剂中的模板化和聚合期间氢键和离子键的结合力。因此，对于大分子模板，表面印迹法是更适合的技术。最近已经有相关研究介绍了病原性病毒、细胞和蛋白质印迹材料的制备技术，这些方法使用水相模板聚合，短肽分子作为模板分子和印迹自组装过程。随着更多功能单体的开发和计算机模拟技术的发展，细菌和病毒印迹材料的制备难题终究会被人们攻克[17]。

压制（Stamping）和铸造（Casting）是制备细菌和病毒印迹材料最常用的方法。Dickert 小组成功地使用一种温和的刻蚀技术在石英晶体微天平所用金片表面合成了生物印迹膜。这种刻蚀技术制备的生物印迹膜是通过将固定好的模板物质"压制"到凝胶膜或者聚合物薄膜之中。该小组已经使用这项技术成功检测了目标病毒、细菌和细胞[18-20]。另外 Bolisay 等通过共价交联反应制备出烟草花叶病毒生物印迹聚合膜，通过这种聚合膜可以根据形状的不同区分出目标病毒和非目标病毒[21]。细胞介导的生物印迹技术制备生物印迹薄膜是在 1996 年由 Aherne 等合成出酵母菌的生物识别孔穴。其制备方法是：首先将聚氨酯和二酸氯化物加入混

合有酵母细胞的有机溶剂中，其次聚氨酯和细胞的亲核性基团的共价交联作用将细胞固定在有机相和水相的界面上，最后通过丙烯酸酯的光聚合反应将酵母菌生物识别位点固定[22]。在此基础上 Namvar 等使用导电聚合物制备了枯草芽孢杆菌芽孢的印迹聚合膜，并通过电化学方法检测了这类孢子。其制备过程首先将枯草芽孢杆菌的孢子吸附在玻碳电极表面，之后在吸附有枯草芽孢杆菌孢子的电极表面沉积一层聚吡咯或者聚噻吩导电聚合膜完成制备[23]。

近几年来，电化学聚合过程在细菌和病毒印迹材料制备中的应用日益广泛。Le 等在金电极表面制备了一种基于过氧化聚吡咯薄膜的印迹材料，并与石英晶体微天平技术相结合用于微生物的快速检测[24]。Golabi 等利用 3-氨基苯硼酸作为功能单体制备印迹薄膜并结合电化学阻抗谱技术实现了表皮葡萄球菌（ *S. epidermidis*）的快速检测，基于该方法制备得到的印迹材料结合力强，模板分子易洗脱，硼酸与二醇键的可逆结合便利了模板分子的释放[25]。基于电化学聚合过程制备细菌和病毒印迹材料的一大优势是避免了有机溶剂的使用，实验条件温和，生物模板在固定、聚合过程中保持了很好的生物活性，以及保证了生物模板的空间结构稳定性，这对细菌和病毒印迹材料的制备是至关重要的。

从分子印迹技术发展之初，人们就在探求印迹材料的识别机制，但目前对大分子及超分子印迹技术中机制的研究还非常少。目前普遍认同的一种观点是大分子模板分子可形成作用位点的基团非常多，而真正起作用的是其中较弱的作用力，这些弱的相互作用方式包括氢键结合、电荷作用、偶极诱导作用及非极性作用等，在这些弱作用力的综合作用下保证了印迹材料对大分子和超分子的特异性结合。细菌和病毒细胞有很多带负电和非极性基团，这些基团能够与介质形成离子作用或疏水作用，因此细菌和病毒细胞作为模板制得的印迹材料和小分子印迹聚合物相对而言更容易造成非特异性吸附[26]。根据一些文献的研究结果，细菌和病毒印迹材料中模板细胞的洗脱过程较为困难。这可能是由于细菌和病毒细胞表面的结合位点多，与功能单体的结合能力过强导致的。另外，细菌和病毒印迹材料在微生物检测应用时的捕获效率很低，这是由于目标分子的体积太大，不像小分子那么容易扩散到识别位点表面。因此，针对细菌和病毒模板，理想的印迹材料应有足够的作用力保证细菌和病毒的选择性吸附，同时还应具有一定的孔径分布，保证足够的印迹数量并减少扩散阻力。另外在细菌和病毒印迹材料的制备过程中，会有细菌和病毒模板分子未被成功印迹的现象。细菌和病毒模板在印迹过程中存在三种形式：有效印迹、完全包埋和浅层吸附。完全包埋的模板细胞不能被有效洗脱，浅层吸附的细胞则不同形成有效识别位点，只有有效印迹的形式才能够得到有特异识别性的印迹材料。

19.5　结　语

　　分子印迹技术在近几十年来得到快速发展，得到了各界的普遍关注，但它作为一种新型的亲和技术用于大分子或超分子印迹时仍然存在很多问题。第一，对选择性识别的机制认识不足，对模板分子与聚合物单体功能团之间的作用机制还缺乏系统的研究，三维空间识别结构在功能团识别过程中起到的作用大小也未确认。针对识别机制的研究尚少，缺乏理论指导。第二，合成介质的有效选择，在大分子和超分子分子识别过程中起重要作用的是氢键和离子作用，保证该作用力的强度常采用有机溶剂作为聚合介质，然而对于细菌或病毒分子而言，生物模板需要更温和的条件保证模板分子的空间构象，因此空间构象对细菌或病毒的选择性识别能力起决定性作用，在制备细菌或病菌印迹材料时需要尽量避免有机溶剂，开发具有温和使用条件的新型功能单体和交联剂势在必行。第三，缺乏温和有效的洗脱方法，这是印迹材料应用于细菌或病毒检测时面临的一项重要难题，如果印迹模板材料在洗脱的过程破坏了印迹结构，那么所得印迹材料的识别性会大大降低。第四，印迹材料的介质操作性能也需要提升，印迹材料的吸附容量、机械强度及孔隙率等因素将直接影响印迹材料的实用化进程。

参 考 文 献

[1] Southern E M. Detection of specific sequences among DNA fragments separated by gel electrophoresis[J]. Journal of Molecular Biology，1975，98(3)：503-517.

[2] Chomczynski P. A reagent for the single-step simultaneous isolation of RNA，DNA and proteins from cell and tissue samples[J]. Biotechniques，1993，15(3)：532-534，536-537.

[3] Fourney R，Miyakoshi J，Day R，et al. Northern blotting：Efficient RNA staining and transfer[J]. Focus，1988，10：5-7.

[4] Chen L，Xu S，Li J. Recent advances in molecular imprinting technology：Current status，challenges and highlighted applications[J]. Chemical Society Reviews，2011，40(5)：2922-2942.

[5] Wulff G. Molecular imprinting in cross-linked materials with the aid of molecular templates：A way towards artificial antibodies[J]. Angewandte Chemie-International Edition in English，1995，34(17)：1812-1832.

[6] Mosbach K. Molecular imprinting[J]. Trends in Biochemical Sciences，1994，19(1)：9-14.

[7] Gupta R，Kumar A. Retracted：Molecular imprinting in sol-gel matrix[J]. Biotechnology Advances，2008，26(6)：533-547.

[8]　Beltran A，Marcé R M，Cormack P A，et al. Synthesis by precipitation polymerisation of molecularly imprinted polymer microspheres for the selective extraction of carbamazepine and oxcarbazepine from human urine[J]. Journal of Chromatography A，2009，1216(12)：2248-2253.

[9]　Jing T，Gao X，Wang P，et al. Determination of trace tetracycline antibiotics in foodstuffs by liquid chromatography-tandem mass spectrometry coupled with selective molecular-imprinted solid-phase extraction[J]. Analytical and Bioanalytical Chemistry，2009，393(8)：2009-2018.

[10]　Tan C J，Chua H G，Ker K H，et al. Preparation of Bovine serum albumin surface-imprinted submicrometer particles with magnetic susceptibility through core-shell miniemulsion polymerization[J]. Analytical Chemistry，2008，80(3)：683-692.

[11]　Hoshina K，Horiyama S，Matsunaga H，et al. Molecularly imprinted polymers for simultaneous determination of antiepileptics in river water samples by liquid chromatography-tandem mass spectrometry[J]. Journal of Chromatography A，2009，1216(25)：4957-4962.

[12]　Pan G，Zu B，Guo X，et al. Preparation of molecularly imprinted polymer microspheres via reversible addition–fragmentation chain transfer precipitation polymerization[J]. Polymer，2009，50(13)：2819-2825.

[13]　Piletska E V，Guerreiro A R，Whitcombe M J，et al. Influence of the polymerization conditions on the performance of molecularly imprinted polymers[J]. Macromolecules，2009，42(14)：4921-4928.

[14]　Zhang Y，Liu R，Hu Y，et al. Microwave heating in preparation of magnetic molecularly imprinted polymer beads for trace triazines analysis in complicated samples[J]. Analytical Chemistry，2009，81(3)：967-976.

[15]　Koohpaei A R，Shahtaheri S J，Ganjali M R，et al. Application of multivariate analysis to the screening of molecularly imprinted polymers (MIPs) for ametryn[J]. Talanta，2008，75(4)：978-986.

[16]　Zhang H，Song T，Zong F，et al. Synthesis and characterization of molecularly imprinted polymers for phenoxyacetic acids[J]. International Journal of Molecular Sciences，2008，9(1)：98-106.

[17]　Velusamy V，Arshak K，Korostynska O，et al. An overview of foodborne pathogen detection：In the perspective of biosensors[J]. Biotechnology Advances，2010，28(2)：232-254.

[18]　Dickert F L，Hayden G. Bioimprinting of polymers and sol-gel phases. selective detection of yeasts with imprinted polymers[J]. Analytical Chemistry，2002，74(6)：1302-1306.

[19]　Hayden O，Lieberzeit P A，Blaas D，et al. Artificial antibodies for bioanalyte detection-sensing viruses and proteins[J]. Advanced Functional Materials，2006，16(10)：1269-1278.

[20]　Hayden O，Dickert F L. Selective microorganism detection with cell surface imprinted polymers[J]. Advanced Materials，2001，13(19)：1480-1483.

[21]　Bolisay L D，Culver J N，Kofinas P. Molecularly imprinted polymers for tobacco mosaic virus recognition[J]. Biomaterials，2006，27(22)：4165-4168.

[22]　Aherne A，Alexander C，Payne M J，et al. Bacteria-mediated lithography of polymer surfaces[J]. Journal of the American Chemical Society，1996，118(36)：8771-8772.

[23]　Namvar A，Warriner K. Microbial imprinted polypyrrole/poly (3-methylthiophene) composite films for the detection

of *Bacillus endospores*[J]. Biosensors and Bioelectronics，2007，22(9-10)：2018-2024.

[24] Le D Q，Takai M，Suekuni S，et al. Development of an observation platform for bacterial activity using polypyrrole films doped with bacteria[J]. Analytical Chemistry，2015，87(7)：4047-4052.

[25] Golabi M，Kuralay F，Jager E W H，et al. Electrochemical bacterial detection using poly（3-aminophenylboronic acid）-based imprinted polymer[J]. Biosensors and Bioelectronics，2016，93：87-93.

[26] Qi P，Wan Y，Zhang D. Impedimetric biosensor based on cell-mediated bioimprinted films for bacterial detection[J]. Biosensors and Bioelectronics，2013，39(1)：282-288.